*Tobias Lechler*

**Blutfette, Freie Radikale und Vitamine**

*Dipl.oec.troph. Tobias Lechler*

# Blutfette – Freie Radikale und Vitamine

## Natürliche Prophylaxe gegen Herzinfarkt

50 Abbildungen, 31 Tabellen

Sonntag

Die Deutsche Bibliothek – CIP-Einheitsaufnahme

**Lechler, Tobias:**
Blutfette – freie Radikale und Vitamine : natürliche Prophylaxe gegen Herzinfarkt ; 31 Tabellen / Tobias Lechler. – Stuttgart : Sonntag, 1999
ISBN 3-87758-143-9

Anschrift des Verfassers:

Dipl.oec.troph.
Tobias Lechler
Wichmannstr. 12
30519 Hannover

Titelbilder: Agentur Image Bank, Ffm.

**Wichtiger Hinweis**
Medizin und Wissenschaft ist ständig im Fluß. Forschung und klinische Erfahrung erweitern unsere Erkenntnisse, insbesondere was Behandlung und medikamentöse Therapie anbelangt. Soweit in diesem Werk eine Dosierung oder eine Applikation erwähnt wird, darf der Leser zwar darauf vertrauen, daß Autoren, Herausgeber und Verlag große Sorgfalt darauf verwandt haben, daß diese Angabe genau dem **Wissensstand bei Fertigstellung** des Werkes entspricht. Dennoch ist jeder Benutzer aufgefordert, die Beipackzettel der verwendeten Präparate zu prüfen, um in eigener Verantwortung festzustellen, ob die dort gegebene Empfehlung für Dosierungen oder die Beachtung von Kontraindikationen gegenüber der Angabe in diesem Buch abweicht. Das gilt nicht nur bei selten verwendeten oder neu auf den Markt gebrachten Präparaten, sondern auch bei denjenigen, die vom Bundesgesundheitsamt (BGA) oder Paul-Ehrlich Institut (PEI) in ihre Anwendbarkeit eingeschränkt worden sind.
Geschützte Warennamen (Warenzeichen) werden nicht besonders kenntlich gemacht. Aus dem Fehlen eines solchen Hinweises kann also nicht geschlossen werden, daß es sich um einen freien Warennamen handele.

ISBN 3-87758-143-9


Printed in Germany 1999
Satz und Druck: Pustet, Regensburg
Grundschrift: 9/10,5 Gulliver Roman

# Inhaltsverzeichnis

## III Prophylaxe und Therapie mit Vitaminen und Vitaminoiden

# Geleitwort

Ernährung und Gesundheit sind eng miteinander verbunden. Immer neue Untersuchungen unterstreichen, daß sich das Risiko für zahlreiche Erkrankungen durch eine adäquate Ernährung vermindern läßt. Dies gilt zum Beispiel für Diabetes mellitus, für verschiedene Krebserkrankungen und auch für Herz-Kreislauf-Erkrankungen. Leider ist in der Praxis die Diskrepanz zwischen dem wissenschaftlichen Erkenntnisstand und seiner Umsetzung enorm.
Dies hat im wesentlichen zwei miteinander in Verbindung stehende Gründe: Zum einen fehlt vielfach die seriöse und verständliche Aufklärung der Bevölkerung, zum anderen mangelt es aus kurzfristigen Kostengründen am erforderlichen politischen Willen. Vor allem nach den jüngsten Sparmaßnahmen nimmt die Primärprävention einen nur noch völlig untergeordneten Stellenwert in unserem, leider nur kurativ ausgerichteten Gesundheitssystem ein, das heute treffender als »Krankheitssystem« zu bezeichnen wäre.
Dies ist insofern bedauerlich, da ernährungsbedingte Erkrankungen nicht nur einen großen volkswirtschaftlichen Schaden anrichten, sondern für die Betroffenen mit schwerem individuellem Leid verbunden sind. Krankheiten zu vermeiden ist letztlich immer besser und auch billiger als Krankheiten zu heilen. So banal diese Aussage auch klingt, mit relativ geringem Aufwand könnte in vielen Fällen eine jahrelange ambulante und teilweise auch stationäre Therapie vermieden werden. Langfristig ergäbe sich auch die zu recht geforderte Kostensenkung im Gesundheitswesen.
Unter den ernährungsabhängigen Krankheiten nehmen Herz-Kreislauf-Erkrankungen den größten Stellenwert ein. Statistisch gesehen verstirbt jeder zweite Bundesbürger daran. Basis fast aller Herz-Kreislauf-Erkrankungen ist die Arteriosklerose. Ihre Entstehung wird von vielfältigen Faktoren beeinflußt. Einige dieser Faktoren und die daraus resultierenden Ernährungsempfehlungen sind seit langem bekannt, über andere wird erst seit kurzer Zeit diskutiert.
So werden der Fettreduktion und -modifikation in der Vorbeugung und Therapie schon lange eine große Bedeutung beigemessen. Der Homocysteinspiegel und auch die antioxidativ wirksamen Substanzen sind erst jetzt in den Mittelpunkt des Interesses gerückt. Die neueren Erkenntnisse über die Bedeutung reaktiver Sauerstoffspezies bei der Entstehung zahlreicher Erkrankungen, speziell der Arteriosklerose, eröffnen mit Hilfe von Vitaminen Aussichten für eine wirksame Prävention. Der Zusammenhang zwischen dem Versorgungsstatus mit Antioxidantien und diversen Zivilisationsleiden ist mittlerweile unbestritten. Auch wenn noch erheblicher Forschungsbedarf besteht und nicht alle Details gesichert sind, erscheint es mehr als gerechtfertigt, Antioxidantien in der Prävention einzusetzen. In eine ähnliche Richtung weisen Forschungsergebnisse für Vitamine, die den Homocysteinspiegel beeinflussen.

Der Autor leistet mit diesem Buch deshalb einen wichtigen Beitrag, indem er Erkrankungsursachen erklärt und neue Wege in der Prävention aufzeigt. Es ist diesem Buch wirklich zu wünschen, daß es innerhalb der Disziplinen, die sich mit dem Themenkomplex Gesundheit, Ernährung und Prävention beschäftigen, weite Verbreitung findet.

HD Dr. Andreas Hahn
(Universität Hannover)

# Vorwort

Noch um die Jahrhundertwende führten in den Industrienationen Infektionskrankheiten die Statistik der Todesursachen an. Im Verlauf des 20. Jahrhunderts hat sich dieser Tatbestand grundlegend geändert. Seit Mitte der 1950er Jahre haben Herz-Kreislauf-Erkrankungen epidemieartig zugenommen und sind heute trotz rückläufiger Erkrankungsraten neben Krebs eine der häufigsten Todesursachen in der westlichen Welt. Die Altersverteilung der Todesfälle zeigt, daß ein großer Teil der Betroffenen im 5. und 6. Lebensjahrzehnt verstirbt. Hierfür sind vielerlei Gründe verantwortlich, die im Verhalten des einzelnen und in der modernen Industriegesellschaft zu finden sind.
Ausgangspunkt von Herz-Kreislauf-Erkrankungen sind krankhafte Veränderungen der Arterienwand. Treten sie im Bereich der blutversorgenden Gefäße des Herzens auf, ist die Diagnose einer koronaren Herzkrankheit (KHK) wahrscheinlich. Die KHK ist eine äußerst tückische Herzerkrankung. Ihre Entwicklung schreitet vom Patienten unbemerkt und langsam voran. Selbst die Frühstadien des Krankheitsbildes verlaufen vollkommen schmerzfrei. Klinische Studien konnten belegen, daß der Grundstein der Herzerkrankung schon im Jugendalter gelegt werden kann.
Deshalb trifft die meisten Menschen der medizinische Befund einer KHK unvorbereitet. Häufig ist es dann zu spät für die zu einem früheren Zeitpunkt durchaus möglichen Maßnahmen zur Vorbeugung. Dies gilt nicht nur für die unmittelbare Todesbedrohung, sondern auch für den Umstand, daß eine vollständige Heilung einer Arteriosklerose (die Grunderkrankung der KHK) kaum möglich ist. Erst in dieser Situation begreift der Betroffene, daß eine rechtzeitige Gesundheitsvorsorge von Nutzen gewesen wäre.
Die KHK-Forschung hat trotz oder gerade aufgrund der heute immer noch sehr hohen KHK-Sterblichkeitsrate erhebliches geleistet. Ihre Ergebnisse sind zwar manchmal widersprüchlich und uneinheitlich, etliche Risiken konnten aber eindeutig heraus gearbeitet werden. Ein wichtiger Gesichtspunkt sind in diesem Zusammenhang neben anderen die Blutfette. Doch neue Studienergebnisse bringen einen weiteren Aspekt in die KHK-Forschungsbemühungen ein; nämlich die Belastungen des Körpers durch die Wirkungen freier Radikale. Freie Radikale – gleich welchen Ursprungs – sind Substanzen, die aufgrund ihrer Aggressivität wahllos mit allen Substanzen reagieren, die sich ihnen in den Weg stellen. Treffen sie auf Bausteine des menschlichen Organismus, zerstören sie diese und können damit lebenserhaltende Systeme des Körpers in ihrer Funktion beeinträchtigen. Im Falle der KHK sind dies die Herzkranzgefäße, die »Blutpipelines« des Herzens.
Freie Radikale entstehen auf den verschiedensten Wegen. Ihre Entstehung wird durch zahlreiche Umweltfaktoren, wie z. B. Ozon, Smog und Chemikalien

gefördert. Aber auch unser Organismus produziert Radikale, um sie gegen körperfremde Organismen (z. B. Bakterien) einzusetzen.

▷ Entscheidend ist die Balance zwischen Entstehung und Beseitigung von Radikalen. In kleinen Mengen sind sie unentbehrlich für den Stoffwechsel, im Übermaß schädigen sie den menschlichen Organismus und können Erkrankungen verursachen.

Um sich gegen ein Zuviel an freien Radikalen zu wehren, verfügt der menschliche Körper über Schutzmechanismen, die durch antioxidativ wirksame Substanzen ergänzt werden. Bricht dieses Schutzsystem zusammen, folgt eine unkontrollierte Bildung freier Radikale, die als »oxidativer Streß« bezeichnet wird.

> Die Erkenntnis, daß Vitamin C und E sowie Beta-Carotin antioxidativ wirken, d. h. freie Radikale eliminieren und deshalb als Schutzfaktoren für den Organismus fungieren, eröffnet neue Wege zur Gesundheitsvorsorge. Inzwischen zeigt sich auch, daß verschiedene Vitamine der B-Gruppe sowie des Coenzym $Q_{10}$ in die Entstehung der Arteriosklerose eingreifen können und eine Schutzfunktion besitzen.

Wenn im folgenden von diesen Substanzen die Rede ist, so werden sie ausschließlich im Hinblick auf ihre Bedeutung für die Arteriosklerose diskutiert. Die Abhandlung gliedert sich in drei Teile. Im ersten Abschnitt wird umfassend der Begriff KHK erklärt und ausführlich auf die Bedeutung freier Radikale und Blutfette im Krankheitsgeschehen der KHK eingegangen. Im zweiten Teil wird versucht, den Stellenwert antioxidativer Vitamine, der Vitamine der B-Gruppe (Folsäure, Vitamin $B_{12}$ und $B_6$) und des Vitaminoids Coenzym $Q_{10}$ in der Vorbeugung der koronaren Herzkrankheit zu beschreiben und diesen anhand von wissenschaftlichen Studienergebnissen zu belegen. Daneben werden Möglichkeiten erörtert, die aufzeigen sollen, wie in der Praxis durch die Beachtung bestimmter Ernährungsregeln und den sinnvollen Umgang mit »Vitaminkonzentraten« der Entstehung des Krankheitsbilds der KHK entgegengearbeitet werden kann.

▶ Das Buch richtet sich an alle, die in der Ernährungsberatung tätig sind und/oder gesichertes Wissen aus der Ernährungswissenschaft verbreiten.

Die pathophysiologischen, teilweise sehr komplizierten krankhaften Vorgänge an Arterienwänden werden meist anhand von vergleichenden Beispielen aus der Praxis, umgangssprachlichen Stilmitteln und/oder leicht verständlichen Graphiken erklärt. Sie sollen als Hilfsmittel dienen, um zum Beispiel in der Ernährungsberatung oder im Arzt-Patient-Gespräch die Rolle einzelner Vitamine und der Blutfette im Krankheitsgeschehen auch dem Laien begreiflich machen zu können. Diese Art der Darstellung wurde auch deshalb bewußt gewählt, um den mit der Materie weniger vertrauten Interessenten den Zusammenhang von Vitaminen und koronarer Herzkrankheit eingängig nahe zu bringen. Um den Lesefluß nicht zu unterbrechen, sind die Literaturstellen in Form eines vollständigen Gesamtverzeichnisses am Ende des Buches angegeben.

Der Autor ist sich darüber im klaren, daß seine Wertung der wissenschaftlichen Erkenntnisse durchaus nicht von jeder Seite Zustimmung finden wird. Manchem mag sie zu neutral oder zu verheißungsvoll, anderen wieder zu zurückhaltend erscheinen. Es sei an dieser Stelle betont, daß die Beurteilung von Vitaminen als natürliche anti-arteriosklerotisch wirksame Substanzen sich einzig auf dem reichhaltigen Fundus verfügbarer Literaturdaten gründet.

In jedem Fall gilt es noch einmal eine seit der Antike bereits bekannte Weisheit herauszustellen, die besagt, daß jeder selbst Verantwortung für seine Gesundheit trägt und mithin auch seinen Beitrag zur eigenen Gesundheit leisten muß. Übrigens versichern Krankenkassen ihre Mitglieder nicht gegen Krankheiten, sondern nur gegen (einen Teil) der durch Krankheiten entstehenden Kosten.

Linden, im Frühjahr 1999 Tobias Lechler

# I.

# Entstehung der koronaren Herzkrankheit (KHK)

# 1. Einleitung

Die koronare Herzkrankheit ist heute eine der Haupttodesursachen in der industrialisierten Welt. Aufgrund umfassender wissenschaftlicher Studien in den letzten Jahrzehnten können derzeit einigermaßen sichere Aussagen über den Krankheitsverlauf und die Bedeutung einschlägiger Risikofaktoren gemacht werden.
Trotzdem sind den Forschern die Gründe für die verschieden hohen KHK-Sterbeziffern in manchen Bevölkerungsgruppen unterschiedlicher Kulturkreise nicht in allen Details bekannt. Außerdem können die Wissenschaftler nicht die gesamte Bandbreite des Erkrankungsrisikos des Einzelnen erklären. In diesem Bereich sind noch viele Fragen offen.
Die Ergebnisse experimenteller Studien, welche die Wirkungsweisen antioxidativer Vitamine (Vitamin E, Vitamin C und Beta-Carotin), der Folsäure, Vitamin $B_{12}$ und $B_6$ untersuchten, gaben der KHK-Forschung wichtige und neue Impulse.
Die Ausführungen verknüpfen bisherige Forschungsergebnisse aus der KHK-Forschung mit Erkenntnissen der Ernährungswissenschaft und versuchen Schlußfolgerungen, die sich daraus ergeben, möglichst verständlich zu erläutern. Hierbei werden auch Argumente für und gegen den Einsatz von Extra-Vitamin-Zulagen als Ergänzung der Ernährung besprochen.
Im Text erscheint am Ende eines jeden Kapitels eine kurze Zusammenfassung, die grau unterlegt ist. Diese soll aufgrund der teilweise komplizierten Zusammenhänge als nochmalige Orientierung für nachfolgende oder spätere Kapitel dienen.

# 2. Das Herz

## 2.1 Aufbau und Funktion

Das Herz schlägt angepaßt an die jeweilige Belastung des Körpers pausenlos und lebenslang. Es ist als wartungsfreier Pumpantrieb zu verstehen, der Blut in die Gefäße treibt und damit neben allen Organen auch die abgelegensten Stellen des menschlichen Organismus in jeder Situation mit ausreichend Sauerstoff und Nährstoffen (»Brennstoffen«) versorgt. Diese Gefäße bilden in ihrer Gesamtheit das größte Organ des menschlichen Organismus, das *Blutgefäßsystem.*

Das Herz liegt in einer aus elastischem Gewebe ausgekleideten besonderen Höhle des Brustraumes, im *Herzbeutel.* Dieser stellt den Arbeitsraum dar, in dem sich die einzelnen Herzteile in einem bestimmten Rhythmus zusammenziehen (Kontraktion) und wieder ausdehnen (Erschlaffen = Dilatation). Diese sehr kraftvolle Bewegung ist als *Herzschlag* wahrzunehmen.

Die Gleichförmigkeit der Herzmuskulaturbewegungen wird elektrisch gesteuert. Einige Zellen des *Herzmuskels* haben sich so umgewandelt, daß sie elektrische Reize bilden können. Sie erzeugen ähnlich einer Zündkerze »Zündfunken«, die als elektrische Impulse (etwa 60–80 pro Minute) über ein raffiniertes Reizleitungssystem zu den Herzsegmenten geleitet werden. Dort lösen sie deren Kontraktion aus, steuern so die eigentliche Herztätigkeit (die Schlagfolgen) und garantieren den regelmäßigen Blutfluß.

Der Aufbau des Herzens schafft die Voraussetzungen für seine Pumpenfunktion. Es besteht aus vier Höhlen, zwei *Herzvorhöfen* und zwei *Herzkammern.* Durch die Aufteilung des Herzens in vier voneinander getrennte Bereiche kann sich sauerstoff- und nährstoffreiches Blut nicht mit sauerstoff- und nährstoffarmem Blut vermischen. Die rechte Herzhälfte ist für das sauerstoffarme Blut zuständig, die linke für das sauerstoffreiche. Die beiden Vorhöfe sorgen durch deren gleichzeitige Kontraktion dafür, daß das eingeströmte Blut in die Herzkammern gelangt.

Das Herz besteht aus einer linken und einer rechten Hälfte. Der Herzmuskel ist um die linke Herzkammer am dicksten. Er muß das von der Lunge mit Sauerstoff angereicherte Blut über die Hauptschlagader *(Aorta)* in alle Blutgefäße treiben. Diese Leistung erfordert beträchtliche Energiemengen. Weit weniger muskulös ist der Herzmuskelanteil um die rechte Herzkammer. Er benötigt auch einen viel geringeren Kraftaufwand, um das aus dem Körper zurückfließende Blut in die nahegelegene Lunge zu befördern, wo es erneut mit Sauerstoff beladen wird. Von dort strömt es dann über die Lungenvenen zum linken Vorhof und in die linke Kammer. Schließlich wird es über die Hauptschlagader (Aorta) in den Körper gepumpt, um sich später wieder als sauerstoffarmes Blut am rechten Herzvorhof einzufinden. Die Richtung des Blutstroms wird durch mehrere *Herzklappen,* die als Ventile fungieren, geregelt. Das Öffnen und Schließen dieser Klappen wird durch den Druck, der beiderseits der Klappen herrscht, bestimmt; dadurch wird ein Zurückfließen des Blutes verhindert.

**Der Blutfluß durch das Herz***

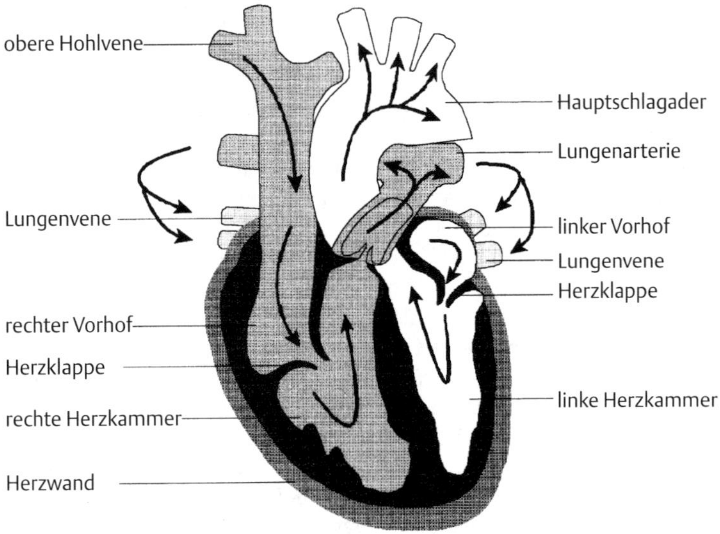


*Herzanatomie stark vereinfacht

**Abb. 1**

Der Herzmuskel braucht auch Blut, um sich mit Sauerstoff und »Brennstoffen« (Energieträger) zu versorgen. Dieses Blut wird von den beförderten Blutmengen abgezweigt und dem Herzen über ein spezielles Gefäßsystem zugeleitet, das der Hauptschlagader entspringt. Es stellt dem Herz in genauer Dosierung die notwendigen Energiemengen (Sauerstoff und Nährstoffe) zur Verfügung und besteht aus einem rechten und einem linken Gefäßast. Diese Äste und größeren Verzweigungen legen sich kranzförmig außen um das Herz. Daher nennt man diese Gefäße *Herzkranzgefäße* oder *Koronararterien* (corona = Kranz). Erst ihre weiteren Verzweigungen treten in den Herzmuskel ein, um schließlich ein Netz kleinster Blutgefäße zu bilden, deren Endverzweigungen jede *Herzmuskelfaser* und *Herzmuskelzelle* erreichen. Sie liefern die lebensnotwendige Energie. Herzkranzgefäße und Herzmuskel bilden eine *funktionelle Einheit.*

**Schematische Darstellung der Koronararterien** (vordere Ansicht)

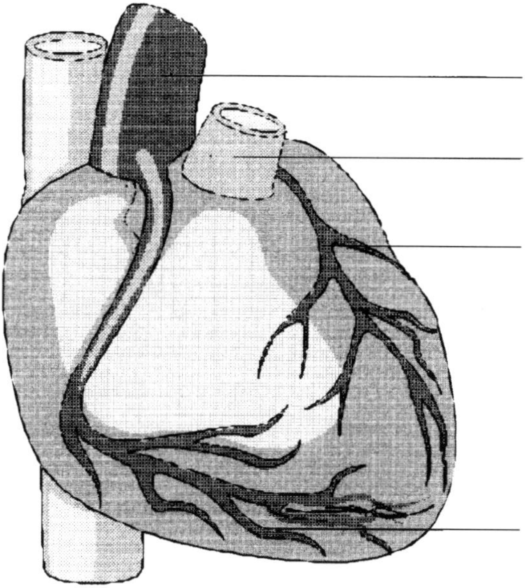


**Abb. 2**

Das menschliche Herz hat, abhängig von seinem Trainingszustand, ungefähr die Ausmaße der geballten Faust seines Trägers. Trotzdem verbraucht es viel größere Energiemengen als andere Organe, die wesentlich größer und schwerer sind. Diese Energie wird für die gewaltige Leistung benötigt, täglich etwa 7200 Liter Blut (das entspricht einem halben Tanklastzug) durch den Körper zu pumpen. Außerdem kann es seine eigene Blutversorgung bei starker Anstrengung vervielfachen, um seine Energiebereitstellung zu sichern. Um diese Leistung zu vollbringen, müssen dem Herzen erheblich mehr Sauerstoff und Blut zugeführt werden. Das ist jedoch nur möglich, wenn sich prompt und jederzeit die Koronararterien erweitern können und hierdurch den Blutzufluß in den Herzmuskel erhöhen. Hiermit wird die Bedeutung des *Herzkranzgefäßsystems* als *Energieversorgungsnetz* deutlich, zu jedem Zeitpunkt der Blutpumpe als Servicesystem zu dienen und ihr Leistungsvermögen zu gewährleisten.

Das Herz ist als wartungsfreie Blutpumpe zu verstehen. Es schlägt nach einem selbst verordneten Rhythmus angepaßt an die jeweilige Situation rund um die Uhr. Seine Schlagfolge wird durch spezielle Herzmuskelzellen gesteuert. Sie erzeugen elektrische Impulse, die über ein besonderes Leitungssystem an die einzelnen Herzbezirke weitergeleitet werden und dort deren Kontraktion auslösen.
Das Herz ist in vier Kammern aufgeteilt. Die gleichzeitige Kontraktion der Kammern oder der Vorhöfe garantieren einen regelmäßigen Blutfluß durch den Körper. Die Selbstversorgung des Herzens mit Energie und Sauerstoff wird über das Herzkranzgefäßsystem sichergestellt. Diese paßt sich immer genau und ohne Zeitverzögerung an die jeweiligen körperlichen Anforderungen an.

# 3. Die koronare Herzkrankheit (KHK)

## 3.1 Wofür steht der Begriff »Koronare Herzkrankheit« ?

Im medizinischen Sprachgebrauch wird der Begriff »koronare Herzkrankheit« (KHK) synonym für ischämische Herzerkrankung, degenerative Koronarerkrankung oder verengende (stenosierende) Koronarsklerose verwendet. KHK umfaßt als *Sammelbegriff* verschiedene Krankheitsbilder wie beispielsweise Angina pectoris, Herzinfarkt und Sekundenherztod (plötzlicher Herztod), die sich in ihrem Beschwerdebild unterscheiden. Ursache einer KHK ist die Verengung einer oder mehrerer Stellen des Herzkranzgefäßsystems aufgrund einer Arterienverkalkung (Arteriosklerose). Dabei geht der normale Aufbau der Arterien verloren (→ Gefäßwanddegeneration). Die Lage, die Dauer und das Ausmaß der Arterienwandveränderungen bestimmen den Verlauf einer KHK. Dieser ist außerordentlich variabel und im Einzelfall kaum vorhersehbar. Einerseits kann die KHK über Jahre hinweg völlig beschwerdefrei verlaufen, andererseits kann sie als Angina pectoris (grundsätzlich Vorboten eines Herzinfarkts) in Erscheinung treten. Das Krankheitsbild der Angina pectoris ist jedoch nicht etwa Ausdruck einer beginnenden Koronarerkrankung, sondern meist das Zeichen eines drohenden Gefäßverschlusses. Daneben besteht die Möglichkeit, daß sich die KHK ohne wahrnehmbare, vorwarnende Symptome im Form eines »beschwerdefreien Herzinfarkts« (»stummer Herzinfarkt«) äußert oder, im schlimmsten Fall, zum plötzlichen Herztod führt.

▷ Jederzeit besteht die Möglichkeit, daß die Krankheitsbilder (Manifestationsformen) der KHK ineinander übergehen können.

### 3.1.1 Angina pectoris

Der Name *Angina pectoris* bedeutet eigentlich nichts anderes als »Brustschmerzen«. Darunter wird die Summe von gleichzeitig zusammen einsetzenden Schmerzen im Bereich des Brustkorbes (meist hinter dem Brustbein) verstanden, die vorwiegend in die linke, zeitweise auch in die rechte Schulter, Arm und Hand ausstrahlen und/oder sich in die Hals-Unterkiefer-Region ausbreiten. Auch isolierte eigenständige Schmerzen im oberen Bauchraum können ihre Ursache in einer plötzlich auftretenden mangelhaften Sauerstoffversorgung einer Herzmuskelregion haben. Anhand der Art der Beschwerden lassen sich zwei Formen der Angina pectoris unterscheiden. Während bei einer *stabilen Angina pectoris* Schmerzen als Zeichen einer Durchblutungsstörung des Herzens nur bei körperlicher Belastung wahrnehmbar werden und über Monate andauern können, treten bei ihrer *instabilen Form* die Schmerzen bei leichter körperlicher Anstrengung oder auch in Ruhe auf und nehmen in ihrer Intensität zu.

### 3.1.2 Herzinfarkt

Unter einem *Herzinfarkt* wird das Absterben von Herzmuskelzellen in bestimmten Bereichen des Herzmuskels verstanden. Er wird durch ein abruptes Verschließen eines Herzkranzgefäßastes ausgelöst, wobei ein bestimmtes Herzmuskelareal von der Durchblutung und somit der lebensnotwendigen Sauerstoffversorgung abgeschnitten wird. Der Schweregrad eines Herzinfarkts ist maßgeblich vom Ort des Verschlusses (Stenose) an lebenserhaltenden Herzkranzgefäßen, von der Dauer der Ischämie (Mangeldurchblutung mit anschließender Sauerstoffnot) und von anderen Begleitumständen (Temperatur, Belastung usw.) abhängig.

▷ Der Infarkt ist kein plötzliches Ereignis. Er erstreckt sich über mehrere Stunden.

Deshalb ist es das vorrangige Ziel in der Behandlung des Herzinfarkts, das verschlossene Herzkranzgefäß möglichst schnell wieder zu öffnen, um das betroffene Herzmuskelgebiet erneut an die Blutversorgung des Organismus anzuschließen, d. h. den Wiedereintritt von sauerstoffreichem Blut zu ermöglichen (Reperfusion). Damit kann die Anzahl der infolge der Durchblutungsstörung untergehenden Zellen des Herzmuskelgewebes begrenzt werden (das vom Absterben bedrohte Herzmuskelareal wird klein gehalten) und schon im Stadium der Infarktentstehung das ganze Ausmaß der zu befürchtenden gesamten Herzmuskelschädigung günstig beeinflußt werden. Ungefähr sechs Stunden nach dem Eintritt des Infarkts ist der Versuch einer Wiedereröffnung des Herzgefäßes in vielen Fällen nicht mehr sinnvoll, da nach diesem Zeitraum die möglichen Nebenwirkungen einer medizinischen Behandlung den zu erwartenden Nutzen meist übersteigen. Der Teil des Herzens, der nicht mehr »ernährt« werden kann, stirbt ab. Die untergegangenen Herzmuskelzellen werden in den Tagen und Wochen nach dem Überleben eines Infarkts durch Narbengewebe ersetzt, was je nach Größe des vernarbten Bereichs später zu mehr oder weniger starken Funktionseinschränkungen des Herzens führt.

Im übertragenen Sinne könnte ein Herzinfarkt mit einem Stromausfall in einem Wohngebiet verglichen werden, der durch einen technischen Defekt am Stromleitungssystem ausgelöst wird. Die Größe des betroffenen Gebiets (Schweregrad des Herzinfarkts) wird durch den Ort des technischen Fehlers am elektrischen Netz (Stelle der Stenose am Gefäßsystem) bestimmt. Der entstehende Schaden läßt sich am Verderben von tiefgefrorenen Lebensmitteln (Herzmuskelzellen) in Gefriertruhen der Privathaushalte messen. Hält der Stromausfall lange an (Ischämie), werden abhängig von der Lagertemperatur (Begleitumstände) viele Lebensmittel nicht mehr genießbar sein.

Der Verderbnisprozeß der Tiefkühlware vollzieht sich jedoch nicht urplötzlich, sondern dauert einige Zeit. Deshalb muß es das vordringliche Ziel der Stromversorger sein, den privaten Haushalten in dem betroffenen Gebiet möglichst schnell wieder Strom zu liefern (Reperfusion). Nur so ist es möglich, das

Schlechtwerden der Lebensmittel (Untergang der Herzmuskelzellen) zu verhindern bzw. zu beschränken; der Schaden wird also relativ klein gehalten. Erfolgt der Wiederanschluß der Privathaushalte an das Stromnetz erst nach einer längeren Zeit, ist dies für die tiefgekühlten Nahrungsmittel ohne Bedeutung, sie sind bereits verdorben (Tod der Herzmuskelzellen).

### 3.1.3 Der Sekundenherztod

Der *Sekundenherztod* kann sowohl im Zuge eines akuten Herzinfarktes als auch ohne jegliche Infarktanzeichen (stumm) auftreten. Bei der Mehrzahl der Betroffenen sind vielfach gefäßwandverhärtende Vorgänge nachweisbar.

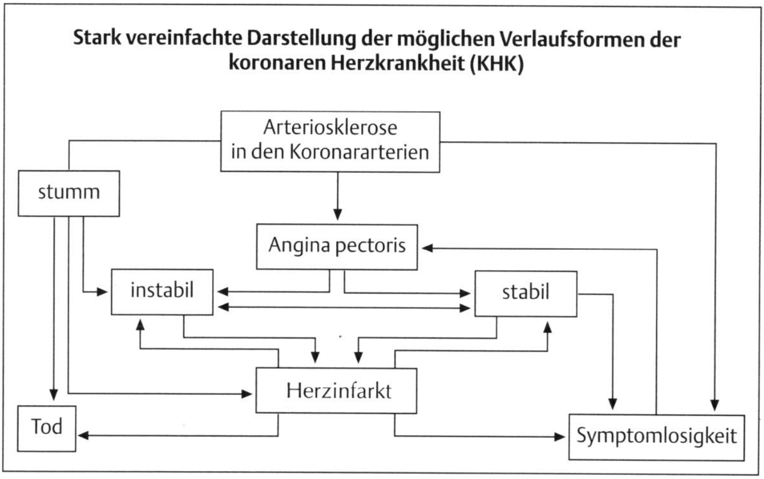


**Abb. 3**

**Der Begriff »Koronare Herzkrankheit« (KHK) umfaßt verschiedene Krankheitsbilder, wie z. B. Angina pectoris, Herzinfarkt und plötzlicher Herztod. Ursache der KHK sind arteriosklerotische Veränderungen an den Herzkranzgefäßen. Die Lage, die Dauer und das Ausmaß der Gefäßwandveränderungen bestimmen den Verlauf und die Symtomatik der KHK. Sie können über Jahre bis Jahrzehnte beschwerdefrei bleiben oder sich akut bemerkbar machen. Erst bei Durchblutungsstörungen des Herzens treten Schmerzen auf. Jederzeit besteht die Möglichkeit, daß die Manifestationsformen der KHK ineinander übergehen.**

## 3.2 Entstehungsgeschichte der KHK

Die Basis für die KHK ist die *Gefäßkrankheit* (Arteriosklerose). Sie beschreibt fortwährende krankhafte Veränderungen der Arterienwände. Diese verhärten sich, die Elastizität nimmt ab, der Durchmesser der Arterien wird kleiner, so daß der Weg für das lebenswichtige, sauerstoffreiche Blut immer enger wird. Diese gefährlichen Vorgänge an den Arterienwänden sind im Falle der KHK auf die Region der *Herzkranzgefäße* konzentriert, meist sind aber viele Arterien im gesamten Organismus mehr oder minder stark geschädigt. Nachfolgend soll das schleichende Fortschreiten arteriosklerotischer Veränderungen an den Arterienwänden kurz und knapp dargestellt werden.

Eine gesunde Koronararterie ist ein elastisches Blutgefäß, das aus drei Schichten aufgebaut ist. Sie ist mit einer Röhre vergleichbar, deren Innenauskleidung vollkommen glatt ist. Diese innere Beschichtung (= Intima) trennt Blut und Gefäßwand voneinander. Sie besteht aus einer Endothelzellschicht und Subendothelzellschicht, die auf einer kleinen Bindegewebsschicht aufliegt. Wenn die Gefäßwand Stoffe aus dem zirkulierenden Blut aufnimmt, um sich zu ernähren, müssen sie diese Grenzschicht überwinden. Die mittlere Schicht (= Media) ist die dickste Arterienwandschicht. Sie enthält vor allem glatte Muskelzellen, welche das Zusammenziehen oder Erschlaffen der Arterienwand ermöglichen und darüber den Arteriendurchmesser verringern oder vergrößern. Diese Muskelbewegungen nennen sich in der Fachsprache *Vasomotorik*. Sie sind u. a. die Grundlage für die Regulation des Blutdrucks. Nach außen hin sind die Koronararterien in eine flexible Bindegewebshaut (Adventitia) eingefaßt. Sie besteht aus kollagenen und elastischen Fasern. Die Adventitia der größten Arterien wird zu ihrer Ernährung wiederum von kleinsten Gefäßen durchzogen.

Die Herzkranzgefäßwände führen ein eigenes Stoffwechselleben. Unzählige verschiedene lebenserhaltende Substanzen zirkulieren in der Gefäßwand (= Mikrozirkulation). Diese werden vom Blutstrom geliefert und nach deren Verbrauch vom zirkulierenden Blut auch wieder abtransportiert. Sehr wichtig ist, daß die Sauerstoffladung des Koronararterienblutes auch tatsächlich seine Bestimmungsorte (Gefäßwandzellen und Herzmuskelzellen) erreicht. Die Zellschicht der Gefäßinnenwand erfüllt hierbei zentrale Aufgaben. Sie könnte als »Brücke« zwischen Blut und Gefäßwand verstanden werden, die den »Energieträgerverkehr« ermöglicht.

## Der Aufbau der Arterienwand

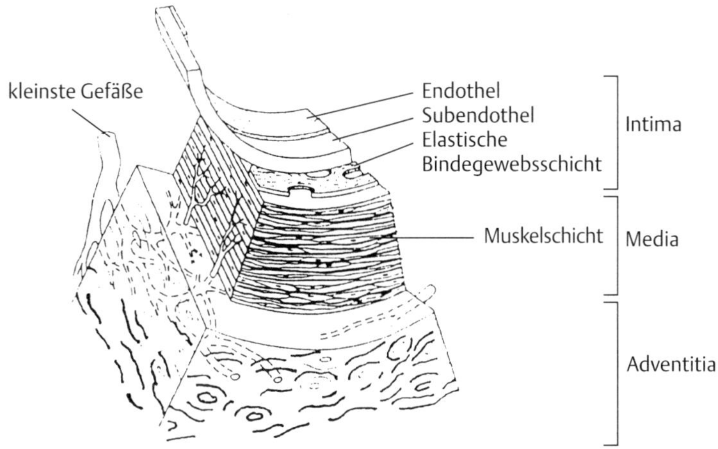


**Abb. 4**

Das Blut kann widerstandslos durch die Arterien fließen und seine Sauerstoffladung zu den Organen transportieren. Im fortgeschrittenen Lebensalter ändert sich die Beschaffenheit der Gefäße. Es bilden sich in und unter der inneren Gefäßwandschicht stecknadelkopfgroße oder beetförmige Fettablagerungen, die im Mikroskop als fettbeladene Zellen zu erkennen sind. Diese werden aufgrund ihres Aussehens *Schaumzellen* genannt. Nach heutigem Forschungsstand sollen sie von Intimamuskelzellen oder *Freßzellen* (Makrophagen) abstammen. Es werden kleine Erhebungen sichtbar, welche in die Lichtung des Gefäßes (Lumen) hineinragen. Hiermit ist der Grundstein für die Gefäßkrankheit (Arteriosklerose) gelegt.
Im weiteren Verlauf des Lebens (mitunter über Jahre) wachsen diese Schaumzellen. Sie nehmen fortwährend Fettsubstanzen auf, Eiweißstoffe (Protein) und Kalk werden eingelagert, Zellen wandern aus den tiefer gelegenen Schichten der Blutgefäßwand ein, gelegentlich lagern sich dort auch Blutbestandteile ab. Gleichzeitig verlieren die Gefäßwände langsam ihre Elastizität. Die gesamten Abläufe an der Gefäßwand können sich lange Zeit vollkommen unbemerkt abspielen (ähnlich der Veränderungen einer Wasserleitung bei kalkhaltigem Wasser), die Medizin spricht dann von der Entwicklung einer *atherosklerotischen Plaque*. Erst wenn durch die Verengung der Gefäße Durchblutungsstörungen des Herzens verursacht werden, treten Beschwerden auf.

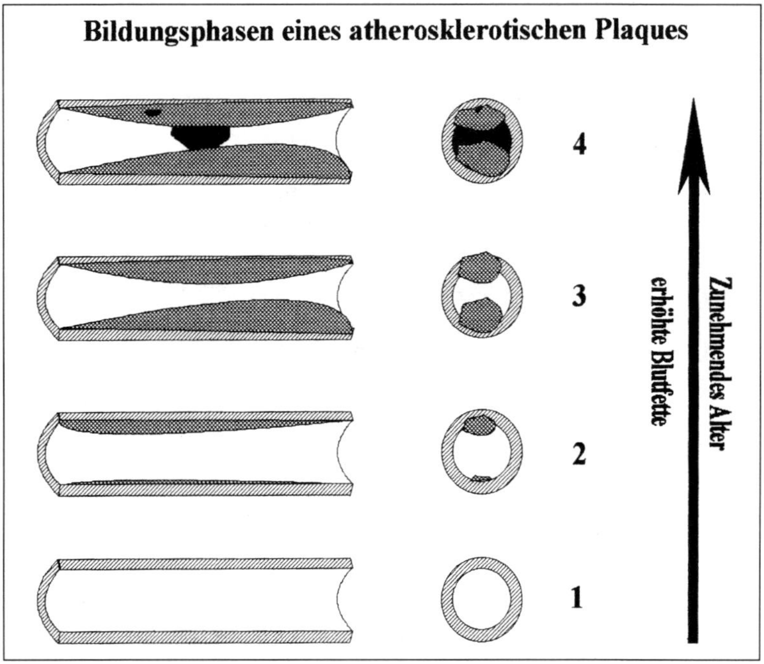


**Abb. 5**

▷ Die Schädigungen der Gefäßinnenwände sind in der Bildungsphase heilbar. Dies trifft jedoch nicht für fortgeschrittene Stadien zu. Der Prozeß kann bei entsprechender ärztlicher Behandlung gestoppt oder zumindest in seinem Fortschreiten gebremst werden.

Grundlage für die KHK ist die Entwicklung der Gefäßkrankheit. Herzkranzgefäßwände ändern ihre Beschaffenheit. Sie verlieren ihre glatte innere Oberfläche, der Eigenstoffwechsel wird gestört. Es entstehen Schaumzellen, die im Laufe des Lebens wachsen und ständig Fettstoffe, Eiweißstoffe (Proteine) Kalk und andere Zellen sowie Blutbestandteile aufnehmen. Die Gefäßwand verhärtet sich, woraufhin ihre Elastizität abnimmt und Probleme in der Nähr- und Sauerstoffversorgung des Herzens auftreten. Die Medizin spricht dann von der Entwicklung eines *atherosklerotischen Plaques.* In der Bildungsphase sind Schäden an den Gefäßinnenwänden noch reparabel, in fortgeschrittenen Stadien kann das Wachstum eines bestehenden Plaques nur noch durch ärztliche Behandlung gestoppt werden.

# 4. Risikofaktoren der »Koronaren Herzkrankheit«

Das Risiko, daß ein gesunder Mensch innerhalb eines bestimmten Zeitraums auch tatsächlich an KHK erkrankt, ist nachweislich von einer ganzen Reihe unterschiedlicher Faktoren abhängig, die heute als **Risikofaktoren** bekannt sind. Diese bestimmen die Quelle der Entstehung von Gefäßwandverengungen. Sie können das Fortschreiten der Erkrankung direkt fördern, miteinander in Zusammenhang stehen oder gar zusammenwirken. Die Grundlage für die Bestimmung des wahrscheinlichen Auftretens einer KHK besteht darin, die Wertigkeit mehrerer Risikofaktoren angemessen einzuschätzen, ihre Beziehungen zu erkennen und die Bedeutung ihrer Kombinationen richtig zu interpretieren.

Die Frage nach den möglichen Ursachen der regional so unterschiedlich verbreiteten KHK führte bald zur Entdeckung einschlägiger Risikofaktoren. Obwohl mit der Zeit relativ viel über ihren Einfluß auf das Entstehen der KHK herausgefunden wurde, ist es bisher nicht gelungen, das Erkrankungsrisiko des Einzelnen oder gar die KHK-Sterblichkeit in verschiedenen Bevölkerungsgruppen im internationalen Vergleich ausreichend zu erklären.

Neue Aspekte lieferten Studien, in denen die Wirkungen von freien Radikalen auf *Blutlipide* in den Entwicklungsphasen der KHK untersucht worden sind. Deshalb wird nachfolgend besonders ausführlich einmal auf die Rolle der Blutlipide im Entstehungsprozeß der KHK eingegangen und die Tragweite der Wirkungsweisen freier Radikale auf Blutfette bei KHK-Erkrankungen umfassend erklärt. Danach sollen die bisher bekannten Risikofaktoren kurz beschrieben werden.

## 4.1 Blutfettwerte und freie Radikale als Ursachen

### 4.1.1 Aufgabe der Fette im Blut

Fette (Lipide) erfüllen ebenso wie andere Nährstoffe im Organismus lebenswichtige Aufgaben. Es wird zwischen *Nahrungsfetten* und *Körperfetten* unterschieden. Beide »Fettarten« sind in ihrer Zusammensetzung nicht identisch und erfüllen unterschiedliche Funktionen im Körper.

## 4.1.2 Was sind Blutfette (Blutlipide)?

### Nahrungsfette

*Nahrungsfette* nimmt der Mensch zusammen mit anderen Nähr- und Mineralstoffen mit der Nahrung auf. Sie werden über den Blutkreislauf zu den verschiedenen Organen transportiert, wo sie zur Energiegewinnung und zum Zellaufbau verwendet werden können.

### Körperfett

*Körperfett* kann der Körper auch aus anderen Nahrungsbestandteilen (z. B. Zucker) selbst aufbauen. Obwohl es zur Energieversorgung des Körpers beitragen kann, ist es vorrangig nicht zur Energiebereitstellung gedacht. Es übernimmt meistens Stütz- und Polsterfunktionen (z B. Augapfel, Niere) für innere Organe oder es dient als Wärmeisolator .
Aus den Aufgaben der Fette wird verständlich, daß ein bestimmter Fettgehalt im Blut notwendig und normal ist. Von einer ganzen Reihe verschiedener Fettsubstanzen sind für die KHK das *Cholesterin* und die Neutralfette (*Triglyceride)* von entscheidender Bedeutung.

### Cholesterin

*Cholesterin* (griech.: Gallenfett) wurde erstmals im 18. Jahrhundert in Gallensteinen entdeckt. Der Mensch führt sich ausschließlich über Lebensmittel tierischer Herkunft (Eier; Fleisch, Milch und daraus hergestellte Produkte) relativ große Mengen Cholesterin zusammen mit anderen Fetten zu. Pflanzliche Lebensmittel hingegen enthalten kein Cholesterin. Die Aufnahme des Nahrungscholesterins über den Darm ist begrenzt und liegt abhängig von der jeweiligen Person meist unter 1 g pro Tag. Es gelangt ins Blut, das es dann von und zu den verschiedenen Organen und Geweben transportiert. Obwohl Cholesterin eine sehr wichtige Rolle im menschlichen Organismus spielt (Ausgangssubstanz für die Geschlechtshormonproduktion, der Gallensäurenbildung und der Vitamin-D-Herstellung, Bestandteil der Zellmembran) ist seine Zufuhr über die Nahrung nicht erforderlich. Der Körper kann nämlich problemlos – vor allem in der Leber – selbst ausreichend Cholesterin aufbauen, welches ebenfalls ins Blut gelangt.
Cholesterin wird in zwei verschiedenen »Variationen« im Blutkreislauf befördert. Das eigentliche Cholesterin (*Cholesterol*) ist ungebunden (»*frei*«). Ist Cholesterol mit einer Fettsäure (Definition dieser biologischen Substanz S. 18) chemisch verknüpft (verestert), handelt es sich um Cholesterin*ester*. Wenn

im folgenden von Cholesterin gesprochen wird, sind beide Cholesterinformen gemeint, es sei denn, es wird ausdrücklich auf eine der beiden Cholesterinvariationen hingewiesen.

**Cholesterin und Cholesterinester**

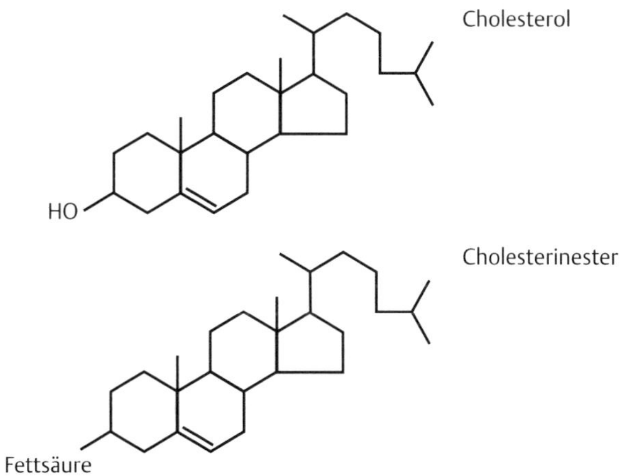


**Abb. 6**

Obwohl ein wesentlicher Teil des Cholesterins vom Körper selbst aufgebaut wird, fällt der Cholesterinaufnahme mit der Nahrung eine gewisse Rolle zu. Ein komplizierter Regelmechanismus sorgt beim Gesunden normalerweise dafür, daß Eigenproduktion und Abbau von Cholesterin im Organismus stets dem Bedarf angepaßt sind. Wenn dieser Mechanismus gestört ist, treten Probleme auf.

Bei einer cholesterinreichen Ernährung sinkt die körpereigene Produktion von Cholesterin. Sie kann aber nur bis zu einem bestimmten Punkt gedrosselt werden. Jede überschüssige Cholesterinzufuhr schlägt sich dann als erhöhte Cholesterinmenge im Blut nieder. Allerdings ist der Anstieg der Cholesterinkonzentrationen im Blut nicht bei jeder Person gleich groß. Während die meisten Menschen eine cholesterinreiche Kost sehr gut vertragen, d. h. entweder überhaupt nicht oder nur schwach auf eine hohe Cholesterinaufnahme reagieren (Nonresponder = Kompensierer), beantworten andere überproportional hohe Cholesterinzufuhren mit einem deutlichen Anstieg der Blutcholesterinspiegel (Responder = Nicht-Kompensierer).

▷ Die sehr großen individuellen Unterschiede im Ansprechen auf eine hohe Cholesterinzufuhr sind auch der Grund für die zum Teil widersprüchlichen Aussagen in der wissenschaftlichen Literatur.

Cholesterin ist die Ausgangssubstanz für die Synthese (Aufbau) von *Gallensäuren*. Diese greifen indirekt in die Herstellungsprozesse des Cholesterins ein. Abhängig von der Menge der Gallensäuren, die im Darm resorbiert werden, müssen diese in der Leber aus Cholesterin neu gebildet werden. Bestimmte Arzneimittel (siehe Kap. 6.2), vor allem aber Ballaststoffe können die Resorption der Gallensäuren im Darm verringern. Ballaststoffe sind Nahrungsmittelbestandteile mit einem hoch komplizierten chemischen Aufbau. Sie sind zwar zum Teil unverdaulich, erfüllen aber dennoch wichtige Funktionen bei der Regulation der Darmtätigkeit und sind deshalb keineswegs störender Ballast. Eine gesenkte Gallensäureresorption stimuliert die Produktion von Gallensäuren aus Cholesterin, so daß trotz eigener und höherer Cholesterinproduktion in der Leber der Cholesterinspiegel im Blut abfallen kann.
Wenn die Cholesterinaufnahme aus der Nahrung beschränkt ist, steigt zwar die Eigenproduktion des Cholesterins in der Leber wieder an, meist erreichen die Cholesterinwerte im Blut aber nicht mehr das vorherige, eventuell überhöhte Niveau. Über eine cholesterinarme Kost läßt sich die Cholesterinmenge im Blut um 5 – 15 % senken. Im Gegensatz dazu wirkt sich bei manchen Personen eine Reduktion des Nahrungscholesterins kaum oder gar nicht auf den Cholesterinspiegel im Blut aus. In anderen Fällen produziert der Organismus vermehrt Cholesterin, obwohl er das eigentlich nicht müßte.

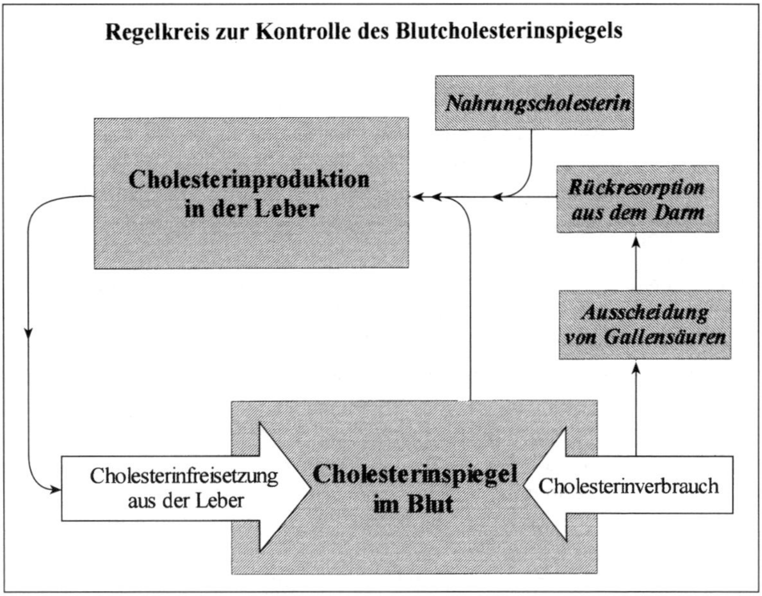


**Abb. 7**

▶ Als Schlußfolgerung kann also festgehalten werden, daß alle Störungen des Gleichgewichts zwischen Cholesterinaufnahme, Cholesterinaufbau und Cholesterinausscheidung zu einem erhöhten Cholesterinspiegel (Cholesterinmenge im Blut) führen und nicht nur über die Nahrung beeinflußbar sind.

## Triglyceride

*Triglyceride* (Neutralfette) werden ebenfalls mit der Nahrung aufgenommen oder vom Körper selbst aufgebaut. Sie gelangen über den selben Weg wie das Cholesterin ins Blut und zu den energieverbrauchenden Geweben oder sie werden als Überschuß im Fettgewebe gelagert (deponiert). Körpereigene Triglyceride werden in größeren Mengen produziert, wenn die Nahrungszufuhr den Energiebedarf übersteigt. Entspricht die Nahrungszufuhr dem Energiebedarf, ist der Fettgehalt des Körpers relativ gering und die Triglyceridkonzentrationen im Blut sind meist niedrig – abgesehen von krankheitsbedingten Erhöhungen.

Um die Bedeutung der Triglyceride für den Krankheitsverlauf der KHK zu verstehen, muß deren chemischer Aufbau kurz erläutert werden. Triglyceride lassen sich in einfachere Bausteine zerlegen, in Glycerin (ein dreifacher Alkohol)

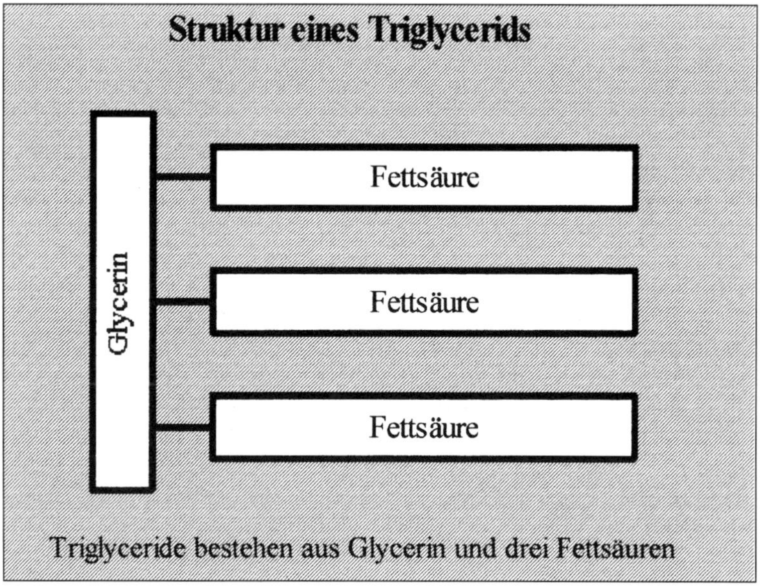


**Abb. 8**

und sog. Fettsäuren. Das ***Glycerin*** ist das Gründgerüst des Tri***glycerids***. Jedes ***Tri***glycerid enthält drei Fettsäuren (**tri** = drei). Enthält Glycerin nur zwei oder nur eine Fettsäure handelt es sich um Di- bzw. Monoglyceride. Ist im Triglycerid eine Fettsäure eingefügt, die einen Phosphatatom bindet, wird dieses Triglycerid als Phospholipid bezeichnet.
Es gibt gesättigte und ungesättigte Fettsäuren. Fettsäuren sind gesättigt, wenn bei ihren Molekülen alle möglichen von Wasserstoff besetzbaren Bindungen belegt sind. Fehlt ein Wasserstoffatompaar, handelt es sich um **einfach** ungesättigte Fettsäuren (Monoensäuren). Sie haben eine **Doppel**bindung. Fehlen **mehrere** Wasserstoffatompaare ist von **m**ehrfach **u**ngesättigten **F**ett**s**äuren (**MUFS**) die Rede. Sie verfügen über **mehrere Doppel**bindungen. Die Stellen der Doppelbindungen innerhalb einer Fettsäure sind von größter Bedeutung. Der menschliche Organismus kann nämlich nur an ganz bestimmten Stellen Doppelbindungen im Fettsäuremolekül erzeugen und demnach nicht alle Arten mehrfach ungesättigter Fettsäuren selbst aufbauen. Diejenigen Fettsäuren, die er nicht selbst herstellen kann, müssen in ausreichender Menge mit der Nahrung aufgenommen werden. Sie gelten als lebenswichtig (= essentiell), da sie und ihre im menschlichen Organismus gebildeten Nachfolgeprodukte wichtige Elemente aller Zellmembranen sind, sich an Immunprozessen beteiligen oder im Blutkreislauf ihre Wirkungen entfalten. Die wichtigsten essentiellen Fettsäuren sind die *Linolsäure*, die *Linolensäure* und die *Arachidonsäure* (mehrfach ungesättigte Fettsäuren).
**Transfettsäuren** sind ungesättigte Fettsäuren mit einer oder mehreren Doppelbindungen. Sie weisen eine Besonderheit in ihrer räumlichen Struktur auf, die ihnen ihren Namen gibt und nicht weiter besprochen werden soll. Wahrscheinlich wirken diese »exklusiven« Fettsäuretypen auf den menschlichen Organismus ähnlich wie gesättigte Fettsäuren. Sie sind im Fleisch von Wiederkäuern und in Milchfett in relativ geringen Mengen vertreten. Bei allen anderen Fleisch- und Wurstarten liegen sie sogar unter 1 %. Transfettsäuren entstehen auch im Zuge der industriellen Fetthärtung, d. h. bei der Margarineherstellung, bei der pflanzliche Öle in feste Fette umgewandelt werden. Im Rahmen dieses Prozesses werden zum einen ungesättigte Fette in gesättigte überführt, zum anderen können sich eben auch Transfettsäuren bilden. Deshalb ist diese spezielle Fettsäureart auch in größeren Mengen in Koch-, Back-, Brat- und Frittierfetten (bis zu 30 %) anzutreffen. Inzwischen entwickelten einzelne Firmen der Lebensmittelindustrie Verfahren zur Lenkung des Margarineproduktionsprozesses, die faktisch keine Transfettsäurebildung mehr zulassen.
**Nahrungsfette** bestehen entweder aus drei gleichartigen Fettsäuren (reines Triglycerid) oder aus drei verschiedenen Fettsäuren (Mischtriglycerid). Nahrungsfette, ob tierisch oder pflanzlich, ob fest oder flüssig, sind nach dem gleichen Schema aufgebaut. Sie unterscheiden sich nur im Mengenverhältnis und Sättigungsgrad ihrer Fettsäurearten voneinander.

Wegen der Bedeutung der mehrfach ungesättigten Fettsäuren für die menschliche Gesundheit wurde zur Verbesserung der Aufnahme dieser Fettsäuretypen wurde der Begriff »p/s-Quotient« eingeführt. Er gibt das Verhältnis von mehrfach ungesättigten Fettsäuren (*engl.*: polyunsaturated = p) zu gesättigten Fettsäuren (*engl.*: saturated = s) in einem bestimmten Fett wieder.

Je höher der Betrag des Quotienten für ein bestimmtes Fett ist, desto mehr ungesättigte Fettsäuren enthält es und desto flüssiger ist das Fett. Im allgemeinen haben **Planzenfette** einen **hohen p/s-Quotienten, tierische** einen **niedrigen** (Ausnahme: Hühnerfett, Fisch-, Kokos- und Palmöl).

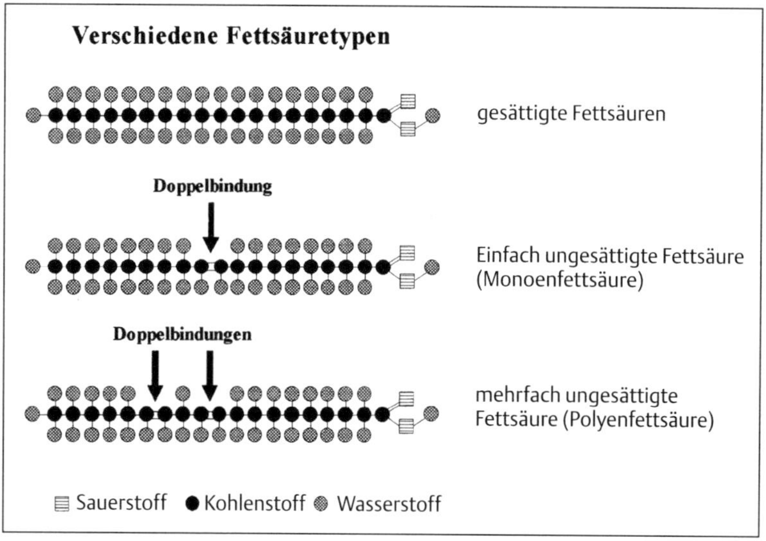


**Abb. 9**

Auch für die Ernährung wird der p/s-Quotient gerne zur Bewertung für eine gesunde Kost herangezogen. Nach früheren Empfehlungen der *Europäischen Atherosklerose-Gesellschaft* (*EAS*) sollte sein optimaler Wert 1,0 betragen. Das bedeutet in der Praxis, daß ungesättigte und gesättigte Fettsäuren bezogen auf die empfohlene Energiezufuhr des Durchschnittsmenschen zu gleichen Anteilen verzehrt werden sollte. Diese Empfehlung leitete sich von Ergebnissen aus Ernährungsstudien ab, die belegen, daß eine Kost, die reichlich mehrfach ungesättigte Fettsäuren enthält, eine Senkung des Cholesterinspiegels herbeiführen kann. Seit kurzer Zeit wird seine Bedeutung aber berechtigterweise angezweifelt, da er nur Unterschiede zwischen gesättigten und ungesättigten Fettsäuren macht, die möglichen Wirkungen von einfach ungesättigten

Fettsäuren aber außer Acht läßt. Dies ist insofern als ein schwerwiegendes Manko des *p/s-Quotienten* zu sehen, da inzwischen festgestellt werden konnte, daß einfach und mehrfach ungesättigte Fettsäuren den Cholesterinspiegel zwar deutlich senken können, sich aber in ihrer Bedeutung auf den Verlauf der Arteriosklerose erheblich unterscheiden.

▶ Heute werden die Empfehlungen zur Fettzufuhr und -qualität nach der sog. *Dreierregel* formuliert:

> Danach sollen die etwa 30% der empfohlenen täglichen Nahrungsenergiezufuhr zu je einem Drittel aus gesättigten, einfach ungesättigten, mehrfach ungesättigten Fettsäuren bestehen **(10%:10%:10%)**, um der KHK und anderen Herz-Kreislauf-Erkrankungen vorzubeugen. Dies läßt sich mit **Pflanzenölen,** die sich durch einen hohen p/s-Quotienten auszeichnen, problemlos erreichen.

Die bedeutendsten Vertreter der Blutfette sind das Cholesterin und die Triglyceride. Sie erfüllen wichtige Aufgaben im Körper, weshalb ein bestimmter Blutfettwert normal ist.
Cholesterin wird vom Körper selbst produziert oder mit tierischen Lebensmitteln zugeführt. Die Cholesterinkonzentration im Blut entstammt zum großen Teil der körpereigenen Produktion. Cholesterin und dessen Produkte sorgen für ein streng reguliertes Gleichgewicht zwischen der Aufnahme, dem Aufbau und der Ausscheidung des Cholesterins und halten den Cholesteringehalt im Blut auf konstanter Höhe. Enorm hohe Cholesterinzufuhren können bei bestimmten Personen (Responder) diesen Regelkreis empfindlich stören, was dann als hoher Cholesterinspiegel im Blut feststellbar wird.
Triglyceride sind unentbehrliche Bau- und Energiestoffe des Körpers. Ihre überhöhte Zufuhr läßt abhängig vom Grad der überschüssigen Fettaufnahme Fettpolster wachsen. Sie bestehen aus Glycerin und drei Fettsäuren. Diese können gesättigt (keine Doppelbindung), einfach ungesättigt (eine Doppelbindung) oder mehrfach ungesättigt (mehrere Doppelbindungen) sein. Nahrungsfette sind Mischtriglyceride, d. h. sie unterscheiden sich voneinander durch das Mengenverhältnis und den Sättigungsgrad ihrer Fettsäuren. Manche ungesättigten Fettsäuren sind für den menschlichen Organismus unersetzlich, da der Körper diese nicht selbst herstellen kann und infolgedessen in ausreichender Menge zugeführt werden müssen. Sie übernehmen lebenswichtige Funktionen.
Das Verhältnis gesättigter Fettsäuren zu mehrfach ungesättigten in einem Fett wird mit einem p/s-Quotienten beschrieben. Sein optimaler Wert sollte nach früherer Auffassung der EAS 1,0 betragen. Heute wird sein Wert aufgrund der undifferenzierten Betrachtung der Wirkungen einfach und mehrfach ungesättigter Fettsäuren auf den menschlichen Organismus angezweifelt. Um diesen Nachteil des p/s-Quotienten auszugleichen, wurde die sog. Dreierregel eingeführt. Sie berücksichtigt neben mehrfach ungesättigten Fettsäuren auch einfach ungesättigte. Danach sollte das Verhältnis von gesättigten, einfach ungesättigten und mehrfach ungesättigten Fettsäuren in der Ernährung etwa 1 : 1 : 1 betragen, um das Erkrankungsrisiko für die KHK und andere Herz-Kreislauf-Erkrankungen zu vermindern.

### 4.1.3 Wie werden Blutfette (Blutlipide) im Blut transportiert?

Damit Fette im Blut (Hauptbestandteil Wasser) transportiert werden können, müssen sie in eine Form gebracht werden, die in Wasser transportabel ist. Dies geschieht dadurch, daß Fette sich an Eiweißkörper (Proteine) des Blutes anlagern und mit diesen Fett-Eiweiß-Aggregate, die **Lipoproteine,** bilden. Proteine sind Makromoleküle (griech. Makro = groß), die aus stickstoffhaltigen chemischen Verbindungen, den Aminosäuren, aufgebaut sind. Die Bindung zwischen Protein und Fett erfolgt durch elektro-chemische Kräfte *(van der Waals Kräfte).* Über diese Bindung kann das im Blut unlösliche Fett in Lösung gehalten werden. Die Proteine dienen also als Lösungsvermittler. Ähnlich ist beispielsweise das Fett in der Milch gelöst, d. h. besonders fein verteilt (Emulsion).

**Lipoproteine** unterscheiden sich in ihrer Größe, Herkunft und Funktion. Sie enthalten alle in verschiedenen Mengen Eiweiß (Protein), Cholesterin, Triglyceride und andere Lipide (Phospholipide, wie z. B. Lecithin). Je größer ihr Proteingehalt und je geringer ihre »Fettfracht«, desto mehr wächst ihre Dichte. Sie gibt den Lipoproteinen ihren Namen. Heute sind vier **Lipoproteinklassen** bekannt:

- *Chylomikronen* sind eigentlich nur kleinste Lipid-Tröpfchen mit verschwindend geringem Proteinanteil und geringster Dichte. Im Verhältnis zu den anderen Lipoproteinen ist dieser Lipoproteintyp sehr groß. Die Lipide der Chylomikronen stammen hauptsächlich aus den mit der Nahrung aufgenommenen Fetten.
- *VLDL* (**V**ery **L**ow **D**ensity **L**ipoproteins = Lipoproteine mit sehr geringer Dichte) enthalten relativ wenig Cholesterin und transportieren vorwiegend in der Leber aus Kohlenhydraten hergestellte Neutralfette (Triglyceride).
- *LDL* (**L**ow **D**ensity **L**ipoproteins = Lipoproteine mit geringer Dichte) sind **die** Cholesterinträger im Blutkreislauf. Sie sind für dessen Transport zu den einzelnen Körperzellen verantwortlich.
- *HDL* (**H**igh **D**ensity **L**ipoproteins = Lipoproteine mit hoher Dichte) sind eiweißreich (daher haben sie eine hohe Dichte) und cholesterinarm. Sie tragen zusammen mit den LDL fast die gesamte Cholesterinmenge durch den Blutkreislauf. Sein Cholesterinanteil entstammt den Körperzellen (Ausnahme: Leber).

Als Unterscheidungsmerkmal dient aber nicht nur ihre unterschiedliche Gesamtzusammensetzung, sondern auch die Zusammensetzung der einzelnen Proteine in einem Lipoprotein. Ihre Struktur und Größe kennzeichnen jeden Lipoproteintyp. In der Fachsprache heißen diese Proteine *Apoproteine.* Sie unterscheiden sich ebenfalls nach Aufbau, Herkunft und Funktion. Außerdem besetzen sie nach festen Regeln die jeweiligen Lipoproteinfraktionen.

▷ Es gibt fünf verschiedene *Apoproteinklassen,* die mit den Buchstaben **A** bis **E** bezeichnet werden. Innerhalb jeder dieser Klassen gibt es Untergruppen, die durch Zusatzzahlen im Index oder durch römische Zahlen hinter der

Apoproteinklasse gekennzeichnet werden. Da jede Lipoproteinfamilie nur über festgelegte Apoproteingattungen verfügen kann, dienen sie in der modernen Analytik als »Fingerabdruck« der Lipoproteine.

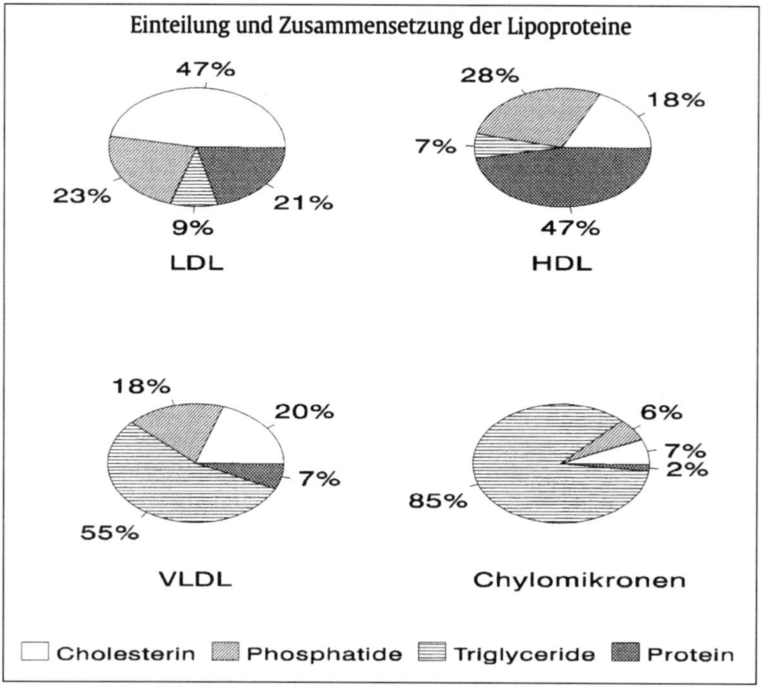


**Abb. 10**

Die Apoproteine »sichern« als Strukturelement den Lipoproteinaufbau, wirken als »rechte Hand« von Enzymen (Biokatalysatoren), die am Umbau von Lipoproteinen beteiligt sind, und fungieren neben ihrer Aufgabe als Lösungsvermittler im Blut als eine Art »Schlüssel«, der Lipoproteinen Zutritt zu den verschiedenartigen Geweben verschafft. Als steuernde Elemente beteiligen sich die Apolipoproteine am Auf- und Abbau der Lipoproteine und beeinflussen direkt die Konzentrationen der einzelnen Lipoproteinklassen im Blutkreislauf. Die permanenten Aufbau -und Abbauprozesse der Lipoproteine werden als Lipoproteinstoffwechsel (Lipoproteinmetabolismus) bezeichnet.
Der **Darm** und die **Leber** sind für den Lipoproteinstoffwechsel die wichtigsten Organe. Sie sind die Produktionsorte der größten Lipoproteine. Sie könnten als »Lipoproteinfabriken« betrachtet werden, die ihre Produkte (Lipoproteine) nach Erfüllung ihrer Aufgabe auch wieder »entsorgen«. Sowohl das Produktionsergebnis als auch die Entsorgungsleistung der Fabriken sind am *Blutfett-*

**Tab. 1**
**Eigenschaften der Lipoproteine**

| *Lipoproteintyp* | *Durchmesser in Nanometer (nm)** | *Fett-Eiweiß-Verhältnis* | *Apoproteine* |
|---|---|---|---|
| Chylomikronen | 100 –1000 nm | 99/ 1 | A I, A IV<br>C I, C II, C III<br>E, $B_{48}$ |
| VLDL | 30 – 70 nm | 90/10 | C I, C II, C III<br>E, $B_{100}$ |
| LDL | 15 – 25 nm | 78/22 | E, $B_{100}$ |
| HDL | 7,4– 10 nm | 50/50 | A I, A, II, A IV<br>C I, C II, C III<br>E |

* 1 nm = 0,0000001 cm

*spiegel* abzulesen. Dies zeigt sich besonders dann, wenn die einzelnen Lipoproteinklassen direkt nach der Nahrungsaufnahme bestimmt werden. Die Konzentrationen der Lipoproteinparteien im Blut reagieren nämlich ganz empfindlich auf jede Nahrungszufuhr, d. h. sie erhöhen sich und erreichen nach der Verdauung wieder ihre vorherigen Werte. Deshalb ist die Analytik der Lipoproteinprofile zur diagnostischen Bewertung nur im nüchternen Zustand möglich.

Der Lipoproteinstoffwechsel ist als ein dynamisches Gleichgewicht (der Auf- und Abbau der einzelnen Lipoproteine halten sich die Waage) zu betrachten. Entsprechend der Herkunft der Fette in den Lipoproteinen gliedert sich der Lipoprotein-Stoffwechsel in einen **exogenen** und einen **endogenen** Teil.

Der **exogene** Teil des Lipoproteinstoffwechsels ist nur mit dem Transport der Fette befaßt, die aus der Nahrung oder der Gallenflüssigkeit stammen. Nach der Resorption von Nahrungsfetten (Cholesterin, Triglyceride) werden diese in der Darmzelle zu Chylomikronen »verpackt«. Die »Pakete« wandern dann durch die Lymphgefäße und erreichen den Blutkreislauf. Unmittelbar nach ihrem Erscheinen im Blut beginnt ihr Abbau (»Demontage«). Sie binden an Enzyme (Lipoprotein-Lipasen), die sich an den Endothelzellen der Kapillaren (kleinste Blutgefäße) von Muskel- und Fettzellen befinden. Die Lipoprotein-Lipasen spalten die Triglyceride der Chylomikronen, damit ihre freien Fettsäuren von den Körperzellen aufgenommen werden können. Dort werden sie dann weiter verarbeitet. Die cholesterinreichen Überbleibsel des Chylomikronenabbaus gelangen jetzt zur Leber, wo sie über bestimmte Bindungsstellen (sog. *Rest-Rezeptoren*) aufgenommen (internalisiert) und abgebaut werden.

Der Großteil dieses Cholesterins kann sich dann indirekt wieder am exogenen Lipoproteinstoffwechselweg beteiligen. Es dient nämlich als Ausgangsprodukt von Gallensäuren (Bestandteil des Gallensafts), die für die Fettverdauung unersetzlich sind. Die Gallensäuren werden in den Darm abgegeben, am letzten Teilstück des Dünndarms wieder resorbiert und zur Leber zurücktransportiert. Dort stehen sie dann erneut zur Abgabe in die Gallenflüssigkeit zur Verfügung. Dieser »Wertstoffzyklus« (Darm-Leber-Kreislauf) wird im medizinischen Sprachgebrauch als *entero-hepatischer Kreislauf* bezeichnet.

Cholesterin kann aber auch als Bestandteil von VLDL in den Blutkreislauf abgegeben werden. Mit der Freisetzung des VLDL in die Blutbahn nimmt die Umsetzung der Lipoproteine im **endogenen** Teil ihren Anfang. Auch hier erfolgt der Abbau der VLDL durch Lipoprotein-Lipasen, die sich an den Endothelzellen der Kapillaren von Muskel- und Fettzellen befinden, wobei ein »Zwischen-Lipoprotein«, das IDL (**I**ntermediate **D**ensity **L**ipoprotein), entsteht. Sie sind die Vorläufer der LDL-Lipoproteine und hochgradig atherogen, d. h. sie fördern die Entstehung der Arteriosklerose. Sie werden ziemlich schnell aus dem Blut entfernt. Ein Teil der IDL wird direkt von der Leber aufgenommen, aus dem restlichen Anteil bilden sich nach einem noch heute unbekannten Mechanismus letztendlich die bekannten LDLs. Diese heften sich an Aufnahmeeinrichtungen (Bindungsstellen) für LDL (sog. LDL-Rezeptoren; sie werden Seite 32 vorgestellt), die sich in spezialisierten Membranbereichen von Zellen der Leber oder anderer Gewebe befinden.

HDLs werden von der Leber und vom Darm ins Blut abgegeben (sezerniert). Es transportiert Cholesterin aus Nicht-Leberzellen zur Leber. Hierbei übernimmt wiederum ein Enzym (LCAT = **L**ecithin- **C**holesterin-**A**cyl-**T**ransferase) eine entscheidende Funktion. Es steuert die Cholesterinaufnahme der HDL aus Nicht-Leberzellen. Dieses Cholesterin wird als Ester (verknüpft mit einer Fettsäure) auf IDL übertragen, das entweder nach dessen Umbau zu LDL eventuell erneut von Nicht-Leberzellen aufgenommen wird oder die Leber erreicht, wo es auf seine Ausscheidung als Gallensäure vorbereitet wird.

Um die sehr komplizierten und teilweise schwer nachvollziehbaren Vorgänge des Lipoproteinstoffwechsels besser zu verstehen, sollen sie anhand eines konstruierten, aber realitätsnahen Beispiels verdeutlicht werden:

Angenommen, Cholesterin unternimmt mit Triglyceriden und Phospholipiden per Bus eine Rundreise zu beliebigen Zellen des Organismus. Nachdem das »Fetttriumvirat« alle Formalitäten zum Reiseantritt erledigt hat (Mund-Magen-Passage), treffen sie sich an einer Sammelstelle (Darmwandzelle) mit den Reisebegleitern und den Busfahrern (Apoproteine). Diese bilden unter den »fettigen« Urlaubern gleichgroße Gruppen, die alle zu gleichen Anteilen aus Cholesterin, Triglyceride und Phospholipide bestehen. Sie fordern die Gruppen auf, mit ihnen in einen großen Omnibus (Chylomikron) einzusteigen. Die Chylomikronen-Busse befahren erst »fremde Straßen« (Lymphgefäße) ehe sie die programmgemäße Reiseroute (Blutgefäße) nehmen, um sie zu ihrer ersten

Reisestation (Leber) zu bringen. Dies »verärgert« einige der Urlauber (Triglyceride), weshalb sie unterwegs auf der im Reiseprospekt ausgewiesenen Fahrstrecke (Blutbahn) nach und nach aussteigen. Dabei sind ihnen die Streckenposten (Lipoprotein-Lipasen) entlang des Reisewegs behilflich. Cholesterin (es ist nun in der Überzahl) hingegen steuert zusammen mit den noch verbliebenen Touristen ihr erstes Reiseziel (Leber) an. Hierbei können die nicht voll besetzten Omnibusse (Chylomikron-Reste) nicht irgendeine, sondern nur für sie bestimmte Zufahrten (Rest-Rezeptoren) befahren. In der Leber werden dann die Chylomikronen-Busse verwertet, d. h. ihre Einzelteile werden für andere Zwecke eingesetzt. Das Cholesterin kann nun ebenfalls seine Ferien abbrechen und sich von der Leber auf seine Rückreise (Ausscheidung) als Gallensäure vorbereiten lassen oder seine Reise wie geplant fortsetzen. Die vorzeitige Abreise läßt sich der Organismus allerdings mit einer Dienstleistung der Gallensäuren »bezahlen«. Sie müssen die Fettresorption unterstützen, auch auf die Gefahr hin, daß sie entgegen ihrer Absicht, den Körper zu verlassen, kurz vor ihrem Ziel wieder abgefangen (rückresorbiert) werden, und über den Darm-Leber-Kreislauf (entero-hepatischen-Kreislauf) wieder zur Leber gelangen. Dort erhalten sie dann weitere Chancen als Gallensäuren den Körper zu verlassen, bis sie letztendlich ihr Vorhaben durchsetzen.
Das Cholesterin kann seinen Bus-Trip durch den Organismus auch fortsetzen und zu einem neuen Reiseziel aufbrechen. Dazu besteigt es wiederum einen Omnibus (VLDL), welcher zwar mit anderen Fremdenführern (Apoproteine) aber wiederum mit Querulanten (Triglyceriden) besetzt ist. Diese steigen erneut im Verlauf der Bustour nacheinander aus. Dabei leisten wiederum die Streckenposten (Lipoprotein-Lipasen) Hilfestellung. Allerdings verlieren die VLDL-Busse ihre Stabilität, je mehr Triglyceride die Fahrzeuge verlassen. Instabile Busse (IDL) sind aber geradezu gefährlich für ihre Umwelt, weshalb sie entweder schnell zur Leber zurückkehren oder noch während der Busreise zu »verkehrstauglichen Kleinbussen« (LDL) umgebaut werden. Diese befördern die restlichen Fahrgäste (hauptsächlich Cholesterin) zu den gebuchten Hotels (Zielzelle). Dort werden Cholesterin und die übrigen Reisenden (Triglyceride, Phospholipide) von einer Empfangsdame (LDL-Rezeptor) begrüßt.
Wenn Cholesterin seinen Urlaubsort (Zielzelle) wieder verlassen will, verhilft ihm ein Enzym (Lecithin-Cholesterin-Acyl-Transferase) zu seiner Aufnahme in HDL-PKWs. Auf ihrem Weg zur Leber kann Cholesterin »gepaart« mit einer Fettsäure auf IDL umsteigen, um nach dessen Umbau mithilfe des LDLs entweder seine Ferien zu verlängern und zu einem neuen Urlaubsort zu fahren oder mit den LDL-Bussen die Leber zu erreichen. Dort wird dann nach kleinen Korrekturen an seinem »Outfit« seine Ausscheidung als Gallensäure eingeleitet.

**Übersicht über den Lipoproteinstoffwechsel***

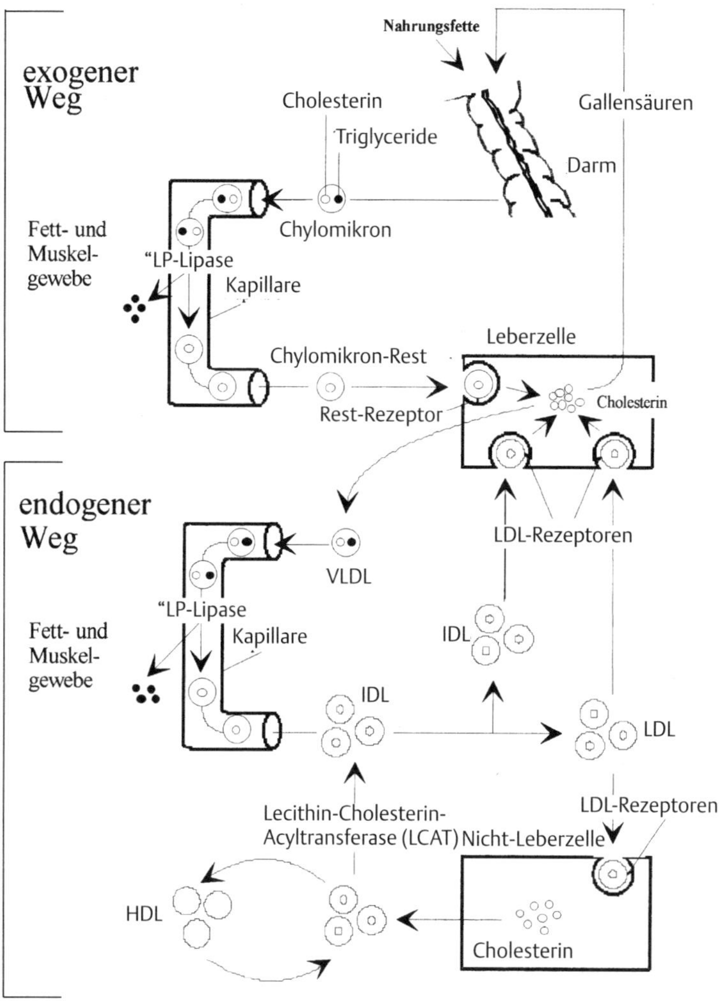


*HDL-Rücktransport zur Leber nicht dargestellt
"Lipoproteinlipase

**Abb. 11**

**Damit Fette im Blut transportiert werden können, heften sie sich an Eiweißkörper und bilden »Fett-Eiweiß-Verbindungen« (Lipoproteine). Diese unterscheiden sich in ihrem Aufbau des Proteinanteils, ihrer Gesamtzusammensetzung, ihrer Herkunft und ihren Aufgaben. Der Proteinanteil übernimmt die Rolle eines »Lotsen«, der dafür sorgt, daß die »Fettfracht« auch die richtigen Bestimmungsorte erreicht. Vier verschiedene Lipoproteintypen (Chylomikronen, VLDL, LDL und HDL) regeln den »Fettverkehr«. Die Produktionsorte der Lipoproteine sind der Darm und die Leber. Während der Darm mit der Produktion von Chylomikronen den Transport von alimentär (mit der Nahrung) zugeführtem Fett zu Muskel- und Fettzellen sicherstellt und zur Cholesterinversorgung der Leber beiträgt, übernimmt die Leber die Synthese (Aufbau) von VLDL, die sich auf ihrem Weg zu den verschiedenen Geweben in LDL »verwandeln«. LDL und HDL haben sowohl bei der Belieferung der Zellen als auch beim Abtransport von Cholesterin leitende Funktionen.**

### 4.1.4 Blutfette – die Organisatoren (Ursachen) der KHK?

Seit geraumer Zeit ist den KHK-Forschern bekannt, daß zwischen der Höhe der Blutfettkonzentrationen und der KHK Zusammenhänge bestehen. Trotzdem ist noch nicht geklärt, auf welche Weise erhöhte Blutfette die Entwicklung der KHK beeinflussen und welche Mechanismen hohe Blutfettspiegel in Gang setzen, die zu Gefäßwandverengungen führen.

Die Wissenschaft konnte lange Zeit den Einfluß der Blutfette auf die Entstehung der KHK nicht korrekt deuten. Dies lag daran, daß bis vor kurzem beispielsweise die Einflüsse des Alters, des Geschlechts der Ernährungsgewohnheiten oder des Lebensstils die Ermittlung einer sog. »Normalgruppe« (Durchschnittsgruppe) schwierig machte und die Definition von Normalbereichen für Cholesterin- und Triglyceridwerte erschwerten. Da das »Normale« (der Durchschnitt) aber nicht in jedem Fall immer sicher und richtig ist, ist in der Praxis die Festlegung von Richtwerten üblich und erlaubt. Zum besseren Verständnis dieser Zusammenhänge muß der Begriff »normal« näher erklärt werden.

❶ **Was ist »normal«?**

Zur Beurteilung von Sachverhalten orientieren wir uns im Alltag meist am Durchschnitt und/oder an unserer Routine, demzufolge an dem, was entweder sehr häufig in der Natur anzutreffen ist und/oder unter bestimmten Bedingungen geläufig ist. Dies bezeichnen wir als »normal«.

**Ein Beispiel:**

Einen Sonnentag in Deutschland mit 20° C im Sommer würden wir für »normal« halten, während der gleiche Tag im Dezember für uns nicht »normal« wäre. Ganz anderer Meinung wären aber die Menschen, welche in Äquatornähe leben. Sie würden niemals einen Dezembertag mit 20° C für »unnormal« halten. Bei ihnen herrscht das ganze Jahr über eine Durchschnittstemperatur von ungefähr 20° C. Nach ihrer Erfahrung sind solche Tage »normal«. Die Beurteilung eines Tatbestandes ist also immer relativ zu sehen. Die Bewertung eines Sachverhalts richtet sich nach seiner Häufigkeit und/oder unseren persönlichen Erfahrungswerten.

❷ **Ist »normal« auch gesund?**
Was heute »normal« ist, kann morgen überholt sein. Als geeignetes Beispiel kann der Fleischverzehr dienen. Sofern es in den frühen Nachkriegsjahren die Haushaltskasse erlaubte, war der sonntägliche Fleischkonsum für gesunde Personen »normal«, während in der heutigen Zeit »normalerweise« täglich eine üppige Fleischportion (> 200 g) auf dem Tisch steht. Früher hätte der Arzt niemals gegen den damaligen Fleischverzehr Einwände erhoben, doch heute wird seitens der Ärzteschaft, nicht zuletzt wegen des hohen Cholesterin- und Energiegehalts im Fleisch eher empfohlen, den Verzehr von Fleischmahlzeiten einzuschränken.
Der Arzt richtet die Bewertung des Fleischverzehrs nach neueren Forschungsergebnissen. Auch in der Medizin verändern sich die Standards. Mithin muß also das »normale« durchschnittliche Ernährungsverhalten nicht unbedingt gesund sein, auch wenn die Werbung mit Werbeslogans wie z. B. *»Fleisch ist ein Stück Lebenskraft«* den Fleischabsatz zu stabilisieren oder gar zu erhöhen sucht.

### 4.1.5 Hohe Blutfettwerte = hohes KHK-Risiko?

Pauschal läßt sich diese Frage nicht beantworten. Kommt die eine oder andere Art von Lipoproteinen vermehrt im Blut vor, so kann damit der Cholesterin- und/oder Triglyceridspiegel im Blut erhöht sein. Dann wird von einem erhöhten Blutfettspiegel (Hyperlipidämie) oder von einer Hyperlipoproteinämie (HLP) gesprochen, weil eine Vermehrung der Lipide im Blut ohne gleichzeitige Erhöhung einer oder mehrerer Lipoproteingruppen – sie »tragen« die Lipide – im Blutkreislauf nicht möglich ist. Für die Beurteilung des KHK-Risikos müssen die einzelnen Lipoproteinkonzentrationen im Blut bestimmt werden. Ihre Analyse hat erheblichen diagnostischen Wert, da jedes Lipoprotein verschiedene Fettsäuretypen in unterschiedlicher Konzentration mit sich führt und nicht jede Erhöhung einer Lipoproteinklasse die gleichen Wirkungen auf die Gefäßwände ausübt.

▷ Erhöhte Chylomikronenkonzentrationen führen zwar auch zu sehr hohen Triglyceridwerten im Blut, spielen jedoch bei der KHK eine eher untergeordnete Rolle.

Meistens ist ein erhöhter Bluttriglyceridspiegel auf eine Vermehrung der *VLDL-Lipoproteine* zurückzuführen. Eine mögliche Beziehung der VLDL (Hauptträger der Triglyceride) zur KHK wird bis heute unterschiedlich bewertet und ist bislang als Ursache von krankhaften Umbauprozessen an Arterienwänden nicht endgültig gesichert. Es liegen überzeugende Hinweise vor, welche die atherogene Wirkung der Triglyceride nahe legen. Beispielsweise ist auffällig, daß viele KHK-Patienten, insbesondere wenn diese zusätzlich an Diabetes mellitus (Zuckerkrankheit) erkrankt sind, neben hohen LDL-Konzentrationen und niedrigen HDL-Blutspiegeln hohe Triglyceridspiegel aufweisen. Es besteht Grund zu der Annahme, daß Triglyceride auf Zellen der Gefäßinnenschicht toxisch wirken.

Aus dem Abbau von VLDL-Lipoproteinen gehen *LDL-Lipoproteine* hervor, die nach heutiger Lehrmeinung **die** treibende Kraft von krankhaften Umbauprozessen an den Arterienwänden sind. Aufgrund dieser Eigenschaft werden sie auch »atherogene Faktoren« genannt. Der Ausdruck soll die Atherogenität (pro-arteriosklerotische Funktion) der »LDL« hervorheben.

LDL tragen im Blut den weitaus größten Teil des Cholesterins zu den Organen und Zellen. Deshalb geht eine Konzentrationserhöhung der LDL-Lipoproteinklasse sehr oft mit erhöhten Blutcholesterinwerten einher.

▶ Mit wachsendem Blutcholesterinspiegel ist wiederum ein Anstieg von Neuerkrankungen an KHK verbunden.

Dies ist schon seit der Veröffentlichung der bekannten »Framinghamstudie« (Vorort von Boston, Massachusetts, USA) in den 1950er Jahren bekannt. Andere später durchgeführte Studien bestätigten nicht nur diesen Befund, sondern stellten sogar eindeutige Beziehungen zwischen Todesfällen infolge KHK und dem Cholesterinspiegel her (Abb. 12).

Da der Cholesterinanteil in Chylomikronen minimal ist, tragen die HDL- und LDL-Lipoproteine fast die gesamte Cholesterinmenge im Blut (Gesamtcholesterinspiegel). Hohe HDL-Spiegel im Blut sind im Gegensatz zu hohen LDL-Werten nach aktuellen Forschungsdaten in Bezug auf die gefäßverengenden Prozesse positiv zu bewerten. Sie »neutralisieren« das atherogene Potential von triglycerid- und cholesterinreichen Lipoproteinen und stellen so eine Art Gegengewicht für VLDL und LDL dar. Die Bedeutung der HDL wächst, wenn sich LDL – bzw. VLDL-Spiegel im Blut im Grenzbereich oder darüber bewegen. Zweifel an ihrer Schutzfunktion werden eigentlich nicht mehr laut.

Der Vollständigkeit halber soll eine Variante des LDL, das Lipoprotein (a), vorgestellt werden. Es besteht aus einem LDL-Partikel, das von Apolipoprotein (a) ähnlich der Beute einer Spinne eingewickelt ist. Je höher die Lipoprotein (a)-Konzentration im Blut, desto wahrscheinlicher ist das Auftreten

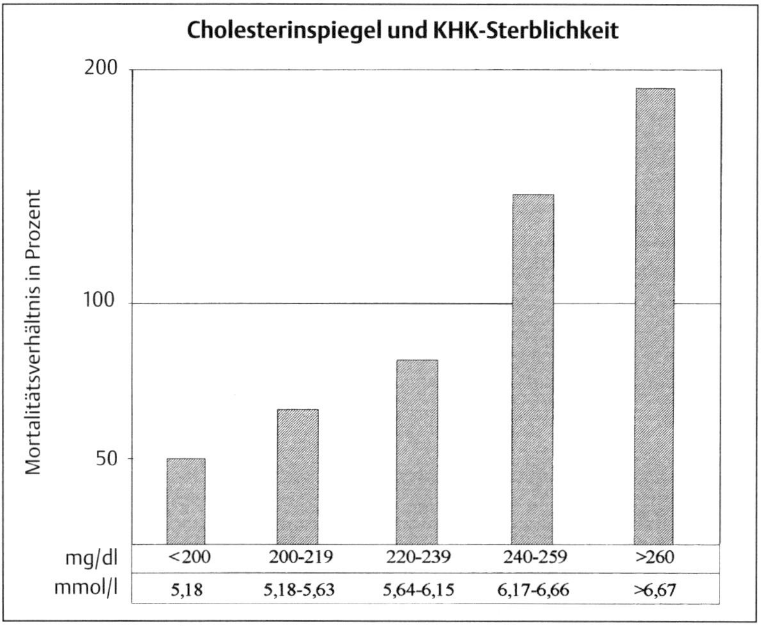


**Abb. 12**

einer KHK. Bislang ist jedoch noch nicht ganz klar, welche Funktionen das Lipoprotein (a) wahrnimmt.

▶ Fest steht, daß es ein *unabhängiger* Risikofaktor für die Arteriosklerose ist.

Aus den unterschiedlichen atherogenen Eigenschaften und Funktionen der vier Lipoproteinklassen im Blut erklärt sich, weshalb erst die Analytik der Lipoproteinprofile halbwegs zuverlässige Rückschlüsse auf das KHK-Risiko zulassen, wobei die LDL- und HDL-Werte wichtige Hinweise geben können. LDL ist als »problematisches« Lipoprotein einzuschätzen, während HDL als »gutes« Lipoprotein bezeichnet werden kann.

**Eine allgemeine Aussage über das KHK-Risiko anhand von Blutfettwerten ist nicht möglich, da nicht jede Erhöhung einer Lipoproteinklasse die gleichen Wirkungen auf die Gefäßwände hat. Chylomikronen spielen nach heutigem Kenntnisstand bei der Entwicklung von Gefäßwandengstellen eine eher untergeordnete Rolle. LDL und HDL hingegen sind maßgebliche Faktoren bei der Entwicklung von Gefäßwandengstellen. Ferner scheinen auch VLDL eine gewisse Rolle bei der Entwicklung der KHK zu spielen. Erhöhte Gesamt-Cholesterinspiegel im Blut, welche erwiesenermaßen mit einem großen KHK-Risiko einhergehen, beruhen vor allem auf einer Erhöhung der LDL-Lipoproteine. HDL hingegen besitzt eher anti-atherogene Eigenschaften. Es stellt eine Art Gegengewicht für VLDL und LDL dar. Die Rolle eines sog. Lp(a) ist bis heute nur sehr unvollständig erforscht. Man weiß nur, daß es ein *unabhängiger* Risikofaktor für die KHK ist.**

### 4.1.6 Hohe LDL-Blutkonzentrationen – Ursachen und Wirkungen

Das verstärkte Eindringen von Blutlipiden in die Arterienwände, ihre dortige Einlagerung und die Bildung von Schaumzellen blieb lange Zeit ein ungelöstes Rätsel, obwohl bekannt war, daß die Fettsubstanzen (vor allem Cholesterin) in der Gefäßwand ursprünglich von den Lipoproteinen (insbesondere LDL) stammen mußten. Studien zum Abbau der LDL konnten wesentlich zur Lösung dieser Frage beitragen. Im Rahmen dieser Untersuchungen sind in bestimmten Bezirken der Membranoberflächen höchst interessante »Eiweißaufbauten« von Zellen der inneren Blutgefäßschicht entdeckt worden. Jene Membranbereiche sind in der Biochemie als *coated pits* bekannt. Dort befinden sich diese »Eiweißkonstruktionen«, die ähnlich Antennen den Zellen als Empfangseinrichtungen für LDL dienen. Sie werden in der Fachsprache LDL-Rezeptoren genannt. Der Eiweißanteil der LDL ist so konstruiert (er fungiert als eine Art »Personalausweis«), daß er genau zu dem LDL-Rezeptor paßt. Die Kontaktaufnahme des LDL-Eiweißanteils mit dem LDL-Rezeptor setzt dann die Aufnahme der LDL-Lipoproteine in die Zelle in Gang.

Wie sich durch intensive Forschung herausstellte, ist die rezeptorabhängige Aufnahme von LDL ein wesentliches Element zur Kontrolle des Cholesterinspiegels im Blut. Der LDL-Rezeptor ist ein klassisches Beispiel für ein »Mosaikprotein«. Sein Bauplan ist so auf die strukturellen Gegebenheiten der Zellmembran abgestimmt, daß er in die Zellmembran »eingepaßt« werden kann und dort seinen optimalen Halt findet. Er besteht aus fünf baulich völlig unterschiedlichen Elementen (Domänen), die nach Art eines Baukastensystems zusammengefügt sind. Sie haben alle eine genau umrissene Aufgabe, deren Erfüllung in ihrem Ergebnis die eigentliche Rezeptorfunktion ausmacht (Abb. 13).

Die negativen Ladungen entsprechen mehreren kleinen »Magneten«, die in

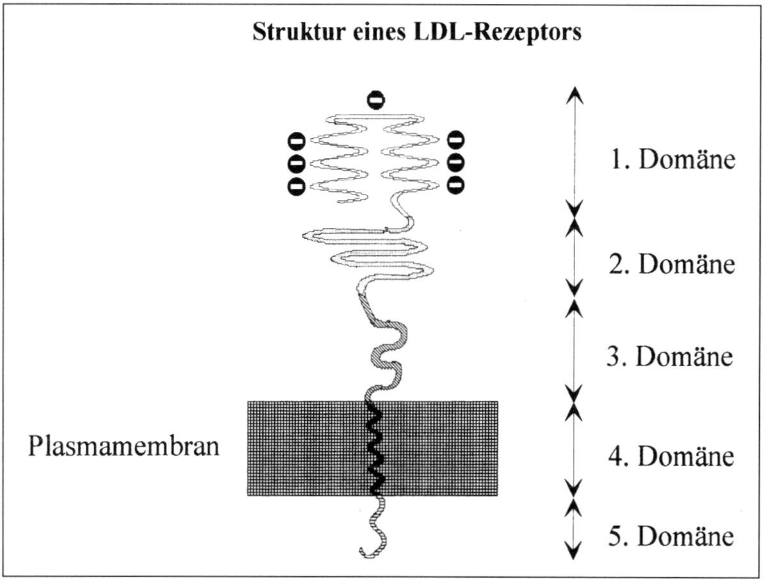


**Abb. 13**

genau festgelegter Ordnung an der ersten Bindungstelle (1. Domäne) ihren Platz haben. Die zweite und dritte Domäne sorgen für eine »aufrechte Haltung« des Rezeptors in der Membran. Die vierte Domäne dient in der Zellmembran als »Befestigungsanlage«, die durch die fünfte Domäne innerhalb des Zellkörpers verstärkt und stabilisiert wird.
Die Aufnahme der LDL erfolgt in mehreren Phasen, die sich anhand eines praktischen Beispiels aus dem Alltag, dem Einchecken in ein Hotel, am einprägsamsten erklären lassen.
Im ersten Schritt docken die LDL an den LDL-Rezeptor der Zielzelle an. Das Andocken leitet dann die Aufnahme der LDL-Partikel ein, die in Fachkreisen als *Endozytose* bezeichnet wird. Im Rahmen der Aufnahme bilden sich kleine »Kügelchen«, die »Cholesterintransporter« samt der LDL-Rezeptoren enthalten, und in den Zellkörper einwandern. Dort verschmelzen sie dann mit kleinen Vesikeln (»Bläschen«). Diese »Bläschen« enthalten verschiedene Enzyme, welche die LDL-Proteinkomponente in ihre Bestandteile zerlegen, die Cholesterinester spalten und Fettsäuren freisetzen. Diese werden in der Zelle genutzt, ebenfalls zerlegt oder gespeichert (Abb. 14).
Im übertragenen Sinne spielt sich ein ähnlicher Vorgang ab, wenn sich ein Tourist (LDL) in ein Hotel (Zielzelle) einquartiert. Der Gast wird zunächst an der Rezeption (coated pits) des Hotels von einer Empfangsdame (LDL-Rezeptor) begrüßt. Nach der Abwicklung der Anmeldeformalitäten zieht der Gast in

das Hotel ein (Endozytose). Er besteigt in Begleitung der Empfangsdame (LDL-Rezeptor) einen Aufzug (»Bläschen«), um dort von mitfahrenden Hotelangestellten (Enzyme) »ausgeraubt« und »beseitigt« zu werden. Die Empfangsdame (LDL-Rezeptor) kehrt meist unversehrt an ihren Platz (coated pits) zurück.

Freies Cholesterin verläßt nun das »Bläschen«, um in »Zwischendepots« (Endoplasmatisches Retikulum) beispielsweise für den Membranaufbau (Membransynthese) zur Verfügung zu stehen. Der Anstieg des freien Cholesterins in der Zelle setzt nun regulatorische Mechanismen in Gang, welche die Neuproduktion von Cholesterin in der Zelle senken, die Speicherung von Cholesterin als Ester in der Zelle vorantreiben und die Anzahl der Rezeptoren auf der Zelloberfläche begrenzen.

Einem vergleichbaren Verwendungszweck würde das Diebesgut zugeführt. Ihr Geld (Cholesterin) und ihre persönlichen Sachen (LDL-Proteine und LDL-Fettsäuren) werden nun vom Hotelpersonal zur Erhaltung des Hotels genutzt oder gelagert. Solange das Diebesgut sowohl für die Instandhaltung des Hotels als auch für das Überleben der Bediensteten ausreicht, müssen die Hotelangestellten kein eigenes Geld (Cholesterinneusynthese) beitragen. Entsprechend braucht das Hotel auch keine Empfangsdamen (LDL-Rezeptoren) mehr, egal wieviele potentielle Opfer (LDL) noch vor der Tür stehen. Das Personal ist zufrieden und versorgt.

Wenn alle Hotels (Zellen) nach dieser »Betriebspolitik« geführt werden, wird verständlich, daß die Empfangsdamen (LDL-Rezeptoren) **die** maßgeblichen Instanzen für die Hotelbelegung (Cholesterinversorgung) und für den Andrang (Blutcholesterinwerte) vor dem Hotel (Zelle) sind. Bleibt die Empfangsdame (LDL-Rezeptor) ihrem Arbeitsplatz fern, führt dies zu einem folgenschweren Massenandrang (hohe Blutcholesterinwerte).

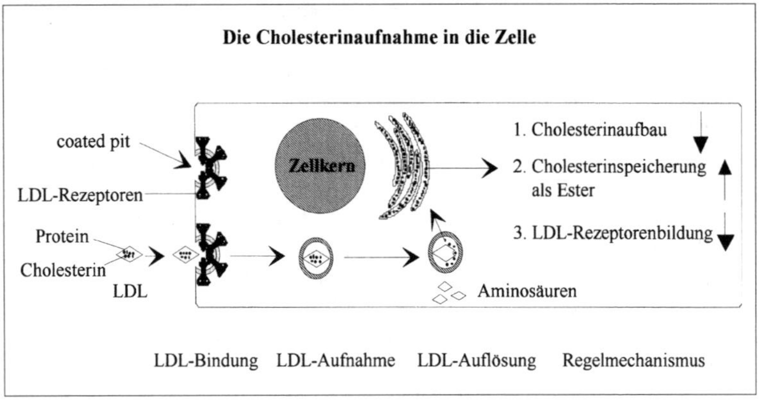


**Abb. 14**

Diese Regulationsfunktionen des freien Cholesterins sind nur möglich, weil es die Aktivität von Enzymen einschränken bzw. ankurbeln kann. Die Grundbausteine des Cholesterins und eines jeden Fettes sind $C_2$-Körper (Verbindungen aus zwei Kohlenstoffatomen), die aus verschiedenen Stoffwechselwegen stammen können. Diese $C_2$-Körper werden zu einer komplex aufgebauten Substanz zusammengefügt, die als **H**ydroxy-**M**ethyl-**G**lutarsäure, abgekürzt HMG, bezeichnet wird. Der folgende Syntheseschritt, die Herstellung einer M-Säure (Mevalonsäure-Säure) aus HMG, ist die wichtigste biochemische Teilreaktion des körpereigenen Cholesterinaufbaus. Sie wird von einem Enzym (HMG-Reduktase; in der Abbildung HMG-Enzym genannt) gesteuert. Dieses HMG-Enzym »fühlt« sich von hohen Cholesterinkonzentrationen »beleidigt« und tritt gegebenenfalls in den »Streik«. Insoweit ist das HMG-Enzym einer der maßgeblichen »Thermostaten« der zelleigenen Cholesterinproduktion.
Freies Cholesterin beeinflußt die Aktivität eines anderen Enzyms **A**cyl-Co A-**C**holesterol-**A**cyl-**T**ransferase (ACAT), welches die Veresterung des freien Cholesterins (Verknüpfung des Cholesterins mit einer Fettsäure) bewerkstelligt, und somit seine Speicherung in der Zelle als Ester ermöglicht. Hier reagiert das ACAT auf freies Cholesterin nicht als »beleidigte Leberwurst«, sondern im Gegenteil, es »motiviert« das Enzym zu vermehrter Aktivität. Das heißt, daß alleine freies Cholesterin gleich welcher Herkunft seine eigene Speicherung organisiert und voranbringt.
Ferner greift freies Cholesterin über einen Rückkopplungsmechanismus in die Bildungsprozesse von LDL-Rezeptoren ein und bestimmt deren Anzahl auf der Zelloberfläche. Wenn die Cholesterinkonzentration in der Zelle hoch genug ist, wird die Anzahl der Rezeptoren reduziert oder ihr Aufbau gar blockiert, gleichgültig wieviel LDL-Cholesterin sich im Blut befindet. Damit begrenzt die Zelle den Einstrom von LDL, ein Überfrachten der Zelle mit Cholesterin wird vermieden. Freies Cholesterin steht also im Zentrum des gesamten Cholesterinhaushalts der Zelle, »überschüssige« Cholesterinmengen verbleiben im Blut, was als hoher LDL-Spiegel im Blut meßbar wird (Abb. 15).
Cholesterin- und Fetteinlagerungen in Arterienwänden (die Grundlage für die Bildung eines arteriosklerotischen Plaques) gehen auf Mechanismen zurück, an denen LDL-Lipoproteine maßgeblich beteiligt sind. Sie lassen sich folgendermaßen zusammenfassen:
Die LDL-Lipoproteine wandern sowohl in gesunde als auch in lädierte Bereiche der Arterienwände in Konzentrationen ein, welche sich nach den aktuellen LDL-Spiegeln im Blut richten. Diese LDL-Mengen werden über den erwähnten rezeptorabhängigen Mechanismus sowohl von den Zellen der Arterienwand als auch von *Makrophagen* (Freßzellen; ihr Name leitet sich vom Griechischen phagein = fressen ab) aufgenommen, abgebaut und verwertet. Makrophagen halten sich dort entweder aufgrund ihrer Funktion als »Räumkommando« von Zelltrümmern oder infolge von Verletzungen in der Arterienwand auf.

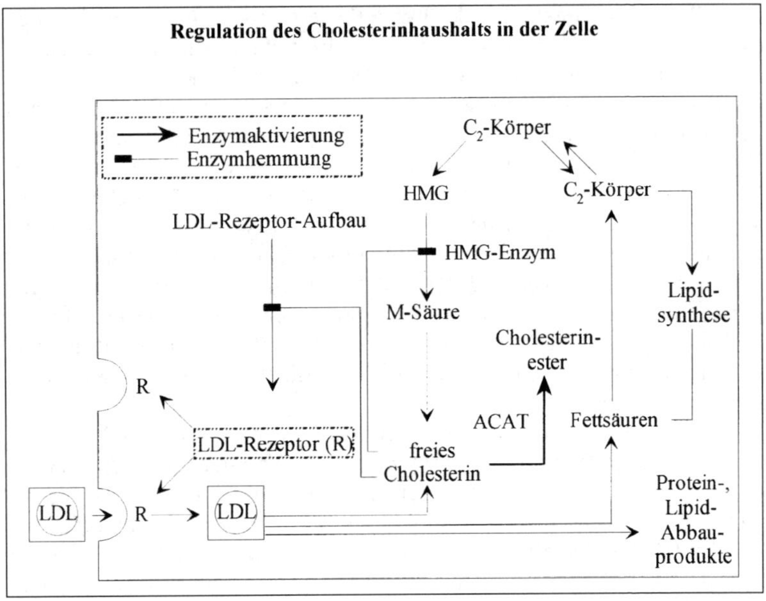


**Abb. 15**

Einzelne Befunde sprechen dafür, daß LDL-Lipoproteine im Bereich der Intima (hauptsächlich Subendothel) in ihrem Aufbau verändert werden können. Diese »Strukturkorrekturen« am LDL sind in den letzten Jahren immer mehr in den Mittelpunkt der KHK-Forschung getreten. Sie sollen ein ganz entscheidender Schritt im gesamten Arterioskleroseprozeß sein. Nach heutiger Ansicht wird diese »Neugestaltung« der LDL von bestimmten Substanzen angeregt, die von Endothelzellen, Muskelzellen und von Makrophagen (Freßzellen) freigesetzt werden können. Die KHK-Forscher vermuten, daß es sich bei diesen Stoffen unter anderem um freie Radikale handelt (das Wesen, die Wirkung und ihre Bedeutung bei der Entstehung und beim Wachstum von Gefäßwandstellen werden später noch ausführlich besprochen).
**Makrophagen** »schlucken« strukturabgewandelte LDL-Lipoproteine besonders rasch, woraufhin ihre Ausreifung zu Schaumzellen gefördert wird. Das heißt, diese Freßzellen schaffen sich ihre eigenen »Opfer«. Die Effekte der »untypischen« LDL und der Ausscheidungsprodukte von »fetten« Makrophagen beeinträchtigen die Funktion und/oder gefährden den »ordnungsgemäßen« Zustand der Endothelzellschicht. In diesem Stadium ist das Wachstum von Gefäßwandengstellen aber noch aufzuhalten.

Erfolgt keine Rückbildung der frühzeitigen krankhaften »Neuordnung« des Arterienwandaufbaus, setzen sehr komplizierte ineinandergreifende Prozesse ein, die mit zunehmender Fortdauer zur Entwicklung von sog. *fibrösen Plaques* (nicht rückbildungsfähige Veränderungen der Arterienwand, die sich über Schaumzellherden bilden) führen. Sie sind als kleine Vorwölbungen der Intima in die Gefäßlichtung zu erkennen. Ihre Bildung wird durch die Produktion unverhältnismäßig großer Mengen an Eiweiß-Zuckerprodukten und Eiweißstoffen von Muskelzellen unterstützt. In der Folge verdickt und verhärtet sich die Intima und schließlich die gesamte Gefäßwand. Die Endothelzellschicht ist aber noch intakt.

Kommt es in Bereichen über fibrösen Plaques zu Verletzungen der Endothelzellschicht von Arterien (z. B durch hohe LDL-Spiegel, Ausscheidungsprodukte von Schaumzellen), ruft dies **Thrombozyten** (Blutplättchen) auf den Plan, die so oder so aufgrund der hohen LDL-Werte im Blut in erhöhter »Alarmbereitschaft« sind. Es handelt sich hierbei um Zellen, die als »Sanitäter« ständig im Blutkreislauf kursieren, damit sie im Falle von undichten blutenden Stellen in der Arterienwand sofort zur Stelle sind, um kleine Wunden zu versorgen. Dies sieht im allgemeinen so aus, daß sie sich zu einem »Korken« zusammenballen (aggregieren), welcher in kleinste Löcher der Arterienwand eingepaßt werden kann, und diese versiegelt. Thrombozyten haben aber auch die unangenehme Eigenschaft während ihres »Sanitätsdienstes« zu »schwitzen«, d. h. Signalstoffe freizusetzen, welche die zügellose Vermehrung *(Proliferation)* der Muskelzellen in der Arterienwand anregen. Die unkontrollierte Vermehrung der Muskelzellen ist u. a. deshalb möglich, weil sich die Signalstoffe der Thrombozyten auch in den Cholesterinhaushalt der Muskelzellen einmischen, indem sie die Ausbildung von LDL-Rezeptoren an Muskelzellen stimulieren. Insoweit können LDL also selbst zur Wucherung von Muskelzellen der Arterienwand beitragen. Diese Muskelzellen können dann in tiefere Bereiche der Arterienwand einwandern. Sie nehmen weiterhin LDL auf und entwickeln sich ebenfalls zu Schaumzellen.

▷ Am Ende dieser Prozesse stehen sog. komplizierte *Läsionen* (Schädigungen) der Gefäßwand, die nach entsprechendem Wachstum als ausgewachsene arteriosklerotische Plaques den Blutfluß massiv behindern (Abb. 16).

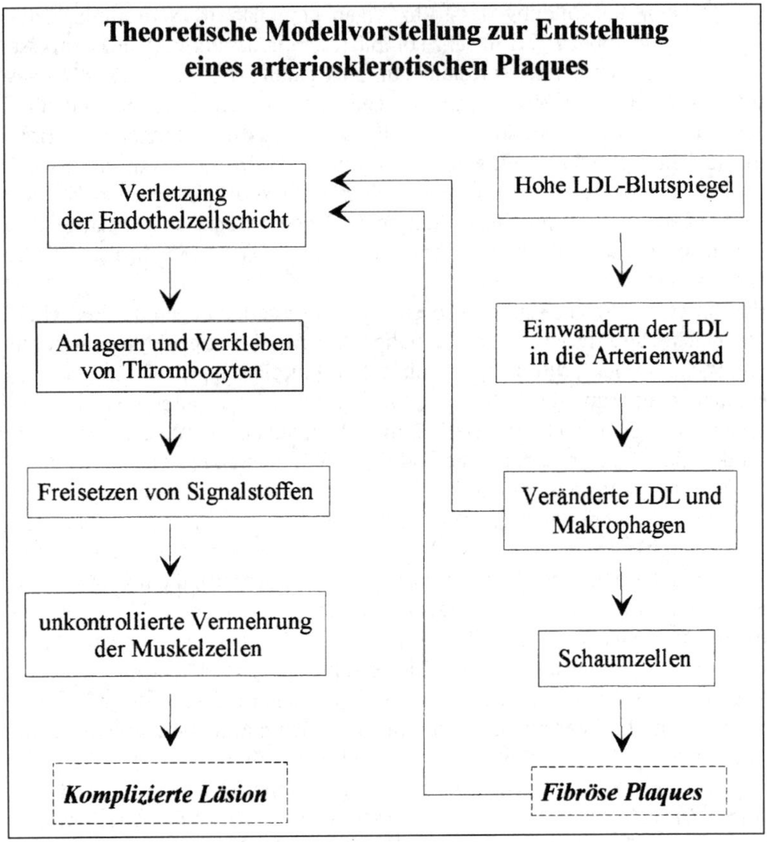
Theoretische Modellvorstellung zur Entstehung eines arteriosklerotischen Plaques
Verletzung der Endothelzellschicht
Anlagern und Verkleben von Thrombozyten
Freisetzen von Signalstoffen
unkontrollierte Vermehrung der Muskelzellen
Komplizierte Läsion
Hohe LDL-Blutspiegel
Einwandern der LDL in die Arterienwand
Veränderte LDL und Makrophagen
Schaumzellen
Fibröse Plaques

**Abb. 16**

Studien zum Abbau von LDL führten zum besseren Verständnis arteriosklerotischer Prozesse in der Gefäßwand. In bestimmten Bereichen der Zellmembranen befinden sich Empfangsorgane (LDL-Rezeptoren), welche die Aufnahme von LDL in die Zelle vermitteln. Die Ausbildung und Anzahl dieser Rezeptoren auf der Membranoberfläche ist streng reguliert. Sie ist Mechanismen unterworfen, die direkt von der zellulären Konzentration des freien Cholesterins abhängen. Sie entscheidet auch über die zelleigene Cholesterinproduktion und die Cholesterinspeicherung als Ester. Somit ist freies Cholesterin quasi der »Herr« über den gesamten Cholesterinhaushalt einer Zelle. Ist ihr »Cholesterinhunger« gestillt, werden keine LDL-Rezeptoren mehr auf der Membranoberfläche »stationiert« und der LDL-Einstrom abgeschnitten, unabhängig davon, welche LDL-Konzentrationen im Blut vorliegen, d. h. überschüssiges LDL sammelt sich im Blut an (⇒ hoher LDL-Spiegel).
Hohe LDL-Konzentrationen können nun direkt oder indirekt die Arterienwand schädigen. Sie wandern in die Gefäßwand ein und werden im subendothelialen Bereich in ihrem Aufbau verändert. Die veränderten LDL werden von Makrophagen aufgenommen, die sich daraufhin zu Schaumzellen verwandeln und letztendlich die Bildung von fibrösen Plaques hervorrufen. Kommt es zu Verletzungen der Endothelzellschicht über fibrösen Plaques (undichte Stellen der Arterienwand) werden Thrombozyten »alarmiert«, welche die »Lecks« abdichten sollen. Dabei setzen sie Stoffe frei, die den Fortgang arteriosklerotischer Prozesse an der Arterienwand beschleunigen. An deren Ende stehen im weit fortgeschrittenen Stadium sog. komplizierte Läsionen, die späterhin als arteriosklerotischer Plaque den Blutfluß stören und nicht rückbildungsfähig sind.

### 4.1.7 Anti-atherogene Effekte der HDL-Lipoproteine

Die anti-atherogene Wirkung des HDL ist schon seit mehreren Jahrzehnten bekannt; allerdings war dessen Bedeutung gegenüber dem LDL zurückgetreten. Das hat sich in den letzten Jahren grundlegend geändert. Es gibt Meinungen, nach denen sein Wert mindestens ebensogroß sei wie der des LDL. Dieser Ansatz wird inzwischen von Ergebnissen wissenschaftlicher Studien gestützt, die mit einer Erhöhung der HDL-Spiegel im Blut eine Reduzierung des KHK-Risikos beobachteten. Ein weiteres Argument für die Funktion des HDL als KHK-Schutzfaktor ist die überdurchschnittliche Lebenserwartung von Personen, die durch Vererbung schon von Kindesbeinen an über hohe HDL-Spiegel verfügen. Dennoch ist niemand heute imstande den genauen Mechanismus der anti-atherogenen Wirkung von HDL vollständig zu erklären. Die KHK-Forscher diskutieren gegenwärtig zwei Hypothesen, nach welchen HDL einen günstigen Einfluß auf die KHK ausübt:

❶ Zum einen wird angenommen, daß die Hauptfunktion der HDL darin besteht, *Cholesterin* aus Nicht-Leber-Zellen (also auch aus Zellen der Arterienwand) *zu mobilisieren* und *zur Leber zu transportieren.* Dort soll die »Cholesterinfracht« u. a. für ihre Ausscheidung in Form von Gallensäuren »vorbereitet« werden. Nach den bisher vorliegenden Informationen dürfte dieser zielgerichtete Cholesterintransport mit HDL zur Leber die einzig bekannte Möglichkeit des Körpers sein, Cholesterin auszuscheiden. Der menschliche Organismus ist nämlich nicht in der Lage, das chemische »Gerüst« des Cholesterin zu »knacken« und selbst abzubauen.
Grundvoraussetzung für den Rücktransport von Cholesterin durch HDL zur Leber ist dessen Gehalt an Apolipoprotein $A_1$. Über diesen Eiweißanteil kann HDL ein von der Leber freigesetztes Enzym aus dem Blutstrom binden, das sich LCAT nennt. Dieses versteht es, Cholesterin aus Nicht-Leberzellen mit HDL-eigenen Phospholipiden zu verknüpfen und Cholesterinester zu bilden. Die Folge davon ist, daß HDL auf seiner »Tour« durch den Blutkreislauf Cholesterinester anreichert. Der »beladene« HDL-Partikel wird über einen ausgefeilten Rezeptor-Mechanismus von Leberzellen aufgenommen. Die im HDL enthaltenen Cholesterinester werden in der Leber zum Großteil in Gallensäuren umgewandelt oder als Gallen-Cholesterin mit der Gallenflüssigkeit in den Darm ausgeschieden. Gallen-Cholesterin sorgt dafür, daß sich die Gallensäuren in der Gallenflüssigkeit »frei bewegen« können (Abb. 11).
HDLs transportieren aber nicht nur das in den Geweben abgelagerte Cholesterin und treiben dessen Ausscheidung voran, sondern behindern auch den Zugang von LDL zu den Arterienwandzellen. Auch hierbei sollen die verschiedenen Apoproteine der HDL als steuernde Elemente beteiligt sein. Diese theoretischen Überlegungen der KHK-Forschung schreiben dem HDL somit eine aktive Rolle zu, indem hohe HDL-Spiegel einen wirksamen

Rückzug des überschüssigen Cholesterins aus den Körperzellen (Nicht-Leber-Zellen) darstellen und auf diese Weise den Beitrag des Lipids zur Entstehung arteriosklerotischer Plaques begrenzen würden.

❷ Nach einer zweiten Hypothese liegen die Hauptaufgaben der HDL in der Beteiligung am *Abbau triglyceridreicher Lipoproteine* (Chylomikronen und VLDL). Nach dem Essen steigt die Konzentration triglyceridreicher Lipoproteine immer an. Das ist vollkommen normal. Im Blutkreislauf entfernt das Enzym Lipoproteinlipase Triglyceride aus Chylomikronen und den VLDL und wandelt sie in kleinere Lipoproteinpartikel um. Die »Zwischen-Lipoproteinklasse« (IDL) soll – wie schon betont – ein besonders »emsiger« Schrittmacher von atherogenen Prozessen sein. Sie wird auf einem nur unvollständig enträtselten Weg rasch aus dem Kreislauf entfernt. Sehr wahrscheinlich sind die HDL am Abbauprozeß dieser »Zwischen-Lipoproteine« beteiligt. Darauf deuten Forschungsergebnisse hin, die das Ausmaß der Erhöhung der Blutfette nach dem Essen (postprandialen) mit morgens vor der Nahrungsaufnahme (nüchtern) analysierten HDL-Spiegeln in Zusammenhang bringen. Es wird davon ausgegangen, daß niedrige HDL-Spiegel die »Lebenserwartung« der »Zwischen-Lipoproteine« verlängern und sich damit die Bedingungen für atherogene Prozesse an Gefäßwänden verbessern könnten. Nach dieser Theorie werden hohe Konzentrationen des HDL lediglich als Hinweis auf eine wirksame Beseitigung von Nachfolgeprodukten (»Zwischen-Lipoproteine«) triglyceridreicher Lipoproteine aus dem Blut betrachtet und sind somit nur Ausdruck einer bestimmten Situation im Lipoproteinstoffwechsel.
Nach Meinung der KHK-Forscher muß die Richtigkeit beider Hypothesen durch weitere Forschungen überprüft werden. Denn bis heute ist es nicht gelungen, den klinischen Nachweis zu führen, der eindeutig einen Bezug zwischen der Ursache der arteriosklerotischen Veränderungen an der Gefäßwand und dem HDL-Anteil herstellt. Deshalb ist es ***noch*** zulässig anzunehmen, daß hohe HDL-Spiegel nicht auf jeden Fall Schutzfaktoren vor arteriosklerotischen Vorgängen sein müssen, sondern es ist auch denkbar – wenn auch ziemlich unwahrscheinlich –, daß sie keinen Einfluß auf arteriosklerotische Vorgänge haben oder sogar als Anhaltspunkt für fortschreitende Gefäßwandveränderungen dienen können. So kann beispielsweise mit einer gesteigerten Cholesterinzufuhr über die Nahrung gleichzeitig eine gering erhöhte Konzentration der HDL-Lipoproteine im Blut verbunden sein. Allerdings bezweifeln nur noch wenige die anti-atherogenen HDL-Funktionen.
Die Frage nach den **Einflußfaktoren auf den HDL-Spiegel im Blut** ist trotz wachsendem wissenschaftlichen Interesse in ihren Einzelheiten ebenfalls noch nicht endgültig entschieden. An dieser Stelle werden die wichtigsten vorgestellt.

## Lebensalter Geschlecht

Es ist bekannt, daß die Beziehungen zwischen VLDL und LDL auf der einen Seite und den HDL andererseits scheinbar schon in der Kindheit auftreten. Darüber hinaus wird ein Anstieg des HDL von der Geburt bis zum Schulalter festgestellt. Knaben haben höhere HDL-Spiegel als Mädchen. Im Erwachsenenalter bleiben die HDL-Konzentrationen im Blut relativ konstant, wobei Frauen im allgemeinen über höhere HDL-Spiegel verfügen als das »starke« Geschlecht. Nach der Pubertät tritt bei Männern (zumindest in Gesellschaften mit hoher KHK-Rate) eine Abnahme der HDL um 15–20% ein. Diese Abnahme leitet zum großen Teil den Unterschied der HDL-Konzentrationen ein, der zwischen den Geschlechtern bei Erwachsenen beobachtet wird.

## Körperliche Bewegung

Regelmäßige körperliche Bewegung (Arbeit, sportliche Aktivität) lassen HDL-Konzentrationen im Blut anwachsen und führen gleichzeitig zur Erniedrigung der LDL und der VLDL. Es kann nach heutigem Kenntnisstand kaum noch bezweifelt werden, daß mit einer Zunahme der körperlichen Aktivität eine Gewichtsreduktion verbunden ist (Voraussetzung: die Ernährungsgewohnheiten werden nicht radikal geändert) und diese wesentlich zur positiven Änderung (Erhöhung) der HDL im Blut beitragen kann. Auch die Art und die Dauer der körperlichen Bewegung scheinen eine gewisse Bedeutung zu haben.

- ▶ Ausdauersportarten, wie z. B. Laufen und Schwimmen sind für die Vergrößerung des HDL-Lipoproteinanteils im Blut effektvoller als kraftaufwendige Sportarten (z. B. Sprint, Body-Building).

## Alkoholkonsum

Von besonderem Interesse ist die Beobachtung, daß der mäßige Konsum von Alkohol meist von einer Zunahme der HDL-Lipoproteine im Blut begleitet ist, Abstinenz meist von einer Abnahme. Nach derzeitiger Auffassung könnte Alkohol die HDL-Synthese voran treiben. Es gilt aber zu bedenken, daß die Vorteile eines Anstiegs der HDL-Fraktion fraglos von den schädlichen Auswirkungen des Alkoholkonsums (z. B. Suchtproblematik) bei weitem übertroffen werden.

- ▶ Deshalb ist es KHK-gefährdeten Menschen eher zu raten, Alkohol trotz seiner möglichen herzschützenden (kardioprotektiven) Wirkung zu meiden.

## Nikotin

Über den möglichen Wirkungsmechanismus des Nikotins auf die HDL-Fraktion herrscht noch Unsicherheit. Möglicherweise könnte in diesem Zusammenhang die Bildung freier Radikale eine Bedeutung haben. Jedenfalls ist nach heutigem Kenntnisstand anzunehmen, daß mit wachsendem Tabakkonsum dosisabhängig eine Abnahme der HDL verknüpft ist. Denn kurze Zeit (ungefähr zwei bis vier Wochen) nach dem Rauchverzicht können, abhängig vom Lebensstil, die HDL-Konzentrationen wieder auf das Niveau von Nichtrauchern ansteigen.

## Ernährung

Ein weiterer wichtiger Einflußfaktor auf die Konzentrationen der HDL im Blut ist die Ernährung. Eine Kost, die reich an einfach ungesättigten und mehrfach ungesättigten Fettsäuren ist, bewirkt hauptsächlich über einen Rückgang der atherogenen LDL eine Senkung des Gesamtcholesterinspiegels. Die genaue Wirkung auf die HDL-Fraktion ist noch ungeklärt. Die kurzzeitige Zufuhr von mehrfach ungesättigten Fettsäuren läßt den HDL-Spiegel entweder sehr wenig verändern oder eher absinken, während im Langzeitversuch, wenn auch nicht bei jeder Person, mehrfach ungesättigte Fettsäuren zu einer Erhöhung der HDL zu führen scheinen. Die Ergebnisse bisheriger Untersuchungen lassen auf jeden Fall keine eindeutigen Schlüsse zu.

**Die anti-atherogene Wirkung des HDL ist schon lange bekannt. Trotzdem steht der klinische Nachweis für seine Funktion als KHK-Schutzfaktor noch aus. Die KHK-Forscher diskutieren derzeit zwei Hypothesen, nach welchen HDL arteriosklerotische Veränderungen der Gefäßwände verhindert.**
**Einmal soll seine Hauptfunktion in der Mobilisierung von Cholesterin aus Nicht-Leber-Zellen bestehen, um es zur Leber zu transportieren und dort für seine Ausscheidung zu sorgen oder durch die Besetzung von LDL-Rezeptoren den Zugang von LDL zur Zelle zu verwehren. Zum anderen ist es am Abbau hoch atherogener »Zwischen-Lipoproteine«, Nachfolgeprodukte von Chylomikronen und VLDL, beteiligt. Als wichtige Einflußfaktoren auf den HDL-Spiegel im Blut sind neben Erbfaktoren das Geschlecht und vor allem die persönliche Lebensweise (Sport, Rauchen, Alkoholkonsum, Ernährung) erkannt worden.**

### 4.1.8 HDL und LDL als »Meßinstrumente« des KHK-Risikos

Es gibt inzwischen eine Reihe von Studien zum Zusammenhang von Cholesterin und KHK (Multiple Risk Factor Intervention Trial (MRFIT), Coronary Primary Prevention Trial, Helsinki-Heart-Studie, Göteborg-Studie, PROCAM-Studie).

▷ Diese zeigten eindeutig, daß in Bezug auf die Entstehung der Gefäßkrankheit nicht nur der *Gesamtcholesteringehalt* des Bluts bedeutsam ist, sondern auch seine *Transportform im Blutkreislauf.*

Nach gegenwärtigem Wissensstand sind HDL und LDL in Erfüllung ihrer gegensätzlichen Aufgaben zwei der Hauptakteure im Arterioskleroseschehen. Ferner scheint der HDL-Anteil über seine Beteiligung am Abbau triglyceridreicher Lipoproteine eng mit dem Triglyceridgehalt im Blut verknüpft zu sein. Sie würde die umgekehrte Beziehung zwischen dem Triglyceridgehalt und HDL-Konzentrationen im Blut erklären. Obwohl die Gründe dieser Beziehung noch nicht vollständig ergründet sind, wird auch diesem Aspekt Rechnung getragen.

▷ Heute wird eine Aussage über das KHK-Risiko auf der Basis von Blutfetten nicht mehr nur aufgrund des Gesamtcholesterinwertes formuliert, sondern aufgrund der Analyse von HDL-, LDL- und der Triglyceridwerte. Ihre Blutkonzentrationen sollten bestimmte Grenzwerte nicht überschreiten bzw. unterschreiten.

Hierzu sei aber erwähnt, daß abhängig von den jeweiligen Forschergruppen verschiedene Angaben zu diesen Schwellenwerten gemacht werden. Dies ist auch kein Wunder, da ein eindeutiger Grenzwert für ein erhöhtes KHK-Risiko nicht festzulegen ist Deshalb sind analysierte Lipoproteinkonzentrationen im Blut keineswegs als feststehende Größen zu verstehen. Ihre Interpretation zur Gesamtbeurteilung des KHK-Risikos sollte nur als Anhaltspunkt zur Festlegung von Therapierichtlinien dienen. Vielmehr sind Cholesterinerhöhungen im Rahmen des Gesamtrisikos des Patienten unter Berücksichtigung der übrigen Risikofaktoren zu bewerten. Nicht zuletzt ist es doch die Person mit ihren individuell verschiedenen Risikofaktoren, die medizinisch betreut werden soll, nicht allein die Hyperlipidämie.

> In den meisten Fällen kann davon ausgegangen werden, daß bei einem Gesamtcholesterinwert **unter 200 mg/100 ml Blut** kein hohes KHK-Risiko vorliegt, es sei denn im engeren Familienkreis ist eine KHK bei Männern bereits vor dem 6. Lebensjahrzehnt, bei Frauen vor dem 70. Lebensjahr aufgetreten (→ *positive Familienanamnese*).

Ist dies der Fall, muß nach weiteren Risikofaktoren »gefahndet« werden. Des weiteren scheint eine genaue Bestimmung der HDL- und LDL-Lipoproteinkonzentrationen im Blut zweckmäßig. Der Sinn dieser Maßnahme gründet sich auf Erfahrungen verschiedener Forschergruppen, die KHK-Todesfälle den zuvor gemessenen LDL- und HDL-Blutwerten gegenüberstellten. Sie fanden heraus, daß je höher die LDL-Spiegel und je niedriger die HDL-Werte im Blut waren, desto häufiger verstarben die Personen. In der Folge wurde ein sog. »atherogener Index« gebildet, der eigentlich nur das Verhältnis der LDL zu HDL wiedergibt und als Quotient ausgedrückt wird. Er gründet sich auf der Überlegung, daß LDL für den Eintrag und die Ansammlung von Cholesterin in der Gefäßwand verantwortlich ist und die HDL gerade diesen Vorgängen entgegen wirken. Basierend auf der klinischen Erfahrung wurde der grenzwertige Betrag dieses Quotienten auf fünf festgelegt. Die Beurteilung des atherogenen Indexbetrags muß allerdings unter Berücksichtigung der analysierten Triglyceridwerte erfolgen, um andere Erkrankungen des Fettstoffwechsels auszuschließen. Daß diese Vorgehensweise durchaus ein geeignetes Verfahren zur Abschätzung des KHK-Risikos sein kann, zeigt die folgende Graphik.

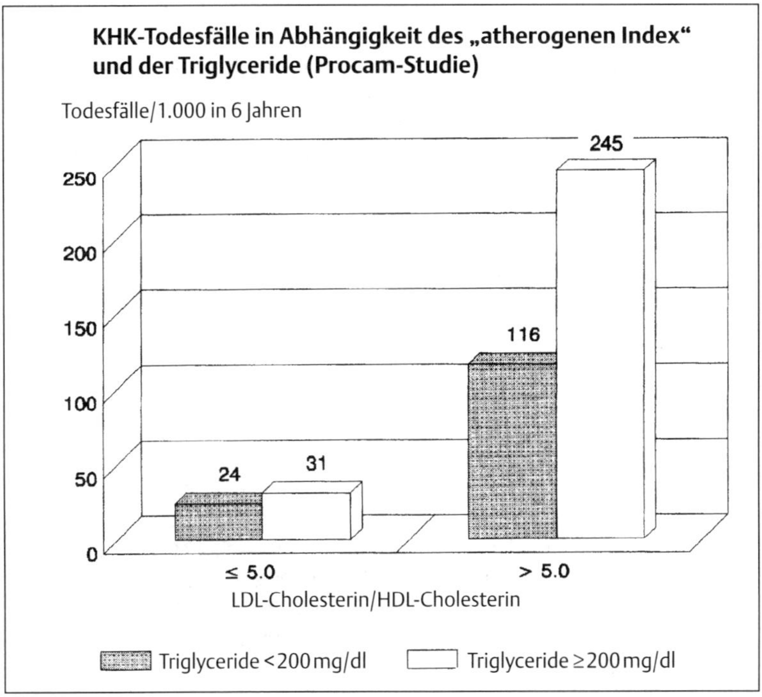


**Abb. 17**

▶ Eine geringe Erhöhung des **Gesamtcholesterins** auf **200–250 mg** pro 100 ml Blut sollte immer ein Anlaß zur Bestimmung des atherogenen Index und der Triglyceride sein. Erst danach ist eine genauere Bewertung des

KHK-Risikos möglich. Bei positiver Familienanamnese für eine KHK oder wenn weitere KHK-Risikofaktoren vorliegen, ist eine Therapie zur Senkung der Cholesterinwerte angebracht. Natürlich muß auch eine Beseitigung der Risikofaktoren im Vordergrund stehen.

- Gesamt-Cholesterinkonzentrationen **über 250 mg**/100 ml Blut deuten eindeutig auf ein *erhöhtes KHK-Risiko* hin. In diesem Fall ist eine Analyse des atherogen Index sowie der Triglyceridspiegel im Blut unbedingt notwendig. Allerdings muß insbesondere bei Frauen berücksichtigt werden, daß auch ein sehr hohes, günstiges HDL-Cholesterin die Gesamt-Cholesterinspiegel in die Höhe treiben kann. So zeigt z. B. die Framingham-Studie, daß eine Person mit einem Cholesterinspiegel von 330 mg/dl Blut (HDL-Cholesterin 85 mg/dl; VLDL-Cholesterin 25 mg/dl, LDL-Cholesterin 220 mg/dl) ein geringeres KHK-Risiko trägt als eine Person mit einem LDL-Cholesterinwert von 120 mg/dl und HDL-Cholesterinspiegel von etwa 50 mg/dl. Umgekehrt kann auch bei einem normalen LDL-Wert von 120 mg/dl und einem gleichzeitig niedrigen HDL-Cholesterin (25 mg/dl) trotz eines Gesamtcholesterins von 150 oder 160 mg/dl ein deutlich erhöhtes KHK-Risiko bestehen. Der HDL-Wert sollte daher möglichst hoch sein und bei Frauen über 45 mg/dl liegen bzw. bei Männern die 35 mg/dl-Grenze überschreiten. Dies unterstreicht den Stellenwert der Einzelbestimmung von verschiedenen Lipoproteinen zur Erfassung des KHK-Risikos.

Diese Erkenntnisse der KHK-Forscher zur Rolle des Cholesterins waren zwar wichtige Bausteine im Verständnis der Plaquebildung, sie ließen aber dennoch einige Fragen offen. Für deren Beantwortung waren weiterführende Studien notwendig, die anfangs der 1980er Jahre zur näheren Charakterisierung der Rolle von Makrophagen im Verlauf des Wachtumsprozesses von arteriosklerotischen Plaques führte.

**In einer Reihe bekannter Studien ist bestätigt worden, daß zur Beurteilung des KHK-Risikos auf der Basis der Blutfette der Gesamtcholesteringehalt nicht ausreichend ist. Ein wesentlich aussagefähigeres Hilfsmittel ist die Analyse aller Lipoproteine, wobei die Kenntnis der LDL und HDL von besonderem Interesse ist. Aufgrund ihrer gegensätzlichen Wirkungen ist die Bildung eines Quotienten (LDL/HDL), eines sog. »atherogene Index«, sinnvoll, der mit Triglyceridkonzentrationen in Beziehung gesetzt wird. Nach jüngsten Forschungsergebnissen ist die Anwendung dieser Methode erfolgversprechend.**
**Für die Formulierung einer Aussage zum KHK-Risiko ist auch die Kenntnis persönlicher Risikofaktoren (z. B KHK-Häufigkeit in der näheren Verwandschaft) wertvoll. Sie können wertvolle Informationen über den Gefährdungsgrad durch die KHK liefern und Hinweise auf das therapeutische Vorgehen zur Reduktion des KHK-Risikos geben.**

| Tab. 2<br>Zielwerte für Lipoproteinkonzentrationen in Abhängigkeit von anderen KHK-Risikofaktoren | | |
|---|---|---|
| **Gesamtrisiko** | **Zielwerte in mg/dl für** | |
| | **gesamtes Cholesterin** | **LDL-Cholesterin** |
| *gering erhöhtes Risiko* | | |
| Gesamt-Cholesterin zwischen 200–300 mg/100 ml<br>**und** Quotientwert für das Verhältnis von Gesamtcholesterin zu HDL 4,5 – 5<br>**und** keine weiteren Risikofaktoren | **195–230** | 155–175 |
| *mäßig erhöhtes Risiko* | | |
| Gesamt-Cholesterin vor Therapie zwischen 200–300 mg/100 ml<br>**und** ein zusätzlicher Risikofaktor<br>**oder** HDL-Cholesterin < 39 mg/100 ml | **195** | 135–155 |
| *stark erhöhtes Risiko* | | |
| z. B. bestehende KHK<br>**oder** eine vererbte Hypercholesterinämie<br>**oder** Gesamtcholesterin > 300 mg/100 ml<br>**oder** Gesamtcholesterin 200–300 mg/100 ml und zwei weitere Risikofaktoren oder ein schwerwiegender weiterer Risikofaktor | **175–195** | 115–135 |

* Für Triglyceride gilt als Zielwert < 200 mg/100 ml

### 4.1.9 Makrophagen – die Wölfe im Schafspelz beim Plaquewachstum

Makrophagen zählen zur Familie der Phagozyten (*griech. phagein* = fressen). Es sind große Freßzellen, die als Wachmannschaft im Blutstrom oder im Gewebe allerorten auf ihren Einsatz warten. Er besteht im wesentlichen darin, in Gewebe einzuwandern und dort als »Müllabfuhr« vor allem »Zellschutt« und »unbekanntes« (für Makrophagen körperfremdes) Material aufzunehmen, beides selbst zu verwerten oder anderen Zellen zu deren Weiterverarbeitung zur Verfügung zu stellen.
Makrophagen erfüllen ihre Aufgabe als »Müllabfuhr«, indem sie mit ihrem Zellleib den Fremdkörper umfließen, d. h. die Zellmembran stülpt sich über

den Fremdkörper/Zellschrott«, um ein »Verdauungsbläschen« zu bilden. In dieses »Bläschen« werden »Verdauungssäfte«, die Eiweiß, Fett und Kohlenhydrate spalten können, abgegeben. Die Spaltprodukte werden durch die Bläschenmembran in das Plasma übernommen, der »Fremdling«/»Zellschutt« wird aufgelöst. Schließlich können unverdauliche Reste nach außen entleert werden. Der gesamte Vorgang nennt sich in Fachkreisen *Phagozytose*. Wenn also »reformierte« LDL pro-arteriosklerotische Wirkungen entfalten und von Makrophagen »aus dem Weg geräumt werden«, erfüllen sie wesentliche Aufgaben beim Heilungsprozeß von Gefäßwänden.

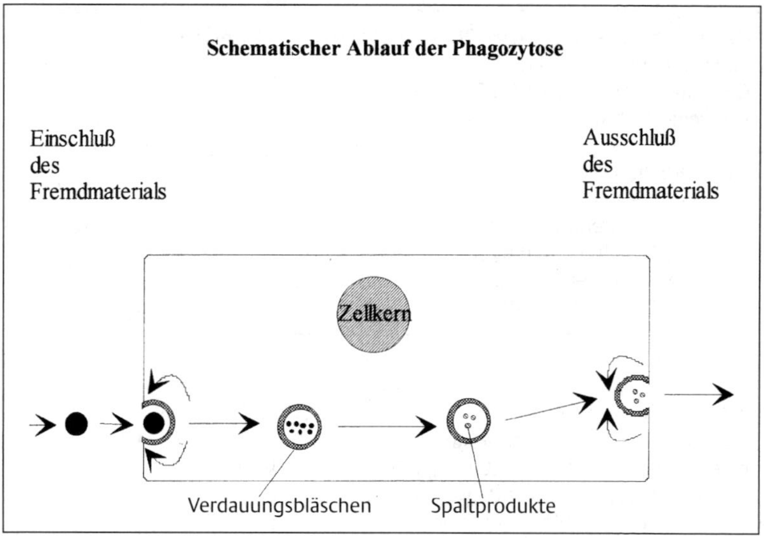


**Abb. 18**

Die Phagozytose ist z. B. ein Weg, wie sich Freßzellen und andere Zellen des Immunsystems (Thrombozyten, Granulozyten) mit Cholesterin versorgen können. Darüber hinaus verfügen sie über LDL-Rezeptoren, die ebenso Cholesterinlieferungen entgegen nehmen. Diese Cholesterinmengen sind für die Regeneration der Makrophagenmembranen unersetzlich, dienen der Erhaltung des Rezeptorenbestandes auf ihrer Zellmembran und ihrer Phagozytosefähigkeit (Fähigkeit, sich Fremdkörper einzuverleiben). Die Phagozytosetätigkeit »kostet« den Makrophagen ungeheure Mengen Membranbaumaterial, das unter anderem ihren erheblichen Cholesterinbedarf begründet. Dieser Cholesterinverbrauch kann nicht durch Eigenleistung gedeckt werden, da Makrophagen gar nicht in der Lage sind, Cholesterin selbst herzustellen.

▷ Die Freßzellen können sich jedoch auch als »Bösewichte« entpuppen und den Arterioskleroseprozeß fördern, wenn sie von Zellen des Immunsystems umgeschaltet werden und sich daraufhin langsam in Schaumzellen verwandeln. Dann geben sie Stoffe ab, welche die Koordination der Zellen in der Gefäßwand durcheinanderbringen und setzen aggressive Faktoren (Sauerstoffradikale) frei, welche die Struktur von LDL verändern.

Die »Umwandlungsprozesse« an den LDL-Partikeln umfassen sowohl die normale »LDL-Karosserie« als auch das »LDL-Transportgut«. Cholesterin wird als freies Cholesterin (Cholesterol) oder als Cholesterinester innerhalb des LDL-Partikels im Blutkreislauf befördert. Da LDL reich an ungesättigten Fettsäuren sind, setzen sich die Cholesterinester häufig aus einer ungesättigten Fettsäure und Cholesterin zusammen. Es ist nicht auszuschließen, daß sie sogar den LDL-Aufbau stabilisieren. Die mehrfach ungesättigten Fettsäuren (MUFS) der Cholesterinester reagieren besonders empfindlich auf aggressive Faktoren, die von Makrophagen freigesetzt werden können und sind insofern als strukturelle »Schwachpunkte« bei Angriffen von aggressiven Faktoren zu betrachten. Deshalb nehmen Umbauprozesse am LDL-Aufbau ihren Anfang in der Veränderung der chemischen Struktur der MUFS bevor sie auf den Proteinanteil übergreifen.

Der Proteinanteil des LDL besteht praktisch fast ausschließlich aus Apoprotein $B_{100}$ (Apo $B_{100}$). Seine Struktur ist so ausgelegt, daß es haargenau zu »Eiweißschlössern« (LDL-Rezeptoren) paßt. Wird der »Schlüssel« (Apo $B_{100}$) ins »Schloß« gesteckt, ist der Weg für die Aufnahme von LDL frei. Als LDL-Element stellt der Eiweißanteil also die Versorgung »bedürftiger« Zielzellen mit Cholesterin und Cholesterinestern sicher, indem es nicht nur den Transport der Fette im Blut ermöglicht, sondern auch als »Lieferschein« die ordnungsgemäße Anlieferung der Fette garantiert. Eine Beschädigung des LDL-Proteins wirkt sich insoweit dramatisch aus, als sich das »nicht intakte« LDL an arteriosklerotischen Abläufen an der Gefäßwand beteiligen kann.

Daß auch tatsächlich solche Umgestaltungsprozesse an LDL stattfinden, zeigen Untersuchungen, die Antikörper gegen die »exotischen« LDL nachwiesen. Der menschliche Organismus sieht demnach modifizierte LDL nicht als körpereigen an, antwortet mit der Produktion von Antikörpern, was mit einer Abwehrreaktion gleichzusetzen ist. Diese »markieren« dann umgestaltete LDL und bilden in der Arterienwand Immunkomplexe (Aggregate aus »körperfremden« LDL und Antikörper), die sich Freßzellen sehr schnell einverleiben.

**Makrophagen spielen eine wesentliche Rolle im Heilungsprozeß der Gefäßwand. Sie nehmen »Zellschrott« auf, verwerten ihn selbst oder stellen ihn anderen Zellen zu ihrer weiteren Verwertung zur Verfügung. Wenn Makrophagen über Zellen des Immunsystems umgeschaltet werden, fördern sie auch den Prozeß der Arteriosklerose. Sie geben dann aggressive Stoffe ab, welche die Unversehrtheit des Arterienzellverbands bedrohen und LDL direkt angreifen. Hierbei wird die Struktur der LDL-Partikel insgesamt in Mitleidenschaft gezogen. Sie setzen meist an den reichlich vorhandenen MUFS ein und breiten sich gleich einem Flächenbrand über das gesamte LDL aus. Defekte Proteinanteile des LDL wirken sich dabei besonders verhängnisvoll aus, da schadhafte LDL am Arterioskleroseqeschehen teilnehmen. Nicht umsonst werden sie von Antikörpern markiert, damit sie von Makrophagen möglichst schnell »aus dem Verkehr gezogen« werden können.**

### 4.1.10 Was sind freie Radikale?

Der Mensch atmet mit der Luft Sauerstoff ein. Die »Verbrennung« der Nahrung mit Hilfe von Sauerstoff liefert dem Menschen die Energiemengen, die ihm alle Lebensvorgänge ermöglichen. Sauerstoff ist jedoch auch eine aggressive Substanz. Diese Aggressivität ist eine ständige Bedrohung aller Körperzellen. Sauerstoff kann nämlich »Freie Radikale« bilden oder aber mit anderen Stoffen (Oxidation) chemisch reagieren und zur Produktion »Freier Radikale« beitragen; der Begriff **»Radikal«** steht für die chemische Aggressivität, **»frei«** für das unberechenbare Verhalten, mit der das Radikal andere chemische Substanzen angreift, um sein »verwaistes« Elektron zu ergänzen.

▷ Der Fachmann versteht unter »Freien Radikalen« kleinste Einheiten chemischer Verbindungen (Atome, Moleküle) oder deren Bruchstücke, die mindestens über ein »einsames« Elektron verfügen. Das Radikal möchte dieses Elektron »paaren«. Deshalb sind freie Radikale sehr instabil und reaktionsfreudig.

Direkt wirksame freie Radikale, die fortwährend in der Zelle gebildet werden, und hochreaktive Vorstufen freier Radikale werden als *prooxidative Faktoren* bezeichnet.

Der Punkt (°) in der allgemeinen Formel von freien Radikalen symbolisiert das **»isolierte« Elektron**, das bei der Bildung von Sauerstoffradikalen entsteht. Die zweite Gruppe stellt keine Radikale im engeren Sinne dar. Sie sind vielmehr Vorgänger der eigentlich wirksamen Sauerstoffradikale. Deshalb werden sie auch nicht durch einen Punkt in ihrer Formel gekennzeichnet.

*Wasserstoffperoxid* kann sehr leicht zu dem besonders aggressiven Hydroxylradikal (HO°) reagieren. Das gleiche gilt für die Reaktionen von *Stickstoffmonoxid* oder *Stickstoffdioxid* mit $H_2O_2$. Beide Gase sind ebenso wie das Ozon

| Tab. 3<br>**Direkt wirksame freie Radikale** | |
|---|---|
| Superoxidanion | $O_2^-$ |
| Peroxydradikal | R-OO° |
| Alkoxylradikal | RO° |
| Hydroxylradikal | HO° |

in unserer Atemluft enthalten. Ihr Anteil in der Luft wird durch die weit verbreiteten Mengen an Industrie- und Autoabgasen mitbestimmt. Der Singulettsauerstoff (eine energiereiche Version des normalen Sauerstoffs $O_2$) zeigt alle Eigenschaften eines Radikals und liefert wie Stickstoffdioxid in der Reaktion mit bestimmten Fettsäuren Peroxidradikale. Er kann durch UV-Strahlung aus normalem Sauerstoff in der Luft gebildet werden.

| Tab. 4<br>**Vorläufer freier Radikale** | |
|---|---|
| Ozon | $O_3$ |
| Singulettsauerstoff | $^1O_2$ |
| Wasserstoffperoxid | $H_2O_2$ |
| Stickstoffmonoxid | NO |
| Stickstoffdioxid | $NO_2$ |

▷ Freie Radikale werden entweder im Zuge der Lebensvorgänge in der Körperzelle unter bestimmten Bedingungen in unterschiedlicher Anzahl gebildet (endogene Radikale) oder sie gelangen über Umwelteinflüsse in den Körper (exogene Radikale), wie Tabelle 5 zeigt.

Prooxidative Faktoren verhalten sich gegenüber Körperaufbaustoffen hoch aggressiv, d.h. sie verändern deren Aufbau und machen sie für ihre eigentlichen Aufgaben eingeschränkt oder gar nicht mehr verwendbar. Aufgrund dieser Wirkungen sollen sie auch an der Entwicklung von chronischen Krankheiten und bei Alterungsprozessen beteiligt sein.

Tab. 5
Herkunft freier Radikale

| endogen enstehende Radikale | exogene (umweltbedingte) Radikale |
|---|---|
| Entzündungsvorgänge | diverse Arzneimittel (z. B. Chemotherapeutika) |
| hohe körperliche, geistige und psychische Belastungen | Nahrungsmittelrückstände (Pflanzenschutzmittel, Schwermetalle) |
| oxidative Enzyme | Chemikalien (Haushaltschemikalien) |
| Körperabwehrsystem | Zigarettenrauch |
| Atmungsvorgänge | Strahlenbelastung (UV-Strahlung, Strahlentherapie) |
| | Luftverunreinigungen (Ozon, Stickoxide, Autoabgase, CKWs) |

**Eine Reihe wichtiger Radikale leiten sich vom Sauerstoff bzw. von Verbindungen ab, die als hochreaktive Vorläufersubstanzen dienen, oder sie entstehen im Verlauf normaler Lebensvorgänge in den Zellen. Es handelt sich hierbei um kleinste Einheiten chemischer Verbindungen oder deren Bruchstücke, die entweder dem Körper von außen zugeführt werden oder vom Körper selbst produziert werden. Sie greifen viele elementare körpereigene Substanzen an und spielen eine Rolle bei der Entstehung chronischer Erkrankungen und beim Alterungsprozeß.**

## 4.1.11 Wie entstehen freie Radikale?

Freie Radikale sind äußerst reaktionsfähig und kurzlebig (ca. $10^{-3}$s/ 0,001 Sekunden), weshalb sie eine Vielzahl chemischer Reaktionen eingehen können, aus denen wiederum nach dem »Schneeballprinzip« weitere, neue Radikale hervorgehen. Die Summe der Effekte aus diesen Radikalbildungsprozessen sind sowohl als funktionelle Schädigungen als auch an der Zerstörung biologischen Materials zu erkennen, wie Tabelle 6 deutlich macht.
Ideale Angriffspunkte für Radikale sind Substanzen mit Doppelbindungen wie etwa mehrfach ungesättigte Fettsäuren. Die Doppelbindung schwächt die Bindungskräfte zwischen dem direkt benachbarten Kohlenstoff und Wasserstoff, so daß Wasserstoff leicht abgespalten werden kann. Radikale finden demzufolge in ungesättigten Fettsäuren »leichte Opfer«.

| Tab. 6 | |
|---|---|
| **Angriffsziele freier Radikale** | **Folgen** |
| Erbsubstanz | Zellentartungen |
| Proteine (z. B. Enzyme) | Zellfunktionsstörungen |
| Zellmembranbausteine (z. B. MUFS) | toxische Produkte |

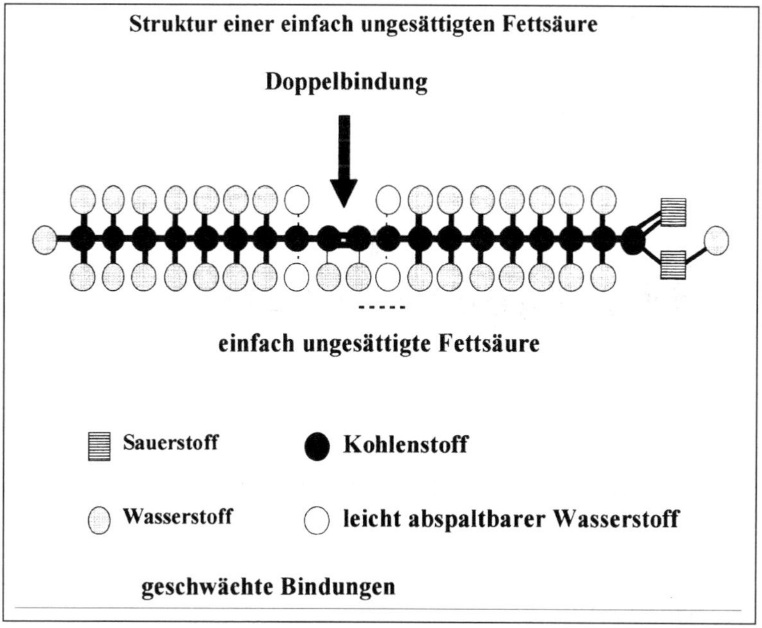


**Abb. 19**

Im Rahmen der Radikalbildungsprozesse entstehen, abhängig von dem jeweiligen atomaren Aufbau und Sättigungsgrad einer Fettsäure verschiedene *aggressive Produkte (Radikaltypen)*, die sich in ihrem chemischen und biologischen Verhalten unterscheiden können. Allen gemeinsam ist allerdings die Selbstregulation ihrer eigenen Entstehung. Außerdem verlieren die weitaus meisten ihre zerstörerische Wirkung nur durch ihre Umwandlung in unschädliche, d. h. stabile Produkte.
Die komplizierten Mechanismen der Radikalbildung lassen sich am Beispiel der Reaktionen von Radikalen mit Fetten in Anwesenheit von $O_2$ verständlich

beschreiben. Diese über freie Radikale verlaufenden Kettenreaktionen (Lipidperoxidation) lassen sich in drei Schritte untergliedern: in einen *Kettenstart* (Initiation), in eine *Kettenfortsetzung* (Propagation) und in einen *Kettenabbruch* (Termination).

❶ Initiation (Kettenstart)

▷ Unter einer Initiation wird der Angriff von reaktiven, exogenen oder endogenen Radikalen auf eine ungesättigte Fettsäure (RH) verstanden. Es entsteht ein Fettsäureradikal (R°) [1].

[1] RH → R° + H

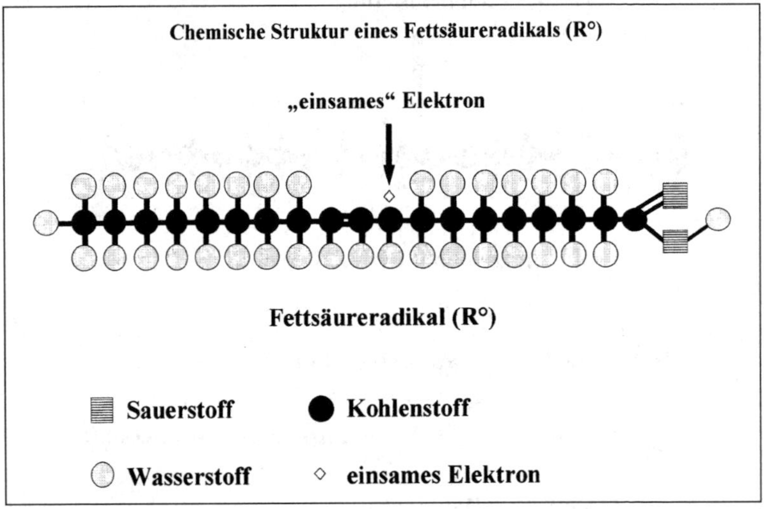


**Abb. 20**

❷ Propagation (Kettenfortsetzung)

Der Übergang von der Initiation zur Propagationsphase ist fließend. Jetzt setzt die oxidative Modifizierung der ungesättigten Fettsäuren ein. Das Fettsäureradikal (R°) wird in Gegenwart von Sauerstoff ($O_2$) meist direkt in das relativ stabilere sauerstoffhaltige Fettsäureradikal, das Lipidhydroperoxidradikal (R-OO°) überführt; das erste Produkt der Lipidperoxidation [2].

[2] R° + $O_2$ → R-OO°

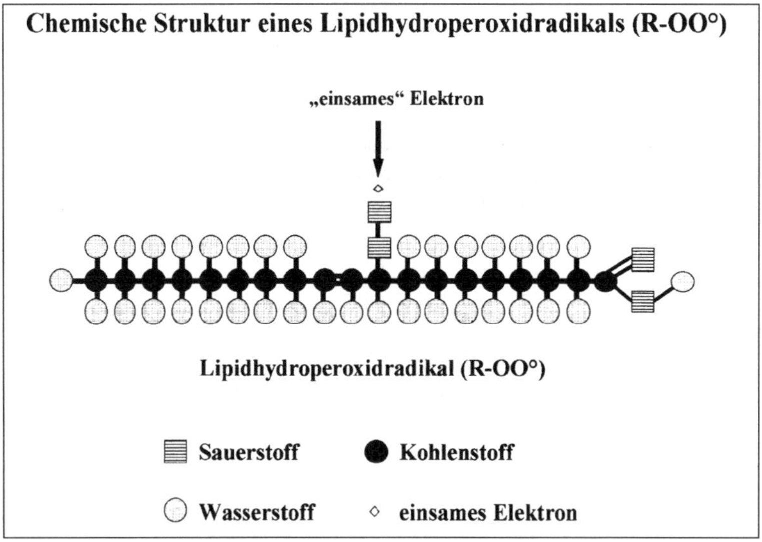


**Abb. 21**

In einem relativ langsameren Prozeß kann das Lipidperoxidradikal (R-OO°) eine weitere ungesättigte Fettsäure (R') angreifen, um selbst in einen chemisch stabileren Zustand (Lipidhydroperoxid, ROOH) überführt zu werden und ein neues Fettsäureradikal (R'°) zu erzeugen [3].

[3] R-OO° + R'H $\rightarrow$ ROOH + R'°

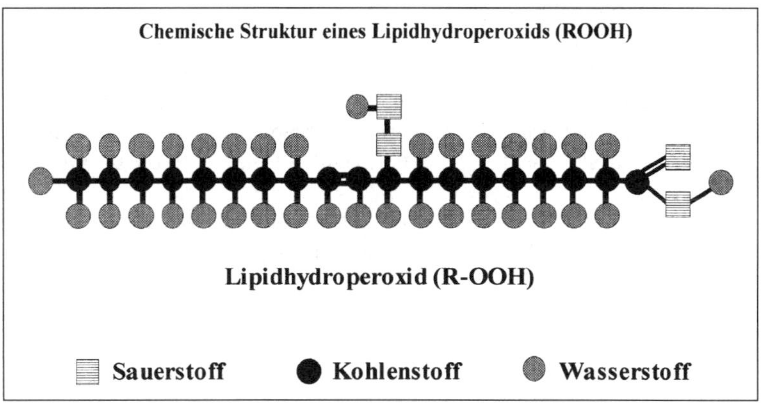


**Abb. 22**

Nun kann die Kettenreaktion der Lipidoxidation fortgesetzt werden, indem das produzierte Fettsäureradikal wiederum $O_2$ anlagert und zum sauerstoffhaltigen Fettsäureradikal (R'-OO°) reagiert [4].

[4] R'° + $O_2$ → R'-OO°

Das Lipidperoxidradikal kann sich aber auch direkt an eine ungesättigte Fettsäure heften, so daß aus dieser Anlagerung eine andere radikalische Verbindung hervorgehen kann [5].

[5] R-OO° + R'H → ROOR'H°

❸ Termination (Kettenabbruch)

Der Kettenabbruch erfolgt durch das Zusammentreffen zweier radikalischer Verbindungen zu einem stabilen, nicht mehr reaktionsfreudigen Produkt, welches dann an den vorgenannten Reaktionsabläufen nicht mehr teilnehmen kann [6].

[6] R° + R° → R-R

[6] R-OO° + R-OO° → inaktive Produkte

Charakteristisch für diesen Reaktionsabschnitt ist aber auch die Bildung von einer Unzahl von Folgeprodukten aus dem Abbau von Lipidhydroperoxiden [7].

[7] ROOH → Zersetzungsprodukte

**Die Summe der Effekte aus Radikalbildungsprozessen führt zu funktionellen Schädigungen und Zerstörungen körpereigener Substanzen. Abhängig von der geschädigten Substanz entstehen mehrere Radikaltypen, die sich in ihren Eigenschaften unterscheiden.**
**Die Radikalbildung läßt sich in drei Schritte gliedern, in eine Initiation, in eine Propagation und in eine Termination. Initiation ist der Angriff von einem Radikal auf eine Substanz, die Propagation setzt die Radikalbildung fort und unterhält sie, die Termination beschreibt die Reaktionsabläufe, welche die lawinenartige Produktion von Radikalen unterbricht und die zerstörerischen Wirkungen von Radikalen beendet. In der letzten Phase der Radikalbildung finden aber auch Zersetzungsprozesse an Lipidhydroperoxiden statt, aus denen eine Vielzahl von Folgeprodukten hervorgehen können.**

### 4.1.12 Freie Radikale als Schutzfaktoren des Körpers

Die Produktion von freien Radikalen im menschlichen Organismus ist keineswegs ein krankhafter Vorgang, weshalb sie nicht ausnahmslos als zerstörende Substanzen zu betrachten sind. Sie erfüllen in Geweben und extrazellulären Flüssigkeiten sowie in spezifischen, organisierten Zellstrukturen (Zellorganellen) genau definierte Aufgaben. So sind sie beispielsweise als wesentliche Bestandteile komplexer Systeme an der »Entschärfung« krebsauslösender oder -fördernder Substanzen beteiligt und wirken bei der Synthese gefäßwirksamer Substanzen mit. Ferner stellen sie wichtige Elemente der zellulären Energiegewinnung aus Nährstoffen dar (Atmung) oder werden von Makrophagen als keimabtötende Produkte erzeugt.

Die enzymatisch gesteuerte, stufenweise Synthese von Wasser aus Wasserstoff und Sauerstoff (Knallgas-Reaktion) in den »Kraftwerken« der Zelle (Mitochondrien) stellt die Energieversorgung aller zellulären Lebensvorgänge sicher (→Atmung). Würde sich die $H_2O$-Synthese in einem Schritt vollziehen, wäre zum einen der für die Zelle verwertbare Energiebetrag nur gering, zum anderen könnte die Zelle aufgrund der großen Wärmeentwicklung aus dieser chemischen Reaktion sogar Schaden nehmen. Für den geordneten Ablauf der jeweiligen Einzelschritte der kontrollierten Knallgas-Reaktion sind verschiedene Enzyme nach Art einer Kette in Reihe hintereinander geschaltet (→Atmungskette). Ihre spezifische Anordnung sichert der Zelle eine gefahrlose und »profitable« Energiegewinnung. Hierbei entstehen jedoch zwangsweise große Mengen freier Radikale, die an spezifischen Stellen von Enzymen fest gebunden sind. Dadurch wird ihre Reaktion mit dem nachfolgenden Reaktionspartner (Enzym) garantiert und die Zelle vor Schaden bewahrt. Allerdings wird angenommen, daß ein geringer Prozentsatz freier Radikale dieser organisierten Reaktionskette »aus Versehen verloren« gehen. Diese »verlorenen Söhne« werden durch zelleigene Schutzmechanismen abgefangen und eliminiert.

Eine Aktivierung von Makrophagen (Vertreter der Phagozytenfamilie) wird in einer schätzungsweise zehnfachen Steigerung ihres Sauerstoffverbrauchs innerhalb einer kurzen Zeit (ca. 30 Sekunden) sichtbar. Dieser zusätzlich aufgenommene Sauerstoff dient kaum, wenn überhaupt, der Zellatmung. Vielmehr wird er über eine Kette von chemischen Reaktionen zu Sauerstoff-Radikalen umgewandelt. Sauerstoff fungiert also als Vorläufersubstanz für Superoxid-Radikale und Wasserstoffperoxid. $H_2O_2$ wird über verschiedene enzymatisch kontrollierte Schritte ebenfalls stufenweise zu hoch bakteriziden Substanzen umgesetzt. Außerdem steigern freie Radikale die Bildung von verschiedenen Botenstoffen, sog. *Zytokine,* die ihrerseits die Entstehung von Sauerstoffradikalen, vor allem in Makrophagen, vorantreiben. Sie besitzen ebenso wie alle anderen Körperzellen auch, zur Inaktivierung dieser Radikale hoch wirksame Abwehrsysteme, um sich vor der zelltoxischen Wirkung der Radikale zu schützen.

**Freie Radikale sind nicht immer als gefährliche Substanzen zu betrachten. Sie werden unter normalen Bedingungen sogar vom menschlichen Organismus selbst produziert, um »unter scharfer Bewachung« zellulärer Schutzsysteme an zahlreichen, wichtigen biochemischen Reaktionen teilzunehmen. Sie sind zentrale Faktoren der Energiegewinnung von Körperzellen und dienen dem Körper als »Waffe« gegen körperfremde »Eindringlinge«.**

### 4.1.13 Freie Radikale – die Manager des Plaquewachstums

Schon seit mehreren Jahrzehnten ist bekannt, daß sich in arteriosklerotischen Plaques *strukturell abgewandelte Lipide* befinden. Das Ausmaß ihrer Konzentrationen in den Plaques scheint mit den Ausbildungsgraden der arteriosklerotischen Herde zusammenzuhängen. Je mehr das Plaquewachstum fortgeschritten war, desto größere Ansammlungen »anormaler« Lipide ließen sich in den arteriosklerotisch verengten Gefäßabschnitten nachweisen.

▷ »Normwidrig« aufgebaute LDL setzen den Prozeß des arteriosklerotischen Umbaus von Arterien in Gang.

Ihre »irreguläre« Gestalt begründet ihre veränderten chemischen und biologischen Eigenschaften, die wiederum auf chemische Strukturveränderungen von ungesättigten Fettsäuren in den LDL-Partikeln zurückzuführen sind und auf der Einwirkung freier Radikale beruhen.

### 4.1.14 Bedingungen für Oxidationsprozesse an LDL und Lipiden

Der menschliche Organismus muß sich ständig gegen freie Radikale zur Wehr setzen. Hierzu hat er körpereigene Schutzmechanismen entwickelt, die aber in ihrer Gesamtheit die schädlichen Effekte der Radikale alleine nicht verhindern können. Deshalb setzt der Mensch zur Unterstützung »im Kampf« gegen die Radikale Hilfsfaktoren (sog. *antioxidative Substanzen*) ein. Sie bilden einen zweiten »Schutzwall« gegen radikalische Einflüsse, indem sie direkt mit freien Radikalen reagieren und sie dadurch unwirksam machen. Der gesunde Körper versteht es also, den pausenlosen Angriffen freier Radikale und deren Auswirkungen ein ausgeklügeltes Schutzsystem entgegen zu setzen.
Zahlreiche Hinweise sprechen dafür, daß die gestörte Balance zwischen Wirkungen freier Radikale und antioxidativer Faktoren ursächlich mit einer ganzen Reihe von Krankheiten in Zusammenhang stehen. Im Falle der Arteriosklerose und somit der KHK dürften freie Radikale sowohl bei der Schädigung der Zellen der Gefäßinnenwand als auch bei Umbauprozessen der LDL eine wichtige Rolle spielen.

**Der Körper ist ständig Angriffen freier Radikale ausgesetzt, denen er körpereigene Schutzsysteme und antioxidative Substanzen entgegensetzt. Es wird vermutet, daß eine »Überforderung« dieser Schutzmechanismen ursächlich mit bestimmten chronischen Krankheiten u. a. der Arteriosklerose in Beziehung steht.**

### 4.1.15 Umgestaltung der LDL-Partikel

Im Verlauf der Lipidperoxidation entstehen eine Vielzahl unterschiedlicher Produkte, deren Wirkung auf den LDL-Aufbau bislang nur unvollständig erforscht sind. In diesem Abschnitt werden nur Produkte abgehandelt, denen eine maßgebliche Rolle an der »irregulären Reformierung« der LDL-Struktur nachgewiesen werden konnte.

Wie bereits erwähnt, ist der Gehalt an ungesättigten Fettsäuren in LDL relativ hoch. Werden sie dem Angriff von freien Radikalen ausgesetzt (oxidiert), entstehen zunächst Lipidhydroperoxide. Im weiteren Reaktionsverlauf liefert ihr Abbau ein breites Spektrum von Folgeprodukten, die ihrerseits reaktionsfreudig sind, sich mit bisher »unversehrten« chemischen Verbindungen umsetzen oder untereinander wieder neue Substanzklassen bilden. Die bisher bekanntesten Vertreter dieser Folgeprodukte gehören einer Stoffklasse an, die der Chemiker *Aldehyde* nennt. Ihre Bildung erfolgt zeitlich parallel zum Verbrauch der MUFS. Sie verbleiben nach ihrer Bildung im LDL-Partikel. Der Aufenthaltsort der aldehydischen Produkte im LDL-Partikel wird von ihrem chemischen Aufbau bestimmt. Er entscheidet auch über ihre »Vorlieben« sich an »Bausteine« bestimmter LDL-Elemente anzulagern oder mit diesen chemisch zu reagieren, um so die Prozesse der LDL-Modifikation hervorzurufen oder zu beeinflussen.

Der LDL-Eiweißanteil wird im Zuge der Umgestaltungsprozesse durch die Reaktion mit Aldehyden, die aus der Lipidperoxidation stammen, in kleinere Stücke zerlegt. Die Spaltungsrate der intakten LDL-Eiweißbestandteile steht in direktem Zusammenhang mit der Lipidperoxidation.

Steigt der Grad der oxidativen Modifizierung des LDL, dann sinkt der Gehalt an Cholesterinestern. Gleichzeitig nehmen oxidierte Cholesterinformen zu. Heute ist noch nicht absolut sicher, ob sie als Nebenprodukte der Lipidperoxidation irgendwelche nachteiligen Effekte auf den Organismus haben.

**Die Oxidation der ungesättigten Fettsäuren in LDL liefert Lipidhydroperoxide, die sich im weiteren Reaktionsverlauf zu sog. Aldehyden zersetzen können. Diese nehmen Einfluß auf die Modifikation der LDL-Struktur, leiten den Ab- bzw. Umbau des LDL-Eiweißanteils ein und sorgen für die Produktion oxidierter Cholesterinformen, deren Wirkung noch nicht definitiv feststeht.**

### 4.1.16 Biologische Eigenschaften des oxidativ veränderten LDL

Mit dem chemischen Umbau der LDL verändern sich auch seine biologischen Eigenschaften. Nach heutigem Wissensstand umfassen sie im wesentlichen folgende Aspekte:

*Aldehyde* als eine der Hauptvertreter der Lipidperoxidationsprodukte reagieren mit den Bausteinen der Erbsubstanz und verändern sie. Deshalb stören sie die Lebensvorgänge in der Zelle. Wahrscheinlich ist diese Beobachtung ein wichtiger Hinweis auf Zusammenhänge zwischen der Konzentration von Lipidperoxidationsprodukten und den Schädigungen der Gefäßwände.

Eine weitere noch nicht so lange bekannte Eigenschaft des oxidierten LDLs ist sein »heißer Draht« zu »Heftpflasterzellen« (Thrombozyten). Es scheint nämlich, verglichen mit »gesunden« LDL, in erhöhtem Maße die Zusammenballung (Aggregation) von Thrombozyten zu fördern. Das heißt, daß der ständige »Flickprozeß« an der Arterienwand und mithin das Wachstum anfangs leichter Erhebungen ständig angetrieben wird, bis sie letztlich als massives Hindernis den regulären Blutfluß beeinträchtigen.

Oxidierte Formen des LDL-Lipoproteins scheinen sich auch auf die Muskelbewegungen (Vasomotorik) arteriosklerotisch veränderter Gefäßwände nachteilig auszuwirken. Wahrscheinlich führt die Einlagerung von ox-LDL zu »Krampfneigungen« der Muskulatur in der Gefäßwand, so daß der Arteriendurchmesser in den betroffenen Gefäßabschnitten nur in ungenügendem Maße erweitert werden kann.

Oxidierte LDL treten als »Sponsor« des arteriosklerotischen Plaquewachstums auf. Dies wird vor allem in ihrem Verhalten gegenüber Monozyten (Vorstufe der Makrophagen) bzw. Makrophagen deutlich. Sie genießen bei Makrophagen einen »Sonderstatus«, der ihnen ihre unkontrollierte »Einreise« über »Sonderwege« in den Makrophagen erzwingt. Dieser muß daraufhin ohne Rücksicht auf sein eigenens Schicksal den ox-LDL »Asyl« gewähren. Außerdem entfalten ox-LDL eine Reihe nachteiliger Wirkungen auf die Arterienwände, indem sie u. a. massiv in das Verhaltensmuster der Makrophagen gegenüber ox-LDL eingreifen.

▷ Diese Eigenschaften der ox-LDL legen den Verdacht nahe, daß sie bei der Entstehung und Entwicklung atherosklerotischer Plaques eine aktive Rolle übernehmen.

**Mit der Oxidation der LDL erwirbt das Lipoprotein biologische Eigenschaften, welche das Fortschreiten atherosklerotischer Prozesse voran bringen. Aldehyde als eine der wichtigsten Vertreter der Nachfolgeprodukte aus der Lipidperoxidation verändern die Erbsubstanz von Zellen der Arterienwand. Oxidierte LDL fördern das Aggregieren der Thrombozyten und lösen Störungen der Vasomotion aus. Das Plaquewachstum unterstützen sie, indem sie sich über »Sonderwege« unkontrollierten Zugang in den Makrophagen verschaffen und sich dort anhäufen. Des weiteren verändern sie das »Wesen« der Makrophagen. Die Folge ist, daß der Cholesterin- und Fettgehalt in Makrophagen und somit auch in der Arterienwand wächst. »Fette« Makrophagen verstärken nun wiederum Arterioskleroseprozesse und tragen *nicht* zur Reparatur der Gefäßwand bei.**

### 4.1.17 Einzug oxidierter LDL in die Gefäßwand und deren Effekte

Die Ansammlungen cholesterinbeladener LDL in Freßzellen (Makrophagen) in der Arteriengefäßwand sind ein entscheidender Faktor der Schaumzellenbildung. Als Voraussetzung für ihre Entwicklung werden heute hauptsächlich zwei Beobachtungen verantwortlich gemacht.

1. Kleinste Verletzungen der Gefäßinnenwände erleichtern das Eindringen von LDL und Freßzellen in das Gefüge der Zellverbände von Arterien.
2. Der Eintritt von Makrophagen wird ermöglicht durch eine Art Signalstoffe, die von einzelnen Gefäßwandzellen produziert und ausgeschieden werden.

Da Makrophagen im Reagenzglas in Gegenwart von hohen LDL-Lipoproteinkonzentrationen sich nicht in Schaumzellen umwandeln, war anzunehmen, daß das LDL in der Blutbahn in seinem ursprünglichen Aufbau und Zusammensetzung verändert wird ($\Rightarrow$ ox-LDL) und erst dadurch eine überhöhte und beschleunigte Aufnahme in die Gefäßwand erfolgen kann.

Die Bindung der LDL an den LDL-Rezeptoren erfolgt durch elektro-chemische Kräfte. Mit großer Wahrscheinlichkeit gehen aus der Reaktion von Aldehyden mit den kleinsten polaren Proteinbausteinen des LDL-Eiweißanteils unpolare Spaltprodukte hervor, welche die Bindung an den LDL-Rezeptor unmöglich machen. Denn positive Ladungen an der richtigen Position des LDL-Proteinanteils garantieren erst deren Kontaktaufnahme (die positive Ladung trifft direkt auf eine negative beim LDL-Rezeptor, so daß beide in Wechselwirkung treten können). Der Eiweißanteil der LDL fungiert gewissermaßen als »Schlüssel« für die Zielzelle. Durch Veränderungen am »Schlüsselbart« (positive Ladungen verschwinden) paßt der »Schlüssel« nicht mehr ins »Schloß«, weil einige »Zähne« am »Schlüsselbart« verloren gegangen sind. Daraufhin akzeptiert der LDL-Rezeptor ox-LDL nicht als sein Substrat (LDL) und »verweigert« ihre Aufnahme. Die ox-LDL finden dann zwar trotzdem den Weg in die Zelle, der geregelte Zugang von LDL in die Zelle wird jedoch unmöglich gemacht (Abb. 23).

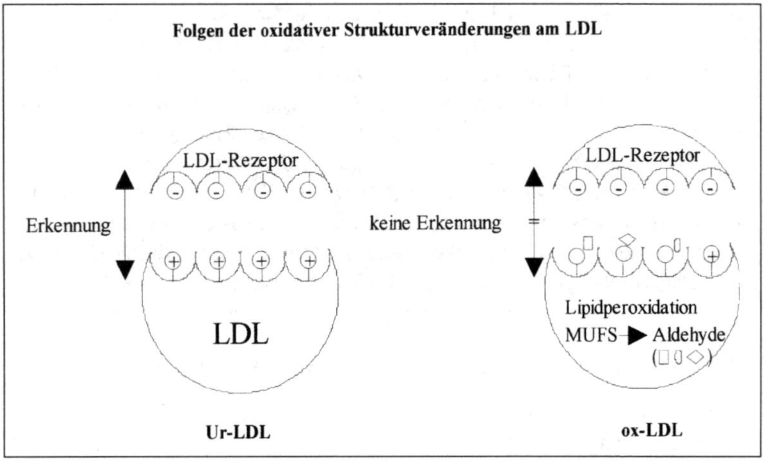


**Abb. 23**

Forschungsberichte neueren Datums lassen darauf schließen, daß der »Gesundheitszustand« (Oxidationsstufen) der LDL ihren Aufnahmeweg in Makrophagen bestimmen. Diese verwerten die cholesterinbeladenen LDL für ihre schon beschriebenen Funktionen, erkennen jedoch auch ox-LDL als »Müll« und nehmen es, wo immer es ihnen »über den Weg läuft«, getrennt auf. Dieser Vorgang kann mit einem »Ökoabfalleimer« verglichen werden, in dem Müll gesondert gesammelt wird. Die Voraussetzungen für die verschiedenen Aufnahmemechanismen werden nachfolgend diskutiert.

Beispielhaft sollen freie Radikale als »Raufbolde« betrachtet werden. Sie »verprügeln« die »LDL-Clique« (die LDL-Lipoproteine). Wie im einzelnen diese Vorgänge vonstatten gehen, ist jedoch noch unbekannt.

»Normales« oder so gut wie kaum feststellbar abgewandeltes (»nur geohrfeigtes«) LDL scheint von den LDL-Rezeptoren noch erkannt zu werden und in der schon beschriebenen Weise seinen Weg in die Zelle zu finden.

Minimal umgestaltete LDL-Lipoproteine (m-LDL = »leicht verletzte« LDL) verschaffen sich auch über den LDL-Rezeptor Zugang in die Zelle. Sie scheinen allerdings, wie übrigens auch Muskel- und Endothelzellen, die Ausscheidung und Produktion von Signalstoffen voran zu treiben. Diese wirken auf Monozyten (Vorläufer der Makrophagen) wie »Hilferufe«, welche sie »magnetisch anziehen« und somit das Einwandern von im Blut zirkulierenden Freßzellen in die Gefäßwand unterstützen. Dort entwickeln sie sich auf Initiative der m-ox-LDL zu Makrophagen. Die Modifikationsstufe der m-LDL kann sich durch

Reaktionen von Freßzellen, Reaktionsprodukten aus dem Fettanteil der LDL und Radikalen weiter erhöhen – dann wird von hochgradig veränderten LDL (h-LDL = »schwer verletzte« LDL) gesprochen – und hat die Aussendung weiterer »S.O.S.-Signale« zur Folge.

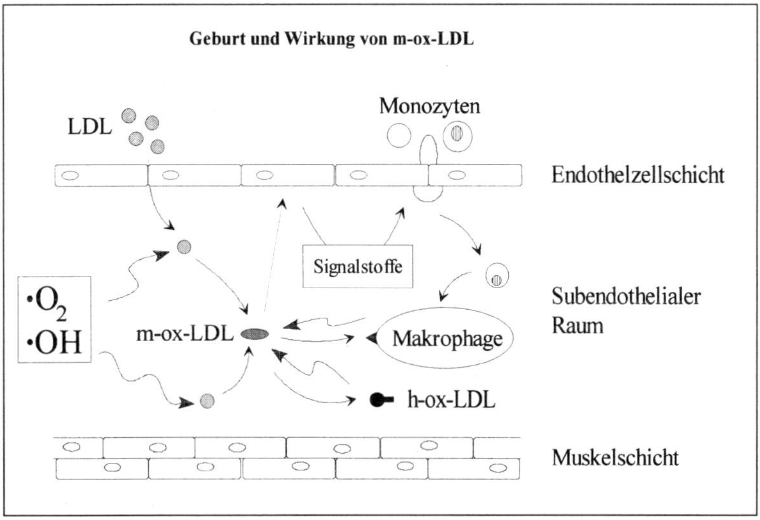


**Abb. 24**

Die Gestalt der hochgradig veränderten LDL weicht sehr stark von der ursprünglichen »normalen« LDL-Struktur ab. Dieses modifizierte LDL kann nun nicht mehr vom LDL-Rezeptor erkannt werden, da die Bindungsstellen (Apoprotein $B_{100}$) der LDL zu sehr verändert sind, d. h. der »Schlüsselbart« zu umfangreich manipuliert ist. Deshalb ist der Weg für h-ox-LDL in den Makrophagen aber keineswegs versperrt. Für deren Zutritt sorgen anstelle der LDL-Rezeptoren dann sog. *Scavenger-Rezeptoren.* Diese haben aber einen ganz entscheidenden Nachteil. Sie nehmen die »schwer verletzten« LDL ohne Rücksicht auf die in der Zelle bereits vorhandenen Cholesterinmengen auf, weshalb dem hemmungslosen Anwachsen der Cholesterinkonzentrationen im Makrophagen keine Grenzen mehr gesetzt sind. Andererseits wird berichtet, daß im Verlauf der »Reorganisation« am LDL Produkte entstehen, die mit dem Eiweißanteil der LDL reagieren. Dann ist es zumindest denkbar, daß die Proteinanteile mehrerer LDL-Partikel in Kontakt treten, stabile Verbindungen bilden und im Anschluß daran h-ox-LDL sich zu größeren Komplexen zusammenfügen. Sie werden dann im »Mehrfachpack« von Makrophagen »gefressen« (phagozytiert).

Darüberhinaus schränken ox-LDL die »Bewegungsfreiheit« der Makrophagen ein, so daß die Makrophagen in der Arterienwand »seßhaft« werden. Strukturveränderte LDL sind nämlich für Makrophagen eine »schwer verdauliche Kost«. Deshalb »leiden« sie bei einem Überangebot an ox-LDL an »Verdauungsstörungen«, blähen sich auf und werden träge. Die anhaltenden »Verdauungsstörungen« fördern dann nicht nur ihre Fortentwicklung zu Schaumzellen und kurbeln ihr Wachstum an, sondern veranlassen auch Makrophagen über ihre eigene Frequenz »Notrufe« abzusetzen, um weitere **Monozyten** Vorläuferzellen der Makrophagen herbei zu rufen. Dies hat zur Folge, daß immer mehr Makrophagen/Monozyten in die Arterienwand eindringen und sich dort niederlassen.

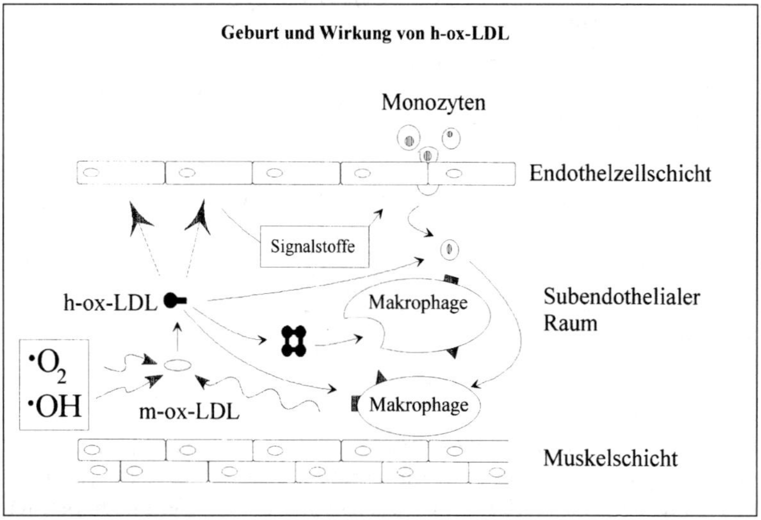


**Abb. 25**

Die »überfressenen« Makrophagen können aber auch direkt zur Schädigung der inneren zelligen Auskleidung der Gefäße (Endothel) beitragen. Verletzungen an der Arterienwand verstärken den Zustrom von Monozyten und lassen ganze »LDL-Bataillone« anrücken. LDL hat nämlich auch die Aufgabe, als ständiges »Cholesterin-Ersatzteillager« für Arterienwandzellen (unersetzlicher Bestandteil der Membranen) im Blutkreislauf zu patroullieren, um die unverzügliche Restaurierung der Arterienwandzellen zu garantieren. Die »LDL-Reservetruppe« kann nun ebenfalls »verprügelt« werden, was in der Folge wiederum durch die gerade beschriebene ungehinderte Aufnahme von oxidierten LDL per Scavenger-Rezeptoren und Phagozytose in Makrophagen führt und die Bildung von Schaumzellen voranbringt. Diese können nun durch die Abgabe von bestimmten Stoffen den Zusammenhalt der Endothelzellen schwächen, im Extremfall sogar Endothelzellen zum »Abheben« veranlassen, was Verletzungen der Arterien hervorruft und die »Sanitäter« auf den Plan ruft, um die undichten Stellen zu »stopfen«. Damit ist der Grundstein für das Wachstum eines arteriosklerotischen Plaques gelegt.

Die ersten Schaumzellen können schon ab dem 12. Lebensjahr auftreten. Sie sind aber je nach Ausreifungsgrad teilweise noch reversibel, d. h. sie können sich wieder zurückbilden. Entstehen allerdings zu viele Schaumzellen, die sich nicht mehr auflösen können, sterben sie ab. Abgestorbene Schaumzellen tragen dann selbst zur Oxidation von Lipiden und zur Schädigung benachbarter Arterienwandzellen bei, die den Prozeß der arteriosklerotischen Plaquebildung weiter beschleunigen.

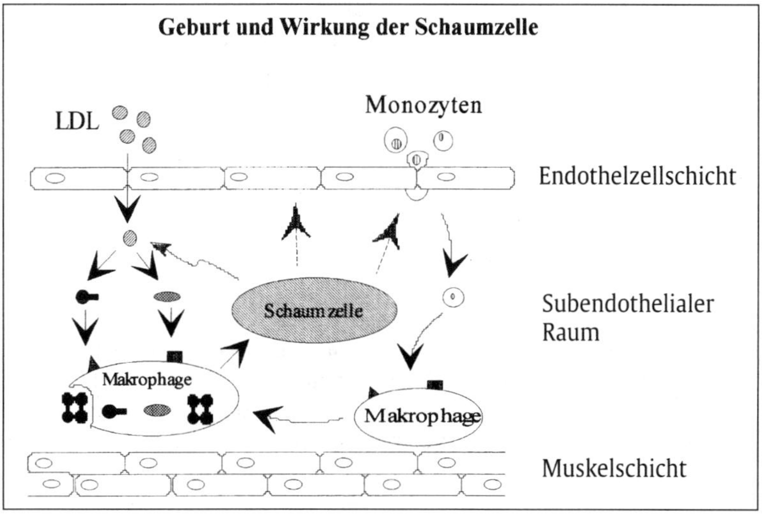


**Abb. 26**

Aus den dargestellten Abläufen läßt sich ableiten, daß neben der Bedeutung der Blutfette auch Strukturveränderungen der LDL infolge der Einwirkung von Radikalen als elementare Faktoren in den Prozeß Schaumzellenbildung eingreifen.

**Radikale können den LDL-Aufbau zugrunde richten. Der LDL-Zerstörungsgrad bestimmt den Aufnahmeweg in die Makrophagen. »Unversehrtes«, beinahe nicht registrierbar veränderte LDL und m-ox-LDL gelangen über LDL-Rezeptoren, die als Kontrollinstanz für die Cholesterinaufnahme fungieren, in die Zelle. Dadurch wird das Cholesterinvorkommen in der Zelle auf einem bestimmten Niveau stabil gehalten. Eine »LDL-Überbevölkerung« in der Intima der Blutgefäße (Subendothel) setzt die »Cholesterin-Pakete« unweigerlich den Attacken freier Radikale aus und erleichtert somit deren Modifizierung. Die Folgen sind ein vermehrter Einstrom von Monozyten und »Umbauprozesse« am LDL-Aufbau, welcher zur desorganisierten Cholesterinbelieferung des Makrophagen über seine Scavenger-Rezeptoren und/oder Phagozytose nach sich zieht. Dies führt zu maßlos überhöhten Cholesteringehalten in den Makrophagen, die »seßhaft« werden und sich im weiteren Verlauf zu Schaumzellen entwickeln. Diese treiben ihrerseits das arteriosklerotische Plaquewachstum an.**

### 4.1.18 Andere radikal-vermittelte Fehlfunktionen von Herzkranzgefäßen

Die Bedeutung freier Radikale in den verschiedenen Phasen atherosklerotischer Prozesse beschränkt sich nicht nur auf ihre Rolle als Initiatoren der LDL-Modifikation. Ihre vermehrte Bildung wirkt sich auf Steuerungsmechanismen der Gefäßgrößeneinstellung (Vasomotorik) ebenso nachteilig aus wie die Effekte ihrer erhöhten Konzentrationen im Herzgewebe in der Phase der Ischämie (Mangeldurchblutung mit anschließender Sauerstoffnot) und Reperfusion (Wiedereinströmen von Blut in mangelversorgte Bereiche infolge eines Verschlusses).

### 4.1.19 Freie Radikale als fehlgeleitete Regelgrößen des Gefäßquerschnitts

Freie Radikale sind in physiologische Prozesse eingebunden, welche in die Vorgänge der Gefäßerweiterung eingreifen, d. h. sie fungieren als Bestandteil eines komplizierten Systems, das mit der Steuerung des Arterienquerschnitts »beauftragt« ist. Ein Überangebot freier Radikale verändert die »Systemsteuerung« des Arteriendurchmessers, da es Stoffwechselstörungen von Arterienwandzellen hervorruft. Diese werden u. a. in der »falschen Justierung« des für die Vasomotorik (Vorgänge der Gefäßweit- bzw. -engstellung) verantwortlichen Steuerungsapparats deutlich.
Im übertragenen Sinne läßt sich die Wirkung eines Überschusses von freien Radikalen mit dem Umkippen von Oberflächengewässern durch Eutrophie-

rung vergleichen, das früher durch das industrielle Einleiten großer Mengen Phosphat verursacht wurde. Phosphat ist naturgemäß in Oberflächengewässern als Pflanzennährstoff enthalten. Durch den überproportional hohen Eintrag von Phosphat (freie Radikale) durch die Industrie wird das fein regulierte ökologische Gleichgewicht von Gewässern (Vasomotorik) gestört, was in einem gesteigerten Pflanzenwuchs erkennbar wird. Da neben der Tierwelt in belasteten Gewässern auch die zusätzliche Pflanzenpopulation Sauerstoff verbraucht, sinkt der Sauerstoffgehalt des Wassers ab (Verkleinerung des Arteriendurchmessers), weshalb sich in der Folge die Versorgung allen organischen Lebens mit Sauerstoff (gestörter Blutfluß) verschlechtert.

Im Körper werden aus der Arachidonsäure, einem Vertreter aus der Gruppe der essentiellen Fettsäuren, *Prostanoide* (*Prostacycline* und *Thromboxane*) hergestellt. Diese können in vielfältiger Weise auf das Herz-Kreislauf-System einwirken. Einige von ihnen greifen regulierend in die Funktionen von glatten Muskelzellen der Gefäßwände und der »Heftpflasterzellen« (Thrombozyten) ein. Sie sind somit nicht nur an der Steuerung des Gefäßwanddurchmessers beteiligt, sondern sie agieren auch als »motivierende bzw. demotivierende Kräfte« auf die »Arbeitsmoral« der »mobilen Streckenkontrolle« (Thrombozyten). So verengen einige Prostanoide (Thromboxan aus Blutplättchen) die Gefäße und fördern die Aggregation von Thrombozyten, während andere die Gefäße erweitern (Prostacycline der Endothelzellen) und die Thrombozytenaggregation hemmen. Unter normalen Bedingungen halten sich beide Produkte der Arachidonsäure (Thromboxan und Prostacyclin) die Waage.

Wird das Endothel durch äußere Einflüsse beschädigt, gerät dieses fein abgestimmte Gleichgewicht aus den Fugen. Es wird weniger Prostacyclin gebildet, was in der Folge zu einem Vorherrschen der Thromboxanwirkung führt. Daraus resultiert dann eine Verengung der Gefäße (Vasokonstriktion); gleichzeitig aggregieren die Thrombozyten leichter (→ pro-aggregatorischer Effekt).

Aber auch ohne sichtbare Schäden an Endothelzellen können Störungen im hoch spezialisierten, endothelialen Stoffwechsel vorliegen, die Auswirkungen auf das Arteriosklerosegeschehen haben. Diese Zellstoffwechselstörungen lassen sich auf krankhafte Vorgänge innerhalb der Arterienwand zurückführen. Beispielsweise können Schaumzellen im Arteriengewebe Radikale produzieren und freisetzen. Sie bewirken neben anderen funktionellen Veränderungen von Arterienwandzellen auch eine Verschiebung des fein regulierten Gleichgewichts zwischen Thromboxan und Prostacyclin zugunsten vasokonstriktorischer und pro-aggregatorischer Effekte im Gefäß und begünstigen atherosklerotische Prozesse.

**Sauerstoff-Radikale** spielen im Stoffwechsel (Metabolismus) der Arachidonsäure eine besondere Rolle. Die enzymatische Bildung von Prostanoiden aus Arachidonsäure kann durch freie Radikale des Sauerstoffs stimuliert werden. Dies scheint auch ein Mechanismus zu sein, nach dem vermutlich freie Radikale in die Vasomotorik (Veränderung des Arteriendurchmessers) eingreifen. Bedeutsamer als ihre vasodilatierenden Effekte sind allerdings ihre gefäßverengenden Wirkungen, die durch höhere Konzentrationen dieses Radikals ausgelöst werden. Sie sind scheinbar in der Lage »Produktionsstraßen« zur Bildung diverser gefäßerweiternder (gefäßdilatierender) Stoffe aus Arachidonsäure »lahm zu legen«. Unter dem Einfluß von Sauerstoffradikalen wird demnach mehr Thromboxan als Prostacyclin gebildet, was wiederum das empfindliche Gleichgewicht zwischen vasokonstriktorischen und -dilatorischen Substanzen stört und die aktive Rolle freier Radikale in den Phasen atherosklerotischer Gefäßwandveränderungen bekräftigt.

Ein weiterer Faktor, der an der Steuerung des Arteriendurchmessers beteiligt ist und das Verhalten zellulärer Bestandteile des Blutstroms mitbestimmt, ist ein von Endothelzellen freigesetzter Botenstoff. Seine chemische Struktur blieb fast ein Jahrzehnt unbekannt. Die Ursache hierfür war nicht etwa die komplexe, sondern im Gegenteil die einfache chemische Natur dieser Substanz, *Stickstoffmonoxid (NO)*. Diese eher aus toxischen Abgasen von Verbrennungsprozessen bekannte prooxidativ wirksame Substanz wird von Enzymen in Endothelzellen ständig gebildet. Seine Freisetzung hat auf die Zellen der Media einen gefäßrelaxierenden Effekt (→ Gefäßerweiterung) und verhindert die Aggregation sowie die Anheftung von Blutplättchen an die Gefäßwand. Somit dient auch diese chemisch sehr einfach aufgebaute Substanz der Aufrechterhaltung des Blutflusses.

Seine Synthese kann durch freie Radikale des Sauerstoffs oder Produkte radikalischer Reaktionen (z. B. Oxidationsprodukte von Lipiden) beeinträchtigt, seine Verweildauer am Zielorgan verkürzt werden, was letztlich mit einer Hemmung seines Wirkungspotentials einhergeht. Das Superoxid-Anion ($O_2^{\cdot -}$) reagiert mit NO und überführt es in eine gefäßunwirksame Substanz. Dadurch inaktiviert NO zwar zelltoxisches $O_2$, büßt aber über seine verringerte Konzentration seine gefäßaktiven Effekte auf den Arterienquerschnitt ein. Dies führt, wie die verringerte Prostacyclinproduktion, zu einer gesteigerten Empfindlichkeit der Gefäßwand gegenüber vasokonstriktorischen Substanzen und zu einer erhöhten »Verklebungsbereitschaft« der Thrombozyten. Außerdem wächst deren Bedürfnis, sich an Endothelzellen anzuheften.

▷ Ein Überschuß an freien Radikalen kann demzufolge als Störgröße auch indirekt in das Gleichgewicht zwischen gefäßerweiternden und -verengenden Einflüssen eingreifen und die atherosklerotischen Prozesse sowie deren Symptomatik unterstützen.

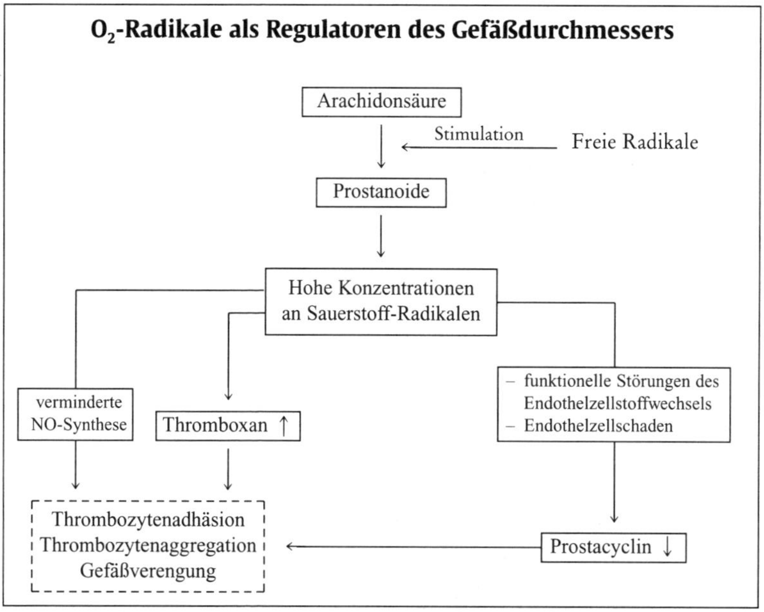


**Abb. 27**

Sauerstoffradikale sind wichtige Einflußgrößen der ausgeglichenen Bildung (Synthese) von *Prostanoiden*, d. h. von gefäßwirksamen Substanzen (Thromboxan und Prostacyclin) bzw. ihrer Vorläufer, aus Arachidonsäure. Sie beteiligen sich somit an der Kontrolle des Gefäßdurchmessers und kontrollieren die »Einsatzbereitschaft« von Thrombozyten.
Eine ungleichgewichtige Synthese von Prostanoiden infolge von hohen Konzentrationen von Sauerstoffradikalen, gleich welcher Ursache, führt zu einem Überwiegen der Thromboxanwirkung, welche eine Gefäßverengung sowie das Anheften und die Aggregation von Thrombozyten an die Endothelbarriere begünstigt.
Hohe Konzentrationen an Sauerstoffradikalen in Endothelzellen vermögen die NO-Synthese zu inaktivieren und seine vasodilatierenden und antiaggregatorischen (antithrombotischen) Effekte zu nichte zu machen. NO übernimmt in diesem Fall die Funktionen eines Radikalfängers und kann demzufolge nicht seine Aufgaben als gefäßrelaxierende und antithrombotische Substanz wahrnehmen. Sauerstoffradikale sind somit auch als indirekte Einflußfaktoren für atherosklerotische Vorgänge zu werten.

### 4.1.20 Freie Radikale in den Phasen der Ischämie und Reperfusion

▶ Nach neueren Erkennntnissen der KHK-Forschung liegen im Herzgewebe in den Phasen der Ischämie und Reperfusion hohe Konzentrationen von freien Radikalen vor. Ihre verstärkte Bildung und/oder verminderte Inaktivierung hat sich mit modernen analytischen Nachweismethoden dokumentieren lassen und beruht nach derzeitiger Ansicht auf Fehlfunktionen bestimmter Enzyme. Eventuell vermitteln diese hoch aggressiven Substanzen gerade in diesen bedrohlichen Situationen Effekte, die der Funktionserhaltung des Herzens *nicht* dienen.

Unterbrechen degenerative Arterienwandveränderungen im Bereich der Herzkranzgefäße als massives Hindernis die Blutversorgung bestimmter Herzareale, wird – wie schon erwähnt – der Schweregrad der ischämischen Schädigung des Herzmuskels (Herzinfarkt) entscheidend vom Ort des Verschlusses und der Dauer der Ischämie bestimmt. Im Tierexperiment gewonnene Erkenntnisse beschreiben gerade während der kritischen Phase der Ischämie eine verstärkte Bildung freier Radikale. Bislang konnten nicht alle Quellen der übermäßigen Konzentration von freien Radikalen im menschlichen Herz bestimmt werden. Nach aktuellem Kenntnisstand könnte die hohe Radikalbildung auf einer ischämiebedingten Konversion eines Enzyms in Herzmuskelzellen beruhen und von Mitochondrien der Herzmuskelzellen entstammen, deren »Radikalfängerfunktion« aus dem Ruder gelaufen ist. Die im Verlauf der Ischämie wachsenden radikalabhängigen Schädigungen an zellulären Elementen des Herzens, wie Membranlipide und menbranständige Proteine, werden häufig für den Übergang von reversiblen Herzmuskelschädigungen in irreversible (nicht rückbildungsfähige) verantwortlich gemacht. Die durch die frühzeitige Reperfusion verringerten Todesfallraten nach einem Infarkt könnten damit in Zusammenhang stehen.

So unlogisch es zunächst erscheinen mag, es ist nicht auszuschließen, daß das Herzmuskelgewebe nach einer solchen lebensgefährlichen Attacke (Stenose) auf ein Wiedereinsetzen des Blutflusses nicht »vorbereitet« ist und aufgrund seiner »Überforderung« Schaden nimmt. Ein möglicher Erklärungsansatz für dieses paradoxe Verhalten des Herzens auf die Wiederaufnahme der Blutversorgung könnte darin bestehen, daß in der Phase der Reperfusion mit dem Blutstrom Zellen des Immunsystems, die sog. **Granulozyten** (Schwesterzellen von Makrophagen) in großer Anzahl gezielt in das zuvor mangelversorgte Gebiet strömen und schadhaftes Zellmaterial »wegschaffen«. Deshalb sind sie im Heilungsprozeß durchaus erwünscht. Granulozyten haben jedoch die »fatale« Eigenschaft im Zuge ihrer »Nächstenliebe« Radikale und gewebszerstörende Enzyme freizusetzen, welche auch intakte Zellen des Endothels in Koronararterien angreifen und verletzen. Letztendlich besteht die Möglichkeit, daß sich Granulozyten eventuell an die Gefäßwand heften und an feinsten Abzweigungen der Gefäße ein Hindernis für den Blutfluß darstellen. Dies

hemmt abermals den Blutstrom gerade in denjenen Gefäßabschnitten, in denen der lebenswichtige Sauerstoff an das Gewebe abgegeben wird. Unklar bleibt bis heute indessen, wodurch diese Zellen des Immunsystems zur Abwanderung in das minderdurchblutete Gewebe angeregt werden. Vermutlich sind hierfür eine ganze Reihe von Botenstoffen verantwortlich, die auch bei Entzündungen Zellen der Immunabwehr anlocken.
Für die »Nebenwirkungen« durch die erneute Sauerstoffzufuhr dürften außerdem einzelne Herzmuskelzellen selbst verantwortlich sein. Bei einer Mangeldurchblutung sorgen »Elektrolytumwälzpumpen« (Natrium-Protonen-Pumpen) in der Zellmembran für das Ausschleusen von Protonen (einfach positiv geladene Wasserstoffteilchen; $H^+$) aus dem Zellinneren und ihren Ersatz durch Natriumionen (einfach positiv geladene Natriumteilchen; $Na^+$). Diese $Na^+$-Ionen werden wiederum durch einströmende Calciumionen (zweifach positiv geladene Calciumteilchen; $Ca^{++}$) ausgetauscht. Ein Zuviel an Calcium im Zellinneren verursacht Zellschäden, die durch die Durchblutung noch zusätzlich vergrößert werden, da die Protonen ($H^+$-Ionen) außerhalb der Zelle »weggespült« werden. Das für die Zellen lebenswichtige elektrochemische Gleichgewicht erzwingt zunächst die vermehrte Aufnahme von Natriumionen und, nach dessen Austausch, einen zusätzlichen Einstrom von Calcium. Dies kann aber den Zelltod bedeuten.
Mit der frühzeitigen Beseitigung einer Stenosierung (Verschluß) der Herzkranzgefäße ist der Sauerstoffmangel in betroffenen Herzbezirken aufgehoben, die akute Lebensgefahr meist gebannt. Nach der Wiederaufnahme des Blutflusses (Reperfusion) sind jedoch anhaltende Funktionsstörungen an nicht abgestorbenem Herzmuskelgewebe feststellbar, die über Stunden, Tage und Wochen, teilweise sogar Monate anhalten können und intensive ärztliche Betreuung unerläßlich machen. Diese Fehlfunktionen sollen ebenfalls mit der erhöhten Bildung von freien Radikalen in Zusammenhang stehen. Eventuell ist die Aktivität von antioxidativ wirksamen Enzymen in diesen Zeitabschnitten herabgesetzt. Im medizinischen Sprachgebrauch wird dieses klinische Bild mit dem Ausdruck »stunning myocardium« umschrieben, was übersetzt etwa »verdutzter Herzmuskel« heißt. Grundsätzlich kann das »verdutzte Herz« seine volle Leistungsfähigkeit wiedererlangen, allerdings sind die langfristigen Folgen nicht einschätzbar.

In den kritischen Phasen der Ischämie und Reperfusion scheinen freie Radikale verstärkt gebildet zu werden. Sie zerstören nicht nur Strukturelemente von Herzmuskelzellen, sondern sie stehen auch unter dem Verdacht, irreversible Schäden am Herzmuskelgewebe zu verursachen.
Mit dem Wiedereinsetzen der Blutversorgung strömen aus bisher noch nicht geklärten Gründen Schwesterzellen von Makrophagen, die neutrophilen Granulozyten, in zuvor mangelversorgte Herzbezirke, und agieren dort als »Entsorger« zerstörter Gewebe. Diese Immunzellen setzen aber gleichzeitig Sauerstoffradikale und Enzyme frei, die unversehrte Endothelzellen der Koronararterien verletzen oder deren Tod verursachen können, was wiederum zu zusätzlichen Schäden am Herz führen kann. Daneben scheint der erneute Blutfluß durch das Herz Störungen im elektro-chemischen Gleichgewicht einer Herzmuskelzelle zu verursachen, die im schlimmsten Fall zu ihrem Tod führen können.
Möglicherweise sind freie Radikale auch für Funktionsstörungen des Herzmuskels nach der Wiederherstellung der Blutversorgung des Herzens verantwortlich. Dieses klinische Bild ist in der Medizin als »stunning myocardium« (»verdutzter Herzmuskel«) bekannt. Prinzipiell erreicht das Herz wieder seine volle Leistungsfähigkeit, allerdings lassen sich die langfristigen Folgen derzeit nicht beurteilen.

## 4.2 Andere Risikofaktoren der KHK

Wie der Name »koronare Herzkrankheit« schon vermuten läßt, sind bei der KHK überwiegend die Koronararterien von arteriosklerotischen Prozessen betroffen. Daß sich arteriosklerotische Veränderungen der Gefäßwände bevorzugt im Bereich der Herzregion und nicht an anderen Gebieten des Gefäßbaums entwickeln, läßt sich nicht allein mit hohen Cholesterinspiegeln erklären. Diese sind auch bei anderen Herz-Kreislauf-Erkrankungen, wie z. B. der »Schaufensterkrankheit« (periphere Verschlußkrankheit) nachweisbar. Somit müssen für die Entwicklung der KHK bestimmte Vorbedingungen erfüllt und gewisse Einflußgrößen (Risikofaktoren) zugegen sein, die auf unterschiedliche Weise und in verschiedenem Ausmaß zusammenwirken, um die Prozesse der Atherosklerose speziell im Gebiet der Koronargefäße zu begünstigen. Für die Manifestation dieser Risikofaktoren sind soziale Faktoren und psychische Merkmale ebenso wie Umweltverhältnisse und das persönliche Gesundheitsbewußtsein (»risikoreiche Umstände«) ausschlaggebend.

▷ Die bisherige klinische Erfahrung lehrt, daß eine Gruppierung der Risikofaktoren nach ihrer Häufigkeit sinnvoll ist. Danach ließen sich nämlich klassische Rangordnungen für Risikofaktoren festlegen, die für die Entstehung atherosklerotischer Plaques an verschiedenen Orten des Gefäßsystems (Hauptschlagader, Bein- oder Herzkranzarterien) typisch sind.

Allerdings muß diese Vorgehensweise *nicht* immer von Erfolg gekrönt sein. Vielmehr ist die Bildung von Gefäßwandverengungen und die unterschiedliche Gangart arteriosklerotischer Prozesse an verschiedenen Orten des Blutgefäßsystems auch von den Merkmalen der jeweiligen Person abhängig. Das heißt, daß eine Bestandsaufnahme aller Risikofaktoren ein Gesamtbild ergibt, dessen richtige Analyse eine genauere Prognose erlaubt, ob und in welcher Form voraussichtlich Beschwerden aufgrund von Gefäßverengungen auftreten.

▷ Es ist bekannt, daß manche Risikofaktoren zusammenhängen können und das KHK-Risiko vervielfachen. Die richtige Interpretation ihres Stellenwerts und ihrer Kombinationen ist eine der zentralen Aufgaben der KHK-Forschung.

Sie liefert zumindest näherungsweise wertvolle Hinweise für die Bewertung des Gefährdungsgrads durch KHK. Je mehr Risikofaktoren auf einmal auftreten, desto mehr wächst das Risiko. Umgekehrt profitiert der Einzelne von der Ausschaltung eines Risikofaktors, d. h. er zieht seinen Nutzen (größere Lebenserwartung) aus dem Ablegen gesundheitsgefährdender Verhaltensweisen, welche »Geburt« und Ausdehnung von Gefäßwandverengungen fördern.

Der Stellenwert der einzelnen Risikofaktoren und deren Einfluß auf die Entstehung und auf das Fortschreiten arteriosklerotischer Prozesse ist in zahlreichen Studien überprüft worden. Für die KHK sind ein erhöhtes Blutcholesterin, das Rauchen (insbesondere von Zigaretten) und hoher Blutdruck neben anderen die wichtigsten Risikofaktoren. Welche dramatischen Konsequenzen aus dem Zusammenspiel der drei Risikofaktoren resultieren können, zeigt die nachfolgende Abbildung (S. 74).

**Die klinische Erfahrung zeigt, daß unterschiedliche Muster von Risikofaktoren die Bildungsorte von Gefäßwandverengungen und die Gangart ihrer Entwicklung maßgeblich bestimmen. Die Analyse des Risikofaktorenprofils läßt in Grenzen eine mögliche Prognose für die wahrscheinliche Manifestationsform der Arteriosklerose zu. Das KHK-Risiko vervielfacht sich, wenn gleichzeitig Zigarettenrauchen, hohe Cholesterinspiegel und hoher Blutdruck als Risikofaktoren vorliegen.**

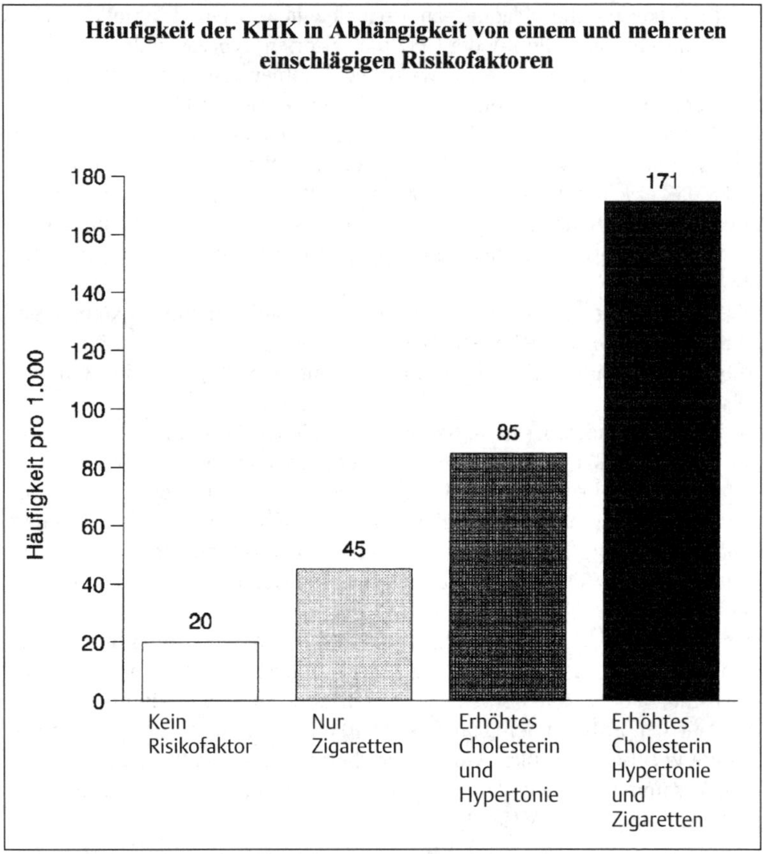


**Abb. 28**

## 4.2.1 Rauchen

Alle Arten des Tabakkonsums gehen mit erhöhter KHK-Häufigkeit einher. Tabakrauch enthält meßbare Mengen an Sauerstoffradikalen und radikalischen Molekülen sowie einer Reihe reaktive Aldehyde, die LDL in seiner Struktur verändern können. Obwohl das Blut von Rauchern nicht mehr Sauerstoffradikale oder Moleküle mit dem Charakter eines Radikals enthält als das von Nichtrauchern, sind die LDL-Fraktionen von Rauchern empfindlicher gegenüber oxidativen Veränderungen. Das Rauchen könnte also gerade bei Menschen mit hohen Cholesterinspiegeln die Bildung von oxidiertem LDL verstärken. Da diese wiederum in der Lage sind, Funktionsstörungen von Endothelzellen hervorrufen, ist es nicht ausgeschlossen, daß Rauchen zumindest die Vorstadien der Atherosklerose begünstigen könnte. Ferner versetzen Raucher ihre Thrombozyten in erhöhte »Einsatzbereitschaft«, was den Verschluß eines Gefäßes begünstigt.

▶ Hier sind insbesondere Raucherinnen, welche die »Pille« einnehmen gefährdet.

Eine besondere Rolle scheint das *Zigarettenrauchen* zu spielen. Ein einziger Zug aus einer Zigarette belastet den Raucher mit etwa 100 Billionen Radikalen. Diese Zahl entspricht einer Eins mit vierzehn Nullen! Zigaretten enthalten aber nicht nur die oben angeführten gefährliche Substanzen, sondern auch Nikotin und Kohlenmonoxyd.

**Nikotin** gehört zu den stärksten gefäßverengenden Krampfgiften. Die aufgenommene Nikotinmenge bewirkt über die Steigerung der Adrenalinausschüttung eine Erhöhung des Blutdrucks, die Anzahl der Herzschläge nimmt zu und die pro Herzschlag geförderte Blutmenge nimmt ab. Daneben können sich bei entsprechender erblicher Veranlagung LDL-Konzentrationen im Blut erhöhen, während sich gleichzeitig die HDL-Partikel im Blut verringern.

**Kohlenmonoxyd (CO)** bindet wesentlich besser an die roten Blutkörperchen als Sauerstoff. Deshalb ist in Anwesenheit von CO der $O_2$-Gehalt des Blutes vermindert, die Pumpleistung des Herzens muß sich erhöhen. Der inhalierte Zigarettenrauch scheint auch mit seiner sehr großen Anzahl organischer Schad-

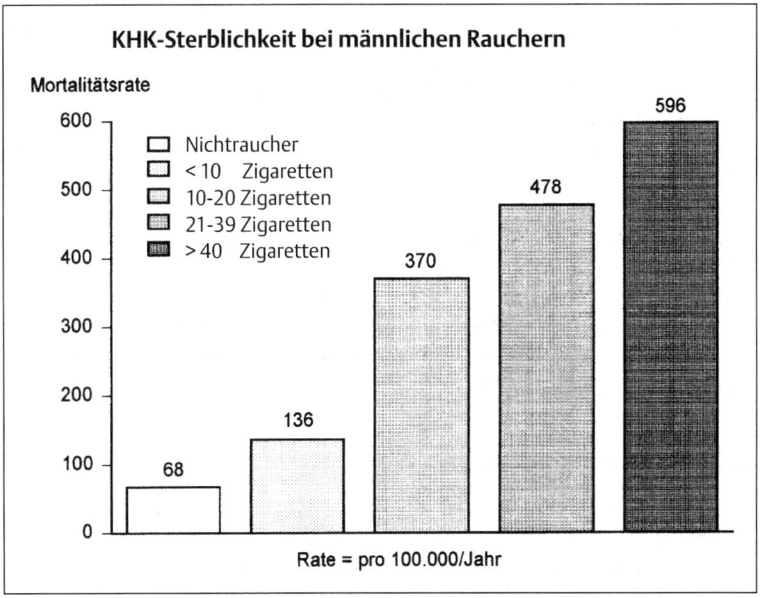


**Abb. 29**

stoffe, die als Radikale wirken können, die LDL-Partikel in ihrer Gestalt so verändern zu können, daß sie den Prozeß der Plaquebildung zumindest fördern.
Je höher die Anzahl der gerauchten Zigaretten, desto größer ist im Vergleich zu Nichtrauchern das KHK-Risiko. Dies gilt für alle Altersgruppen, wobei das Risiko mit wachsendem Alter stets zunimmt.

- ▶ Das Risiko für einen Infarkt oder den plötzlichen Herztod kann sich bei Rauchern gegenüber Nichtrauchern sogar verdreifachen. Daneben scheinen Raucher in Abhängigkeit vom Zigarettenkonsum einen Herzinfarkt zehn bis zwanzig Jahre früher als Nichtraucher zu erleiden.

Schließlich gibt es auch Hinweise auf eine direkte Beziehung zwischen der zeitlichen Vorverlegung des Herzinfarkts und der Anzahl der täglich gerauchten Zigaretten. Ferner sollen Zusammenhänge zwischen dem Zigarettenrauchen und der Cholesterinkonzentrationen im Blut bestehen. Die gesundheitlichen Auswirkungen sind besonders schwerwiegend, wenn bereits vor dem 15. Lebensjahr mit dem Rauchen begonnen wurde.
Es ist so gut wie nie zu spät mit dem Rauchen aufzuhören. Dies gilt für den älteren, noch nicht koronarkranken Mann ebenso wie für KHK-Patienten und natürlich auch für Frauen. Auch eine Reduktion des täglichen Zigarettenkonsums ist bereits sinnvoll. Allerdings ist es eine Milchmädchenrechnung zu glauben, daß sog. »leichtere« Zigaretten einen ähnlichen Effekt mit sich bringen würden. Dem ist nämlich nicht so. Sie enthalten zwar weniger Nikotin, beim Verbrennungsprozeß des Tabaks entstehen aber ebenso aggressive Stoffe wie bei einer »starken« Zigarette.

- ▶ Der Nutzen bei Einstellen des Rauchens ist beeindruckend. Bei Ex-Rauchern nimmt nämlich in Abhängigkeit von der Dauer ihrer Enthaltsamkeit das Risiko, an einem Herzinfakt zu sterben, beträchtlich und sehr schnell ab.

**Rauchen erhöht das KHK-Risiko. Je mehr Zigaretten geraucht werden, desto höher das KHK-Risiko. Nikotin bewirkt eine Konzentrationserhöhung der Streßhormone im Blut und somit indirekt einen Anstieg der Blutfette. Weiterhin wirken viele organische Schadstoffe im Zigarettenrauch als Radikale auf LDL ein und unterstützen dadurch das Plaquewachstum.**

### 4.2.2 Hoher Blutdruck (Hypertonie)

Bluthochdruck steigert das KHK-Risiko bei Männern und Frauen. Während schwere Hypertonie zum Schlaganfall führen kann, muß die sog. *milde* Hypertonie im Zusammenhang mit der KHK gesehen werden. Da erhöhter Blutdruck weder von außen erkennbar ist oder schmerzt, die Patienten sich meist wohl fühlen, wird der Bluthochdruck eher zufällig oder gar nicht festgestellt.

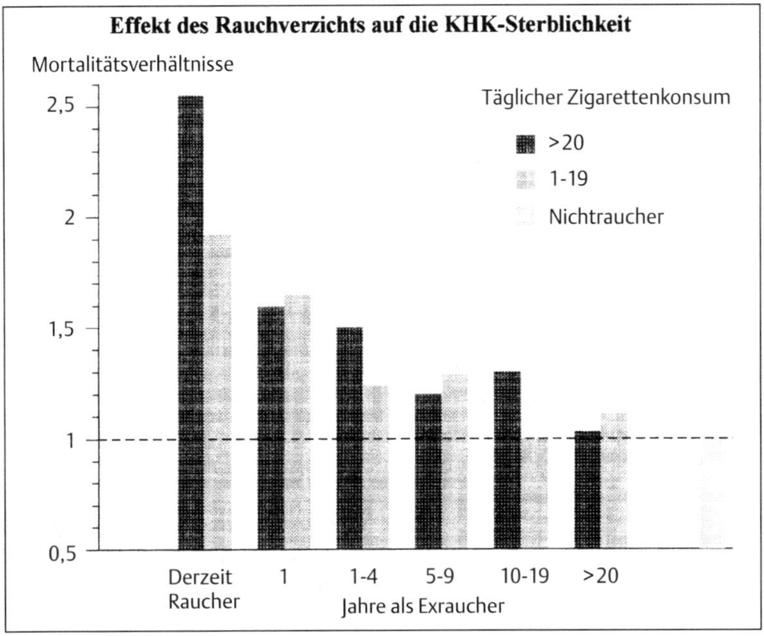


**Abb. 30**

In den Gefäßen fließt das Blut normalerweise ohne Wirbelbildungen mit geringem Energieaufwand. Bei Bluthochdruckpatienten werden infolge unregelmäßiger turbulenter Blutströmungen an den Gefäßverzweigungen Kräfte wirksam, welche die Gefäßwände minimal verletzen und das Eindringen von LDL-Partikeln und Makrophagen begünstigen.
Wie bereits erwähnt, werden Schäden an der Arterienwand der »mobilen Streckenkontrolle« (Thrombozyten) des Blutes »gemeldet«, die als Einsatztrupps zu undichten Stellen in der Arterienwand eilen und sich zusammenlagern. Sie bilden praktisch ein »Pflaster«, das sich auf die schadhafte Stelle legt und diese verschließt. Diese Stellen brechen aber aus noch bisher nicht bekannten Gründen immer wieder auf, weshalb permanent neue »Pflaster« über »alte Pflaster« gelegt werden. Der ständig wiederkehrende »Flickprozeß« kann sich über Jahre hinweg fortsetzen. Die Flickstellen werden in diesen Zeiträumen immer größer und dicker, Kalzium lagert sich ein, sie werden hart und steif. Ihr Wachstum läßt sie immer mehr in das Gefäßlumen hineinragen. Damit verengen sie den Arteriendurchmesser und behindern den normalen Blutfluß. Ferner wird die Wirbelbildung beim Blutfluß weiter gefördert, was das Risiko kleinster Verletzungen der Gefäßwand erhöht.

Das Krankheitsbild des Bluthochdrucks läßt sich nach seinen möglichen Ursachen unterscheiden; nämlich in **primäre** und **sekundäre** Hypertonie.

- **Primärer** oder essentieller Bluthochdruck tritt ohne erkennbare Ursachen auf. Diese Form kommt am häufigsten vor. Oft steht sie in Zusammenhang mit einem erhöhten Kochsalzkonsum.
- **Sekundäre** Hypertonie ist meist mit Erkrankungen der Nieren verbunden.

Schon aus der Beschreibung läßt sich leicht ableiten, daß neben der Behandlung einer Grundkrankheit eine Änderung des Eßverhaltens eine Senkung des Blutdrucks mit sich bringen kann. Der tatsächliche Bedarf an Kochsalz (NaCl) liegt bei etwa 2 Gramm pro Tag, d.h. theoretisch müßten unsere Speisen überhaupt nicht gesalzen werden. Der durchschnittliche Kochsalzverbrauch liegt jedoch bei ungefähr 10–15 Gramm. Dieser übermäßige Verbrauch ist nicht etwa mit dem maßlosem Zusalzen der täglichen Speisen zur Geschmacksabrundung zu begründen, sondern durch die Zufuhr versteckter Kochsalze mit industriell hergestellten Produkten wie beispielsweise Wurstwaren, Brot, Fertiggerichten und Konserven.

**Die milde (geringfügige) Hypertonie ist für die KHK bedeutsam. Durch den erhöhten Bluthochdruck in den Gefäßen werden die Gefäßwände verletzt; LDL und Makrophagen können eindringen. Über die Verringerung des täglichen Kochsalzverbrauchs lassen sich hohe Blutdruckwerte reduzieren.**

### 4.2.3 Zuckerkrankheit (Diabetes mellitus)

In allen Industrieländern erkranken zuckerkranke Männer und Frauen (Diabetiker) häufiger an KHK als Nichtdiabetiker. Alle Arterioskleroseformen sind bei Diabetikern stärker ausgeprägt. Dies mag vielleicht daran liegen, daß schon im Frühstadium der Krankheit Schäden an den kleinsten Gefäßen auftreten. Ablagerungen von Produkten aus dem Zuckerstoffwechsel, Auflockerungen, kleinste Aussackungen und Verdickungen der Blutstrombahnen kennzeichnen diesen Prozeß. Offenbar gehen die Prozesse der Blutgefäßschädigung und die Entwicklung des Diabetes Hand in Hand.

Wird bei Menschen im mittleren Alter (>30 Jahre) ein Diabetes mellitus festgestellt (diagnostiziert), liegen meist infolge von Störungen der Blutzuckerverwertung krankhafte Blutzuckerspiegel vor, die oft von erhöhten Insulinkonzentrationen im Blut begleitet sind. Da Insulin im Organismus nicht aber nur das Eindringen von Insulin in die Körperzellen in Gang setzt, sondern auch Einfluß auf die Ausnutzung von Körper- und Nahrungsfetten hat, können auch diese Prozesse empfindlich beeinträchtigt werden.

Deshalb ist es kein Wunder, daß hohe Insulinspiegel mit Störungen im Umsatz von Blutfetten einhergehen können, die auf lange Sicht Übergewicht und hohen Blutdruck (Hypertonie) nach sich ziehen.

▷ Der Mediziner spricht dann vom *metabolischen Syndrom.*

In der medizinischen Fachliteratur wird das metabolische Syndrom mit einem Eisberg verglichen, dessen kleine Spitzen (Störungen des Fettum- oder abbaus, Hypertonie, Blutzuckerverwertungsstörung und Übergewicht) auf einem breiten Sockel nicht normaler Blutinsulinkonzentrationen ruhen. Höchstwahrscheinlich ist die Kombination dieser Teilfaktoren für ein erhöhtes KHK-Risiko verantwortlich. Deshalb ist eine richtige Blutzuckereinstellung wichtig.

Es besteht der Verdacht, daß ein Viertel der vermeintlich gesunden Bevölkerung chronisch erhöhte Insulinspiegel aufweist. Dies mag einerseits überraschen, aber der Körper gleicht einen Wirkungsverlust des Insulins – warum auch immer – mit einer erhöhten Produktionsrate von Insulin aus. Seine verstärkten »Bemühungen« um eine »Justierung« der Blutzuckerkonzentration nimmt die betreffende Person meist nicht wahr, weil sie keine Schmerzen verursacht. Sie münden aber nach einer überschaubaren Zeit (mehrere Jahre) in die Entwicklung eines Diabetes mellitus, der das KHK-Risiko insgesamt beträchtlich steigert. Daher ist ein gewisses Maß an Selbstbeobachtung notwendig, noch bevor sich die gesamte Palette der klinischen Anzeichen eines metabolischen Syndroms bzw. ein Diabetes mellitus entwickeln, d. h. sich ihr Einfluß auf die Gefäßveränderungen bemerkbar macht.

**Zuckerkranke (Diabetiker) sind eher durch KHK gefährdet als Nichtdiabetiker. Diabetiker weisen schon im Frühstadium ihrer Krankheit Schäden an den Gefäßen auf. Sehr wahrscheinlich steigern Bluthochdruck, erhöhte Blutfettwerte und Übergewicht das KHK-Risiko.**

### 4.2.4 Übergewicht

Übergewicht für sich alleine scheint eine relativ geringe Bedeutung für die KHK-Entstehung zu haben, wenn andere Risikofaktoren fehlen. Es begünstigt aber die Entstehung anderer KHK-Risikofaktoren und vergrößert deren Einflußmöglichkeiten. So tendieren Übergewichtige beispielsweise gehäuft zu Hypertonie, zu Zuckerkrankheit und/oder hohen Blutfettwerten. In diesem Zusammenhang ist das Übergewicht gewissermaßen als Verstärker des KHK-Risikos durchaus zu den Risikofaktoren zu zählen. Durch Gewichtsreduktion verlieren die genannten Risikofaktoren oft an Bedeutung.

Die Form des Übergewichts scheint im Hinblick auf die KHK auch eine Bedeutung zu haben. So sollen Männer mit bauchbetontem Fettansatz (»männliche« Fettsucht) mehr durch KHK gefährdet sein als Männer, deren Fettpolster mehr als »Ring um die Hüfte« konzentriert sind (»weibliche« Fettsucht). Desgleichen waren bei ihnen auch vermehrt eine Hypertonie oder erhöhte Blutfettwerte anzutreffen.

Als Faustregel für das Errechnen des Normalgewichts sind folgende Indices über entsprechende Formeln leicht zu berechnen. Sie können wenigstens annäherungsweise Auskunft über das Ausmaß des Übergewichts geben: der **Broca-Index** und der **Body-Mass-Index.**
Wegen seiner leichten Handhabung ist die Bestimmung des Übergewichts mithilfe des Broca-Index am weitesten verbreitet. Er hat jedoch den Nachteil, daß er nichts über die regionale Fettverteilung oder die Körperfettmasse aussagt und nur bei Größen zwischen 1,60 und 1,80 Meter für die Abschätzung des Übergewichts anwendbar ist.

| *Broca-Index:* |
|---|
| Normalgewicht in kg = Körpergröße (in cm) minus 100 |
| BEISPIEL: 174 cm – 100 = 74 kg |

**»Weibliche« und »männliche« Fettverteilung**

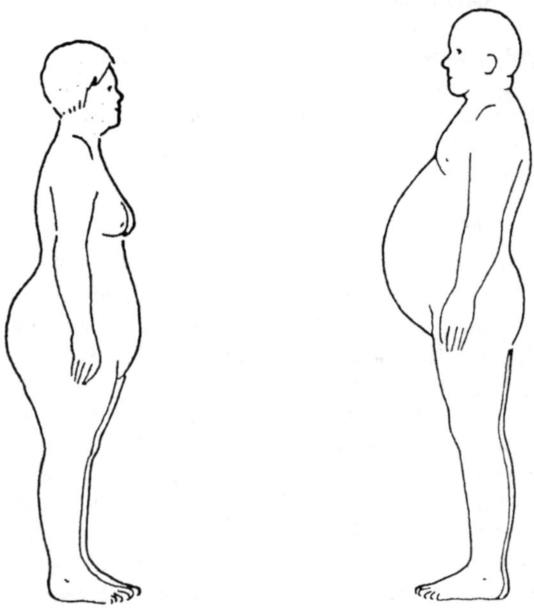

**Abb. 31**

Wesentlich geeigneter zur Feststellung des Übergewichts ist der Body-Mass-Index (BMI). Er errechnet sich nach folgender Formel:

$$\text{BMI} = \frac{\textbf{Körpergröße in kg}}{(\textbf{Körpergröße in Metern})^2}$$

- Der Normalwert für den Body-Mass-Index liegt bei Frauen und Männern bei ca. 25. Er erhöht sich mit zunehmendem Alter meist um 5–10%.

Es ergaben sich sogar Hinweise, daß der BMI-Wert mit den Blutfettkonzentrationen (Triglyceride, Cholesterin) und dem Blutdruck in Zusammenhang steht. Zudem ist er unabhängig vom Geschlecht, der Nationalität oder regionalen Besonderheiten.

- Die Beseitigung des Übergewichts und das Erreichen des Normalgewichts ist ein zentrales Ziel zur Minderung des KHK-Risikos. Dies kann durch die Änderung von Ernährungsgewohnheiten und körperliche Aktivität als unterstützende Maßnahme erreicht werden. Hierbei muß man berücksich-

**Errechnung des BMI-Wertes für Frauen und Männer**

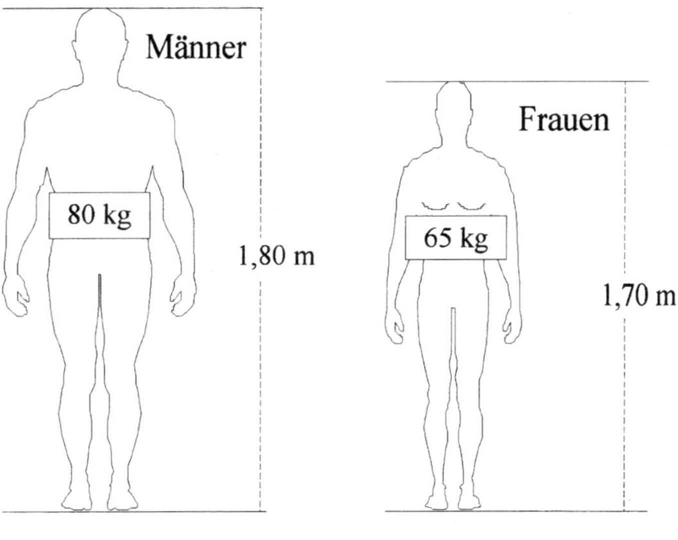


$$\frac{80\ \text{kg}}{(1{,}80\ \text{m})^2} = 24{,}6 \qquad \frac{65\ \text{kg}}{(1{,}70\ \text{m})^2} = 22{,}5$$

**Abb. 32**

tigen, daß die Willenskraft des Übergewichtigen zur Reduktion seiner Körpermasse von Person zu Person sehr unterschiedlich ist. Eine dauerhafte körperlich aktive Lebensweise muß nicht nur in den Alltag des Betroffenen »passen«, sondern auch dem Alter, dem Geschlecht, der sozialen Stellung und dem kulturellen Hintergrund sowie dem jeweiligen Gesundheitszustand Rechnung tragen. Daneben ist es wichtig, daß der einzelne Spaß an seiner körperlichen Bewegung verspürt. Dies schließt die Wahl einer geeigneten Sportart, deren Kosten und Verletzungsrisiko möglichst gering sind, mit ein. Letztendlich können auch Freunde und Verwandte ihren Teil dazu beitragen, daß sportliche Aktivitäten im Tagesablauf der Übergewichtigen einen festen Platz einnehmen.

**Übergewicht alleine hat für die Entwicklung einer KHK eine eher untergeordnete Bedeutung. Sein Stellenwert als Einflußfaktor auf die KHK liegt in der Förderung und Vertärkung anderer Risikofaktoren. Daher ist die Körpergewichtsreduktion ein zentrales Ziel zur Minderung des KHK-Risikos. Als Hilfsmittel zur Bestimmung des Übergewichts eignet sich am besten der Body-Mass-Index (BMI). Anhand dieser leicht berechenbaren Größe läßt sich die tatsächliche Körperfettmasse besser bestimmen als mit dem Broca-Index. Er bietet den Vorteil, daß seine Werte in Beziehung zu anderen KHK-Risikofaktoren stehen.**

### 4.2.5 Familiengeschichte (erbliche Belastung)

Eine bedeutende Rolle im Entstehen und im Fortschreiten arteriosklerotischer Prozesse im Bereich der Herzkranzgefäße spielen sowohl umweltbedingte als auch vererbbare (genetische) Faktoren. Das heißt, daß nicht nur die Lebens- und Ernährungsgewohnheiten Einfluß auf die Entwicklung einer KHK nehmen, sondern auch familiär vererbte Faktoren. Angesichts der vielfältigen Ursachen der koronaren Herzerkrankung konnten eindeutige Daten für verschiedene vererbbare Faktoren herausgearbeitet werden, die bei »KHK-Familien« sehr häufig auftreten. Hierzu gehören die individuelle Höhe der LDL-Blutspiegel, die Gesamtcholesterin-Konzentrationen im Blut, die Zusammensetzung der einzelnen Lipoproteinklassen sowie angeborene Defekte an LDL-Rezeptoren. Da Defekte an LDL-Rezeptoren die häufigste Ursache für hohe Cholesterinwerte im Blut sind und das Arterioskleroserisiko erheblich steigern, sollen diese näher beleuchtet werden.

Der LDL-Rezeptor ist, wie bereits erwähnt, aus fünf Proteinbauteilen zusammengesetzt, die durch eine Vielzahl verschiedener Abschnitte auf der Erbsubstanz verschlüsselt (codiert) werden. Treten bei der Decodierung dieser Abschnitte Fehler auf oder ist die Erbsubstanz aufgrund einer abnormen Veränderung des Genmaterials (Mutation) »defekt«, können diese Abschnitte auf dem Erbmaterial, welche die »Baupläne« für den LDL-Rezeptor enthalten, nicht richtig abgelesen und umgesetzt werden. Die Folgen sind dann eine nicht ausreichende Produktion von LDL-Rezeptoren oder aber Funktionsstörungen der Rezeptoren aufgrund von »geplanten Produktionsfehlern«.

Am häufigsten (etwa 50% der Fälle) findet sich ein **Rezeptormangel** (schon von Geburt an ist die Anzahl der LDL-Rezeptoren vermindert). In anderen Fällen kann der Rezeptor zwar aufgebaut, aber nicht in die Membran eingebaut werden, da »zweitklassige« Bindungsstellen des LDL-Rezeptors (4. Domäne) keine Verankerung von Rezeptoren ermöglichen. Die Folge ist eine Störung des Lipoproteinstoffwechsels, die sich in abnorm hohen LDL-Cholesterinwerten im Blut zeigt (⇒ LDL wird in nur ungenügender Menge aus dem Blut entfernt). Deshalb können sich arteriosklerotische Veränderungen der Gefäße um so früher entwickeln, je geringer die Anzahl der funktionstüchtigen LDL-Rezeptoren ist. Wenn diese Defekte innerhalb bestimmter Familien häufiger vorkommen, handelt es sich um eine *familiäre Hypercholesterinämie.*

Ein ganz anderes, aber nicht minder wichtiges Beispiel für den Einfluß des Erbmaterials auf die KHK-Häufigkeit, ist die Höhe des **Lipoprotein (a)-Plasmaspiegels.** Dieser ist genetisch festgelegt. So haben Chinesen durchweg niedrigere Lipoprotein (a)-Plasmaspiegel als Sudanesen oder Weiße. Als Richtgröße für die Konzentration von Lipoprotein (a) wird ein Grenzwert von 30 mg pro 100 ml Blut angegeben. Hohe Lipoprotein (a)-Plasmaspiegel verhalten sich zum Risiko durch hohes LDL-Cholesterin *additiv*, d. h. ein Patient mit hohem LDL-Spiegel im Blut und gleichzeitig erhöhtem Lipoprotein (a) ist durch die KHK besonders gefährdet. Als Begründung für die Atherogenität (pro-arteriosklerotische Funktion) des Lipoproteins (a) könnten folgende Befunde dienen:

- Lipoprotein (a) ist in arteriosklerotischen Plaques oft vertreten. Sein Bestreben sich dort anzusiedeln, ist wesentlich stärker ausgeprägt als beim LDL-Cholesterin.
- Das Apolipoprotein (a) behindert durch seine Bindung an das LDL seinerseits die Bindung des LDL an den LDL-Rezeptor.

Diese Umstände zeigen, daß sehr intensiv nach ganz »persönlichen« Risikofaktoren gefahndet werden muß. Dadurch ist es möglich, gegebenenfalls durch Früherkennung und konsequente Ausschaltung von Risikofaktoren den Krankheitsverlauf der KHK zu zügeln. Da der Mensch traditionelle familieneigene Verhaltensweisen (z. B. Ernährung, Rauchgewohnheiten) mit seiner Erziehung weiterführt, heißt es u. a. auch diese schon »frühzeitig« zu beeinflussen.

**Einige KHK-Risikofaktoren sind in manchen Familien häufiger anzutreffen als bei anderen. Es wird vermutet, daß diese »KHK-Familien« erblich vorbelastet sind und/oder ihre familieneigenen Lebensweisen eher zur KHK-Gefährdung führen. Ein Beispiel liefert hier die Konzentration von Lipoprotein (a) im Blut.**

### 4.2.6 Homocystein

Nur etwa die Hälfte aller Herz-Kreislauf-Erkrankungen lassen sich durch die genannten klassischen Risikofaktoren erklären. Seit einigen Jahren erhärtet sich der Verdacht, daß Homocystein ein **unabhängiger KHK-Risikofaktor** ist.

▷ Ungefähr zehn Prozent des KHK-Risikos sind auf erhöhte Spiegel an Homocystein im Blut zurückzuführen.

Dennoch hält nur ein kleinerer Teil der Allgemeinmediziner, Internisten und praktischen Ärzte die Bestimmung des Homocysteinspiegels im Blut für erforderlich.

Homocystein kann nicht mit der Nahrung zugeführt werden, sondern entsteht als kurzlebiges Zwischenprodukt (»Zwischenaminosäure«) im Rahmen der normalen Stoffwechselprozesse aus der Aminosäure Methionin. Die toxische »Zwischenaminosäure« kann über einzelne enzymgesteuerte Zwischenschritte entweder wieder zu Methionin oder zu einer anderen Aminosäure, dem Cystein, umgesetzt werden. In dieser Funktion stellt Homocystein in gewisser Weise den Aufbau der genannten schwefelhaltigen Aminosäuren sicher.

Die Stoffwechselwege des Homocysteins stehen unter dem Einfluß von Vitaminen der B-Gruppe (Vitamin $B_{12}$, Vitamin $B_6$, Folsäure). Unter Umständen

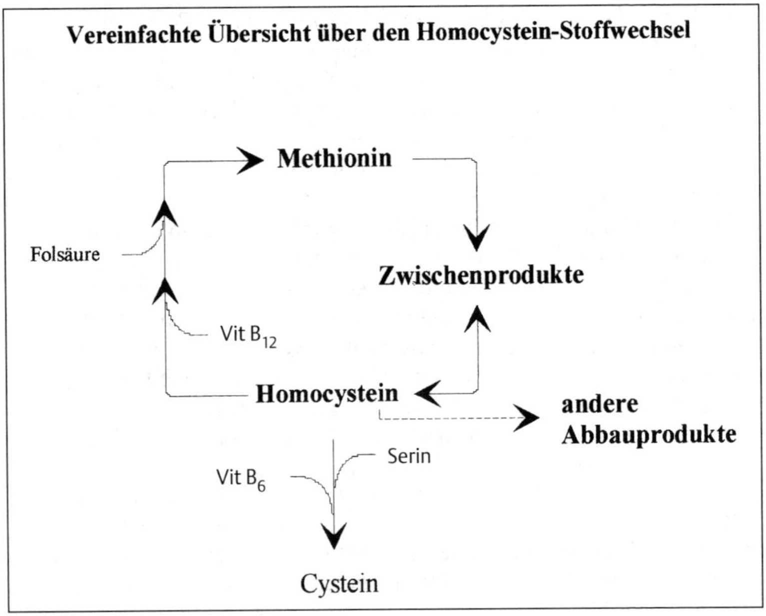


**Abb. 33**

spielen aber auch noch andere Vitamine am enzymatischen Umsatz des Homocysteins eine Rolle. Während Folsäure an der Synthese von Methionin teilnimmt, assistiert Vitamin $B_{12}$ (Cobalamin) als ein unentbehrlicher und forcierender Faktor (Co-Enzym) bei dieser Reaktion. Zum Umbau des Homocysteins in Cystein ist Vitamin $B_6$ (Pyridoxin) notwendig. Störungen dieser Stoffwechselschritte lassen die Konzentrationen des Homocysteins im Blut anwachsen.

Normalwerte für Homocystein-Konzentrationen im Blut sind bisher nicht einheitlich festgelegt worden. Sie werden genetisch vererbt und sind in einem gewissen Rahmen von Person zu Person unterschiedlich hoch. Daneben sind bestimmte Erkrankungen (z. B. eingeschränkte Nierenfunktion) und das Alter eines Menschen maßgeblich für die Höhe des Homocystein-Gehalts im Blut verantwortlich.

▷ Nach den Auswertungen verschiedener Datensätze aus entsprechenden Studien wurde ein Schwellenwert von 12 µmol Homocystein pro Liter Blut vorgeschlagen. Dessen Überschreitung wird heute im allgemeinen mit einer Hyperhomocysteinämie gleichgesetzt.

Dies heißt aber partout nicht, daß Homocysteinspiegel über diesem »kritischen« Wert auch sicher ein erhöhtes KHK-Risiko anzeigen, da Personen mit derartig hohen Homocysteinniveaus im Blut nicht in jedem Fall an einer Arteriosklerose leiden müssen. Tatsache ist aber, daß mit steigendem Bluthomocysteingehalt auch die Gefahr einer frühzeitigen Entwicklung einer Arteriosklerose wächst.

▷ Berechnungen haben ergeben, daß sich mit jeder Erhöhung des Homocystein-Spiegels um 5 µmol (~ 0,68 mg) das KHK-Risiko bei Männern um 60 Prozent bei Frauen um 80 Prozent erhöht.

▷ Auffällig ist, daß das »starke Geschlecht« höhere Homocysteinwerte aufweist als Frauen. Allerdings steigen die Blutkonzentrationen dieser toxischen Aminosäure bei beiden Geschlechtern mit zunehmendem Alter an.

Es ist nicht auszuschließen, daß dies mit altersbedingten Funktionsveränderungen im Vitaminstoffwechsel wichtiger Organe (Malabsorptionen, Störungen im entero-hepatischen Kreislauf) oder mit ernährungsbedingten (nutritiven) Faktoren zusammenhängt.

Hohen Homocystein-Spiegeln im Blut liegen im allgemeinen vererbte Funktionsstörungen bestimmter Enzyme zugrunde oder die Versorgung mit den drei Vitaminen der B-Gruppe ist grenzwertig (gerade noch ausreichend). Unbehandelt führen diese Störungen im Stoffwechsel des Homocysteins neben anderen Komplikationen sehr wahrscheinlich zu frühzeitigen atherosklerotischen Veränderungen der Gefäßwand.

Bekannt ist, daß die Homocystein-Konzentrationen im Blut nicht nur von Erbfaktoren, dem Alter und von bestimmten Erkrankungen abhängig sind. Sie stehen scheinbar auch in Beziehung zu einer Reihe von Risikofaktoren der KHK. So lassen neuere Forschungsberichte deutliche Beziehungen zwischen dem kombinierten Einfluß des Alters, Geschlechts sowie dem Tabakkonsum und dem Homocysteinspiegel im Blut herstellen. Umgekehrt lassen sich Homocysteinkonzentrationen im Blut über vermehrte körperliche Aktivität senken.

Der Anstieg des Homocysteins ist oft mit einer unzureichenden Versorgung mit den Vitaminen $B_{12}$, $B_6$ und Folsäure verbunden. Allgemein läßt sich eine inverse Beziehung des Homocysteinspiegels zu den drei Schlüsselvitaminen herstellen. Für gesunde Menschen, d. h. Personen ohne vererbte Störungen im Homocysteinstoffwechsel ist scheinbar eine vollwertige, abwechslungsreiche Ernährung ausreichend, um »vernünftige« Homocysteinkonzentrationen im Blut zu stabilisieren. Erworbene Störungen, wie z. B. Vitaminmangelsituationen (im Blut und in der Zelle), welche als Folge von Malabsorptionssyndromen (fehlerhafte Nährstoffresorption verschiedener Ursache), Erkrankungen oder einer Arneimitteltherapie entstehen, können einen suboptimalen (grenzwertigen) Status mit Cofaktoren und Coenzymen des Homocystein-Metabolismus begründen und eine Anhäufung der aller Wahrscheinlichkeit nach atherogenen, nicht essentiellen Aminosäure im Plasma hervorrufen.

Die theoretisch erarbeiteten Grundlagen zur Rolle des Homocysteins im Atheroskleroseprozeß lassen deutlich erkennen, daß es neben den bisher eindeutig definierten Risikofaktoren der KHK eine zusätzliche, nicht zu unterschätzende Gefahrenquelle für Gefäßschädigungen darstellt. Trotzdem läßt sich aufgrund des derzeitig leider nicht ausreichend verfügbaren Datenmaterials nur vermuten, daß das KHK-Risiko mit dem Vorliegen einer Hyperhomocysteinämie ansteigt.

**Homocystein, eine Aminosäure, welche nicht mit der Nahrung aufgenommen wird, steht seit einigen Jahren in Verdacht, atherosklerotische Gefäßwandveränderungen zu fördern. Die vom menschlichen Organismus gebildete, kurzlebige und toxische Überträgersubstanz von Einkohlenstoffgruppen ($C_1$-Körper) dient der Synthese von schwefelhaltigen Aminosäuren (Methionin, Cystein). Ihre Stoffwechselwege stehen unter dem Einfluß von Schlüsselvitaminen, die alle der Vitamin B-Gruppe (Vitamin $B_{12}$, Vitamin $B_6$, Folsäure) angehören.**
**Hohe Gesamthomocysteinwerte im Blut (Hyperhomocysteinämie) sind nicht einzig das Ergebnis von ererbten Enzymdefekten, sondern sie können ebenso Ausdruck einer ungenügenden Versorgung mit den drei Schlüsselvitaminen sein. Sie führen unbehandelt zu frühzeitigen atherosklerotischen Veränderungen an der Gefäßwand. Scheinbar steht die Hyperhomocysteinämie auch in Beziehung zu einer Anzahl von KHK-Risikofaktoren (z. B. Tabakkonsum, Alter, Geschlecht).**
**Obwohl vielfältige theoretische Modellvorstellungen zur pro-atherosklerotischen Funktion von Homocystein auf molekularer Ebene vorgeschlagen worden sind (sicherlich fördert es auf mehreren Ebenen den atherosklerotischen Umbau der Gefäßwand), steht deren eindeutiger Beweis noch aus. Allerdings legt die bisherige epidemiologisch ermittelte Datenfülle einen Zusammenhang zwischen der Hyperhomocysteinämie und dem KHK-Risiko nahe.**

### 4.2.7 Streß

Von Streß wird gesprochen, wenn ein Ungleichgewicht zwischen den Anforderungen an einen Menschen und der Art und Weise, wie er diesen entgegentritt und verarbeitet, besteht.

▶ Ein streßloses Leben ist weder möglich noch erstrebenswert. Dies können schon Schulkinder bestätigen.

Heute wird zwischen dem sog. *Eustreß* und *Distreß* unterschieden.

- Beim **Eustreß** folgt auf eine Belastung auch wieder eine Erleichterung (Erholung). Diese Streßart wird sogar als wohltuend empfunden, ist gesund und dem Menschen seit der Frühzeit bekannt. In der frühen Menschheitsgeschichte folgte auf die Jagd normalerweise auch eine Entspannungsphase.
- Im Laufe der Entwicklung der heutigen Zivilisation ist eine zweite Streßart entstanden, der **Distreß.** In der Regel ist diese Streßform gemeint, wenn im Alltag von Streß gesprochen wird. Er bezeichnet längerfristige höchste Anforderungen an den Körper, die Erholungspausen nicht mehr erlauben. Hier wird die Höchstbelastung zum Dauerzustand. Die körperlichen Energiequellen werden aufgebraucht und nur ungenügend wieder aufgefüllt, es bleibt ein Zustand von Anspannung und Belastung erhalten.

Der »westliche Lebensstil« bringt eine Reihe zunehmender Spannungen mit sich, die als Risikofaktor für koronare Herzerkrankungen diskutiert werden. Herzinfarktpatienten selbst halten sehr oft den Streß für den auslösenden Faktor ihres »Malheurs«. Berufliche Streßsituationen mit hohen Leistunganforderungen könnten tatsächlich in Kombination mit weiteren Risikofaktoren eine gewisse Bedeutung für ein KHK-Ereignis haben. Streß äußert sich in der Stimulation von »Alarmmechanismen«, Streßhormone werden in den Blutkreislauf entlassen, woraufhin die Energiereserven mobilisiert werden. Hierdurch erhöhen sich z. B. die Herzschläge pro Minute und der Blutdruck steigt an. Es darf allerdings nicht vergessen werden, daß der persönliche Standpunkt über die Reaktionsweise auf eine bestimmte Situation entscheidet. Dieser bestimmt nämlich über die »Anregung« von Alarmmechanismen und somit über das Ausmaß der Streßbelastung.
Es besteht noch keine Einigkeit darüber, welchen genauen Stellenwert dem Streß tatsächlich beizumessen ist (die Streßbewältigung ist bei jedem Menschen anders zu bewerten) möglicherweise kann er unter der Berücksichtigung der Summe anderer Risikofaktoren und bestehender Gefäßwandverengung durchaus große Bedeutung haben.

**Das Ungleichgewicht zwischen den Anforderungen an einen Menschen und der Art und Weise, wie er diesen entgegentritt und sie verarbeitet, wird als Streß bezeichnet. Sein Stellenwert als Risikofaktor ist zwar noch strittig, in Kombination mit bestehenden Risikofaktoren scheint er aber große Bedeutung zu haben.**

### 4.2.8 Geschlecht

Vor der altersbedingten hormonellen Umstellung (Klimakterium, Menopause) erkranken Frauen seltener an KHK als Männer. Eine Ausnahme sind Zuckerkranke. Scheinbar verfügen Frauen vor dem Klimakterium über einen natürlichen »Hormonschutzschirm«. Dieser mag die Vorgänge der Blutgerinnung, den Fettstoffwechsel (HDL ↑; LDL ↓) und die Blutgefäßwände günstig beeinflussen. So wäre zu erklären, weshalb manche Frauen bei einem frühen Eintritt der Menopause eher an KHK versterben als andere, die erst später geringe Östrogenspiegel aufweisen. Nach den Wechseljahren fällt die Schutzfunktion der Hormone weg. Dann tragen Frauen das gleiche, wenn nicht sogar ein höheres KHK-Risiko wie Männer.
Im Durchschnitt manifestiert sich eine KHK in Form eines Herzinfarkts bei Frauen im Vergleich zu Männern häufig erst 10 bis 15 Jahre später. Allerdings sind ihre Überlebenschancen im Falle seines Eintritts wesentlich schlechter als in der »Herrenwelt«. Die Gründe hierfür liegen einmal in dem oft höheren Alter der Frauen, die meist noch an anderen, zusätzlichen Krankheiten leiden. Außerdem kündigt sich der Infarkt bei Frauen häufiger mit Übelkeit, Erbre-

chen und Schmerzen im Schulterbereich als bei Männern an. Dies birgt wiederum die fatale Gefahr einer ärztlichen Fehldiagnose (Magen-Darm-Erkrankungen) in sich. Ob ein zeitlich verzögertes KHK-Ereignis bei Frauen aber wirklich auf den veränderten Hormonhaushalt nach dem Klimakterium zurückzuführen ist, bleibt noch zweifelhaft, da mit zunehmendem Alter sich ebenso die Lebensweise ändern kann.

**Vor den Wechseljahren haben Frauen, bedingt durch ihren hormonellen Schutz, ein geringeres KHK-Risiko als Männer. Nach dem Klimakterium ändert sich die Lage aber deutlich. Dann sind die Frauen mindestens im gleichen Maße gefährdet, an KHK zu erkranken wie Männer. Hinzu kommt, daß die sichere Diagnose eines Herzinfarkts bei Frauen schwieriger zu stellen ist und deren Überlebenschancen geringer sind.**

# II.
# Vitamine und Vitaminoide – Bürgen eines gesunden Herzens

# 5. Schutzfunktion antioxidativer Vitamine bei der KHK

Im ersten Teil des Buches ist ausführlich dargestellt worden, daß die Erkrankung der Herzkranzgefäßwände nicht das Ergebnis einer Einzelursache ist, sondern daß eine ganze Fülle von Faktoren den Ablauf der Gefäßwandveränderungen am Herzen bestimmen können. Die Entdeckung der freien Radikale ist nur ein weiterer Mosaikstein, der zum Verständnis des Krankheitsprozesses an den Gefäßwänden beiträgt.

Keine noch so gut organisierte Abwehr arbeitet fehlerlos. Deshalb ist es zumindest denkbar, daß LDL und Gefäßwandzellen mit Radikalen »bombardiert« werden. Halten diese Angriffe über längere Zeit an oder sind Gefäßwandzellen und LDL besonders oft Attacken von Radikalen ausgesetzt, so sind wenigstens Veränderungen im LDL-Aufbau, Zellschäden, oder gar Zelltod zu erwarten, die als Wegbereiter für krankhafte Veränderungen an der Arterienwand dienen.

Der menschliche Organismus hat im Laufe der Evolution (= stammesgeschichtliche Entwicklung) Mechanismen entwickelt, die »Jagd« auf Radikale machen, um sie »einzufangen" und ihre schädlichen Wirkungen einzugrenzen. Ähnlich könnte der Abschuß von Raubtieren (Radikale) gesehen werden, die sich aufgrund fehlender natürlicher Feinde (Abwehrmechanismen) unkontrolliert vermehren, dadurch die Anzahl anderer Tiere und/oder die Vielfalt der Pflanzenwelt (Gefäßwandzellen, LDL) gefährden und hierdurch den Waldbestand insgesamt (Arteriengewebe, LDL-Lipoproteine) bedrohen.

Die Schutzmechanismen des Organismus lassen sich in *nicht beeinflußbare* und *beeinflußbare* Gruppen einteilen. Zu der nicht beeinflußbaren Gruppe zählen *körpereigene Abwehrsysteme gegen Radikale* (Enzyme), deren Effizienz wenig oder gar nicht gesteigert werden kann. Die Gruppe der beeinflußbaren Abwehr läßt sich als ein *Spektrum von Schutzsubstanzen* auffassen, die dem Körper *von außen zugeführt* werden müssen, um die Radikalabwehr zu optimieren. Ein Bestandteil dieser Schutzsubstanzen sind die *antioxidativ wirksamen Vitamine.*

## 5.1 Nicht beeinflußbare Schutzmechanismen gegen freie Radikale

Der Organismus verfügt über Schutzmechanismen gegen Radikale innerhalb und außerhalb der Zelle. In beiden Fällen schützen Proteine (Eiweiße) vor dem negativen Einfluß freier Radikale. Diese könnten als abgestufte Schutzbarrieren verstanden werden, die wirken, noch bevor irgendein Zellschaden eintreten kann bzw. sie halten bereits entstandenen Schaden in Grenzen.

Außerhalb der Zelle, also im flüssigen Anteil des Blutes, besteht der Schutz darin, daß Metalle (z.B. Eisen und Kupfer) in eine »Proteinzwangsjacke« gesteckt werden, die jede Reaktionsbereitschaft mit reaktiven Sauerstoffverbindungen unterbindet, die freie Radikale liefern würde. Es könnte gesagt werden, es wird dafür gesorgt, daß sie ihre »Bewegungsfreiheit« verlieren und sich deshalb »friedlich« verhalten. Befreien sich Metalle aus ihrem »fesselnden Anzug«, bilden sie mit reaktiven Sauerstoffverbindungen freie Radikale. Dann treten andere Blutproteine auf den Plan, die als »Feuerlöscher« fungieren und Radikale direkt entschärfen. Somit sind zwar Zellschäden nicht ausgeschlossen, ihr Ausmaß bleibt jedoch begrenzt.

**Tab. 7**
**Schutzfaktoren gegen Freie Radikale außerhalb der Zelle**

| **Protein** | **Funktion** |
|---|---|
| Ceruloplasmin | bindet Eisen<br>reagiert mit $O_2^-$ |
| Transferrin | bindet Eisen |
| Albumin | bindet Kupfer und Eisen<br>neutralisiert OH° |

Innerhalb der Zellen werden Proteine, in Form von Enzymen, gegen freie Radikale wirksam. Sie sind darauf spezialisiert, hochreaktive freie Radikale oder deren Vorstufen in harmlose oder weniger reaktive Produkte zu zerlegen. Damit Enzyme auch effizient ihre Aufgabe erfüllen können, werden sie oft von Co-Faktoren unterstützt. Co-Faktoren sind entweder Metalle oder Nicht-Protein-Verbindungen. Erst der Co-Faktor und der Proteinanteil bilden die voll funktionstüchtige Enzymeinheit. Genauso wie ein Tennisspieler nur gegnerische Bälle abwehren kann, wenn er einen Tennisschläger in der Hand hält. Beispielsweise benötigt die *Glutathion-Peroxidase* (Tennisspieler) als Co-Faktor (Tennisschläger) Selen, um Radikale (gegnerische Bälle) abzuwehren. Selen ist ein Metall, das in unseren Nahrungsmitteln nur in geringsten Mengen vorkommt. Wird der Körper nicht ausreichend mit Selen versorgt, kann das Enzym Glutathion-Peroxidase nicht optimal arbeiten und folglich Radikale nicht in entsprechendem Ausmaß unwirksam machen. Selen ist also nur im weiteren Sinne als Schutzfaktor gegen Radikale zu betrachten.

Tab. 8
Enzymatische Schutzfaktoren gegen Freie Radikale in der Zelle

| Enzym | Funktion |
|---|---|
| Superoxiddismutase (SOD) | zerlegt $O^{2-}$ |
| Katalase | zersetzt $H_2O_2$ |
| Glutathion-Peroxidase,<br>Glutathion | zersetzt $H_2O_2$<br>zersetzt Peroxidradikale |

**Nicht beeinflußbare Schutzsysteme des Körpers gegen Radikale sind sowohl innerhalb als auch außerhalb der Zelle wirksam. Außerhalb der Zelle bilden sie mit speziellen Proteinen einen »Konkon«, binden Metalle darin und halten sie von Sauerstoff fern. Somit sollte eigentlich die Produktion freier Radikale ausgeschlossen sein. Brechen freie Radikale aus ihrem »Gefängnis« dennoch aus, werden Bluteiweiße sozusagen als Polizei und Jäger freier Radikale aktiv und eliminieren als zweite Abwehrfront die Radikale, die aus der Reaktion von Metall und Sauerstoff entstanden sind. Innerhalb der Zelle existieren hochspezifische Enzyme, die freie Radikale oder deren Vorläufer in ungefährliche Einzelprodukte zerlegen. Diese Enzyme setzen sich oft aus einem Proteinanteil und einem Metall bzw. Nicht-Protein-Molekül zusammen.**

## 5.2 Beeinflußbare Schutzmechanismen gegen freie Radikale

Nach heutigem Wissen trägt eine ganz entscheidende Gruppe von Substanzen zum Schutz vor Radikalen bei: *die antioxidativ wirksamen Vitamine.* Da sich über ihre vermehrte Zufuhr die Möglichkeit bietet, den Wirkungsgrad des Radikalabwehrsystems zu verbessern, können sie als Bestandteile von beeinflußbaren Schutzmechanismen verstanden werden.

### 5.2.1 Was sind »Vitamine«?

Der Begriff »*Vitamin*« wurde Anfang dieses Jahrhunderts geprägt. Bei experimentellen Forschungen im Bereich der ernährungsabhängigen Krankheiten wurden *lebensnotwendige* organische Verbindungen ermittelt, von denen angenommen wurde, daß sie der Stoffgruppe der *Amine* angehören (diese chemischen Verbindungen enthalten Stickstoff). Deshalb wurden diese Stoffe Vitamine (Vita = Leben und amin = Stickstoff) genannt. Obwohl im Laufe der Zeit bekannt wurde, daß nicht alle Vitamine auch tatsächlich Stickstoff enthalten, wurde ihr Name beibehalten.

▷ Der Organismus kann Vitamine entweder gar nicht oder nur in unzureichender Menge selbst herstellen. Deshalb muß der Mensch Vitamine mit der Nahrung entweder als solche oder in Form von Vorstufen (Provitaminen) aufnehmen. Provitamine kann der Körper dann selbst in das aktive Vitamin überführen.

Es gibt *wasserlösliche* und *fettlösliche Vitamine.* Deshalb lassen sie sich verschiedenen chemischen Stoffgruppen zuordnen, die weder in ihren chemischen Eigenschaften noch in ihren Funktionen Gemeinsamkeiten aufweisen. Sie können sich auch nicht in ihren individuellen Aufgaben gegenseitig vertreten. Bekannt sind nur ganz spezielle biochemische Prozesse, in denen sich Vitamine in ihrer Wirkung ergänzen können.

Das *Bezeichnungssystem für Vitamine* mit Buchstaben und einem Zahlenindex ist heute unbefriedigend. Es stammt aus einer Zeit, als ihr chemischer Aufbau noch nicht in allen Einzelheiten bekannt war. Eigenständige Vitamine wurden mit ihren Abkömmlingen und verschiedenen Verbindungen einer bestimmten Vitamingruppe zusammengefaßt. Außerdem weist dieses Bezeichnungsprinzip Lücken auf. Beispielsweise sind heute Begriffe wie $B_3$, $B_4$, $B_5$, $B_7$, $B_8$, $B_9$, $B_{10}$ weitestgehend aus der Literatur verschwunden. Sie kennzeichneten teilweise Substanzen, von denen man früher annahm, daß sie spezifische Vitaminwirkungen haben. Die gewaltigen Fortschritte molekularbiologischer Forschungsmethoden führten aber zur Aufklärung ihrer chemischen Strukturen und widerlegten zum Teil ihren Vitamincharakter.

Vitamine tragen heute unverwechselbare chemische Namen. Diese sollten verwendet werden, wenn es sich eindeutig um Einzelsubstanzen handelt. Da aber der Umgang mit diesen Namen nicht jedem geläufig ist und unnötige Mißverständnisse umgangen werden sollen, wird im folgenden das Bezeichnungssystem für die betreffenden Vitamine mit Buchstaben und Zahlenindeces wie auch der genauen chemische Namen verwendet.

Die benötigten Vitaminmengen zur Aufrechterhaltung aller Körperfunktionen sind minimal. Sie dienen dem Körper weder als Energielieferanten noch als Baustoff. Sie werden vielmehr als Regulatoren wichtiger biochemischer Prozesse im Körper eingesetzt und steuern den normalen Stoffwechselablauf. Deshalb wird der Ausdruck »Vitamin« entsprechend der charakteristischen biologischen Wirkung einer chemischen Substanz verwendet und nicht nach seiner Stoffgruppe.

▷ Der absolut genaue Vitaminbedarf eines Menschen kann nicht exakt angegeben werden, da er von Person zu Person unterschiedlich ist.

Jedes Vitamin entfaltet nach feststehenden Regeln beim Menschen seine Wirkung, seine Verfügbarkeit ist aber u. a. von der Nahrungszusammensetzung abhängig. Ihr Umsatz im Körper und seine Ausscheidung richten sich nach

Faktoren, wie Alter, Erkrankungen, Umwelteinflüssen oder Lebensgewohnheiten. Diese Faktoren sind nur sehr schwer zu skalieren, d. h. mit einer Zahl zu bewerten.

▷ Ein beginnender **Vitaminmangelzustand** ist schwer nachweisbar.

Selbst bei »normalen« Konzentrationen eines bestimmten Vitamins im Blut können nämlich die vom Körper angelegten Vitamindepots bereits vollkommen entleert sein. Außerdem gehen die verschiedenen Stufen eines Vitamindefizites fließend ineinander über. In den Frühstadien bleiben zunächst sichtbare Symptome aus. Sie werden erst augenfällig, wenn der Vitaminmangel bereits soweit fortgeschritten ist, daß bestimmte biochemische Funktionen nicht mehr aufrecht erhalten werden können. Hält die unzureichende Vitaminzufuhr weiterhin an, können schließlich nach einer gewissen Zeit nicht mehr umkehrbare Gewebe- und Organschäden entstehen, die auch durch nachträgliche Verabreichung von Vitaminen nicht mehr zu beheben sind.

**Der Mensch kann Vitamine entweder nur in sehr geringen Mengen oder gar nicht selbst herstellen. Vitamine werden entsprechend ihrer Löslichkeit in wasser -und fettlösliche Vitamine eingeteilt. Die notwendigen Vitaminmengen sind gering. Sie dienen als Reglerstoffe wichtiger biochemischer Prozesse im Körper. Gemäß ihrer biologischen Wirkung erhielten Vitamine eigenständige Namen. Der genaue Vitaminbedarf eines einzelnen Menschen ist nicht ganz sicher zu bestimmen. Er unterliegt Einflüssen, die nicht genau meßbar sind. Meist bleibt ein Vitaminmangel lange verborgen. Dies liegt daran, daß eindeutige Krankheitsanzeichen infolge eines Vitaminmangels nur sehr spät auftreten.**

### 5.2.2 Was bedeutet »antioxidativ«?

Freie Radikale sind in der Auswahl ihrer Reaktionspartner nicht »pingelig«. Sie reagieren praktisch mit allem, was sich ihnen in den Weg stellt. Sie oxidieren ihre Reaktionspartner, die in der Folge weitere Radikale produzieren (Kettenreaktion) und in der Masse ihre schädlichen Wirkungen entfalten.

Substanzen, die direkt mit freien Radikalen reagieren und aus dieser Reaktion **nicht** selbst als hoch reaktive Substanz hervorgehen, um **unkontrolliert neue Radikale zu erzeugen**, *wirken Oxidationsvorgängen entgegen*, d. h. sie wirken ***antioxidativ***. Deshalb nennt man diese Substanzen **Antioxidantien**. Im Rahmen dieser Reaktionsprozesse werden freie Radikale »gezähmt«, d. h. sie verlieren ihre Aggressivität und Oxidationsfähigkeit.

Antioxidantien vertreten biologisch wichtige körpereigene Substanzen als Reaktionspartner für freie Radikale; sie »opfern sich« sozusagen als »Märtyrersubstrat« für freie Radikale, da sie im Gegensatz zu den größtenteils recyclebaren (= regenerierbaren) Enzymen entweder unwiderruflich verbraucht werden oder nur unter bestimmten Bedingungen regeneriert werden können. Diese einzigartigen Eigenschaften der Antioxidantien machen sie zu »hochgeschätzten Schutzengeln« einer Unzahl grundlegender chemischer Substanzen, welche dem strukturellen Aufbau biologischer Systeme dienen.

Damit stellt sich die Frage, wie Antioxidantien es fertig bringen, freien Radikalen die »Angriffslust« zu nehmen und sie »ruhig zu stellen«. Die Antwort auf diese Frage ist einfach und einleuchtend. Da es sich bei freien Radikalen um extrem reaktionsfreudige chemische Verbindungen handelt, müssen sie auch über ein hohes Energiepotential verfügen. Genau diese Energiemengen nehmen Antioxidantien auf, ohne selbst in einen Energiezustand überführt zu werden, der Schaden anrichten könnte. Dadurch wird die Neuproduktion von freien Radikalen nach der Art des »Dominoeffekts« verhindert.

Zum besseren Verständnis dieser Zusammenhänge ein Beispiel aus der Praxis: Bei einem Pool-Billardspiel sind alle farbigen Kugeln in einem Dreieck angeordnet. Sie entsprechen körpereigenen chemischen Verbindungen, die ebenfalls innerhalb einer Zellmembran in einer bestimmten Ordnung zueinander stehen. Die weiße Kugel soll im übertragenen Sinne ein Radikal darstellen. Wird die weiße Kugel mit einem kräftigen Stoß auf die farbigen Kugeln gespielt, verliert die weiße Kugel fast ihre gesamte Bewegungsenergie, da sie diese auf die farbigen Kugeln überträgt. Die dreieckige Anordnung der farbigen Kugeln geht verloren und eine Kettenreaktion hat stattgefunden.

Werden die farbigen Kugeln am Rand des Dreiecks durch kleine Sandsäckchen (= antioxidative Vitamine) ersetzt und der Vorgang wiederholt, verändert sich die Anordnung der Dreiecksformation entweder kaum oder gar nicht. Die Bewegungsenergie der weißen Kugel wird von den Sandsäckchen absorbiert, d. h. aufgefangen. Werden zusätzlich einzelne farbige Elfenbeinkugeln innerhalb des Dreiecks durch weitere Sandsäckchen ersetzt, wird eine Veränderung der Dreiecksstruktur immer unwahrscheinlicher, da auch sie nur Bewegungsenergie aufnehmen, aber nicht an andere farbige Kugeln weitergeben.

▷ Die antioxidativen Vitamine entziehen also dem Radikal oder einem Produkt aus der Kettenreaktion (eine angestoßene farbige Kugel) die Energie ohne selbst Schaden zu nehmen. Sie verhindern den Fortgang des Energietransfers auf andere chemische Verbindungen bzw. unterbinden Kettenreaktionen und/oder unterbrechen sie.

**»Antioxidativ« heißt gegen (anti) oxidative Prozesse gerichtet. Antioxidative Substanzen (Antioxidantien) unterbrechen die Reaktionskette unkontrolliert verlaufender Oxidationsprozesse und machen freie Radikale dadurch in ihrer Wirkung unschädlich, indem sie ihnen ihr hohes Energiepotential entziehen und nicht weitergeben. Dadurch wird eine fortlaufende und zügellose »Vermehrung« radikalischer Substanzen nach Art einer Kettenreaktion gestoppt, d. h. biologisches Material vor oxidativen Angriffen geschützt.**

## 5.3 Antioxidative Vitamine

Die wichtigsten und wohl am besten untersuchten Antioxidantien sind die Vitamine E und C, sowie das Provitamin A (Beta-Carotin). Es ist zu erwarten, daß in Zukunft wahrscheinlich noch weitere Substanzen mit antioxidativer Wirkung entdeckt werden, da sie im Mittelpunkt zahlreicher Forschungsprogramme stehen. Ihre Bedeutung ist aber aus heutiger Sicht mit Ausnahme des Vitaminoids Coenzym Q, dem ein gesonderten Abschnitt gewidmet wird, eher geringer einzuschätzen.

### 5.3.1 Vitamin E (Tocopherol)

BISHOP und EVANS isolierten im Jahr 1922 aus Weizenkeimöl einen lebensnotwendigen Faktor in der Nahrung, welcher noch heute von einem Mythos umgeben ist: *Vitamin E.* Dieses fettlösliche Vitamin soll tragende Funktionen in der Schwangerschaft übernehmen. Daher leitet sich auch seine chemische Bezeichnung und sein übliches Synonym *Tocopherol* (tocos = Geburt und pherein = tragen: Geburtsträger) ab. Die Endung »-ol« deutet an, daß es sich rein chemisch gesehen um einen Alkohol handelt. Der Begriff »Vitamin E« oder »Tocopherol« bezeichnet jedoch keine bestimmte Substanz, sondern eine Gruppe von Stoffen, die sich in ihrem molekularen Aufbau sehr nahe stehen. Der wichtigste Vertreter dieser Substanzfamilie ist das **α-Tocopherol**.
Der Wert eines Lebensmittels für die Vitamin-E-Zufuhr orientiert sich nicht an der gesamten Tocopherolkonzentration, sondern an seinem α-Tocopherolgehalt bzw. dem prozentualen Anteil des α-Tocopherols am Gesamt-Tocopherolgehalt. Tocopherol ist überwiegend in pflanzlichen Nahrungsmitteln enthalten, wobei pflanzliche Öle die höchsten Tocopherol-Gehalte aufweisen. Im allgemeinen verfügen langsam wachsende, immergrüne Pflanzenteile über relativ hohe Tocopherolgehalte. Im Gegensatz dazu sind Obst und Gemüse bzw. Getreide und deren Produkte sowie Fleisch und Fisch relativ arm an Tocopherol.

Tab. 9
Alpha-Tocopherol-Gehalte ausgewählter Lebensmittel

| Lebensmittel | Gesamt-Tocopherol (mg/kg) | prozentualer a-Tocopherol-Anteil |
|---|---|---|
| Weizenkeimöl | 2435 | 49 |
| Sonnenblumenöl | 454–810 | 86–99 |
| Olivenöl | 46–224 | 89–100 |
| Maiskeimöl | 811 | 20 |
| Butter | 10–33 | >90 |
| Eier | 8–12 | 58–85 |
| Hühnerfleisch | 2–4 | >84 |
| Rindfleisch | 5–8 | >75 |
| Schweinefleisch | 4–6 | >89 |
| Milch (Frühjahr/Herbst) | 0,2 bzw. 1,1 | >90 |
| Heilbutt | 4–13 | >90 |
| Kabeljau | 15–33 | >90 |
| Shrimps | 6–19 | 14 |
| Spinat* | 3–18 | 66 |
| Tomate* | 7,8 | 86 |

* Frischgewicht

Wieviel Vitamin E vom Körper aufgenommen wird, ist von mehreren Bedingungen abhängig. Die Fähigkeit des einzelnen Menschen Fette aufzunehmen (zu resorbieren) ist hier ebenso entscheidend wie der Fettgehalt oder die Fettzusammensetzung der Mahlzeiten. Ungesättigte Fettsäuren hemmen sogar in gewissem Ausmaß die Resorption (Aufnahme) von Vitamin E. Weiterhin richtet sich die tatsächlich aufgenommene Vitamin-E-Menge nach dem Vitamin-E-Angebot in der Nahrung.

▷ Normalerweise gilt, daß, je größer die Vitamin-E-Dosen in einer Mahlzeit sind, desto kleinere Portionen vom Körper aufgenommen werden.

**Vitamin E** wird zusammen mit Fetten im Dünndarm resorbiert. Daher wird an dieser Stelle kurz auf die Art und Weise seiner Aufnahme eingegangen. Fette regen die Abgabe von Verdauungssäften (Verdauungssekreten) der Bauchspeicheldrüse (Pankreas) und Galle in den Dünndarm an. Je mehr Fett in der Nahrung enthalten ist, desto mehr Gallensäuren und Pankreassaft werden in den Dünndarm ausgeschieden. Die Gallenflüssigkeit fungiert als Emulgator. Sie schafft die Voraussetzungen, daß die Fette im wässrigen Nahrungsbrei in kleinste Tröpfchen zerlegt und sehr fein verteilt werden (vgl. Spülmitteleffekt). Damit ist für eine große Angriffsfläche der Verdauungsenzyme gesorgt, die vom Pankreas geliefert werden. Sie spalten Triglyceride auf und machen sie für den Körper resorbierbar. Beide Verdauungssekrete sind also für die Fettaufnahme und die Resorption von fettlöslichen Vitaminen unbedingt erforderlich. In den Darmzellen erfolgt der Wiederaufbau zu Triglyceriden aus resorbierten Fettsäuren und Mono- bzw. Diglyceriden. Dort werden sie auch zusammen mit Vitamin E in Transportvehikel, die Lipoproteine, gepackt und gelangen über das Lymphsystem ins Blut, von wo Vitamin E gemeinsam mit den Lipiden in die Zellen der verschiedenen Gewebe transportiert wird. Die Aufnahme von Vitamin E in die Zellen und ihr Einbau in die Membran erfolgt über komplizierte Mechanismen und Diffusion.

**Vitamin E** ist eine Substanzklasse, die wie kein anderes Vitamin zur Behandlung und/oder Vorbeugung diverser Krankheiten vorgeschlagen und eingesetzt wird, obwohl seine genaue Wirkungsweise bis heute nicht endgültig aufgeklärt werden konnte.

Wesentliche Bestandteile des Vitamin-E-Wirkungsspektrums sind, neben seinen schützenden Effekten auf die Membran und seinen Einflüssen auf den Proteinaufbau, seine Wirkungen als fettlösliches Antioxidans innerhalb des antioxidativen Schutzsystems. Dies konnte mittels synthetischer (künstlicher) Antioxidantien nachgewiesen werden. Als fettlösliche Substanz entfaltet Vitamin E seine Wirkung im Fettgewebe und im Blut. Es fungiert als Konkurrent von wichtigen biologischen Substanzen des Körpers für Peroxylradikale (R-OO°). Als Unterbrecher der Kettenreaktionen innerhalb von Zellmembranen verhindert es die Lipidperoxidation und neutralisiert außerhalb von Zellmembranen Singulett-Sauerstoff (den elektronisch angeregten und damit sehr energiereichen Sauerstoff) über die Bildung verschiedener Oxidationsprodukte.

Die antioxidativen Eigenschaften des Vitamin E hängen mit seinem chemischen Aufbau zusammen und ermöglichen ihm Eingriffe in die Eigendynamik der Radikalbildungsprozesse [1].

[1] $R\text{-}OO^\circ + ArOH \rightarrow R\text{-}OOH + ArO^\circ$

Während der »Kopf« für das antioxidative Wirkungspotential des Vitamin E (ArOH) verantwortlich ist, sorgt sein »Schwanz« für die richtige Position und den Verbleib in der Membran einer Zelle. Der richtige Standort ist deshalb so wichtig, weil er die antioxidative Kapazität des Vitamin E nachhaltig bestimmen kann. Es ist nämlich senkrecht in die Membran eingelassen, wobei sich der Kopf der Membranaußenseite zuwendet. Dieser ist mit seiner OH-Gruppe für seine Wirkung als Antioxidans verantwortlich (Abb. 34).

Aus dem Angriff eines Radikals an Vitamin E resultiert ein Radikal (Tocopheroxylradikal = ArO°), welches reaktionsträge ist. Deshalb ist es nicht in der Lage die Radikalbildung weiter »anzuheizen«, im Gegenteil, es kann als Radikal nach weiteren Tocopheroxylradikalen [3] oder Peroxylradikalen [2] »fischen« und mit ihnen stabile Produkte bilden. Danach fallen sie als »Angler«

von Radikalen für den Körper aus. Das Vitamin-E-Radikal kann aber auch spontan zu einer antioxidativ unwirksamen Substanz reagieren [4].

Die chemische Struktur des Vitamin E

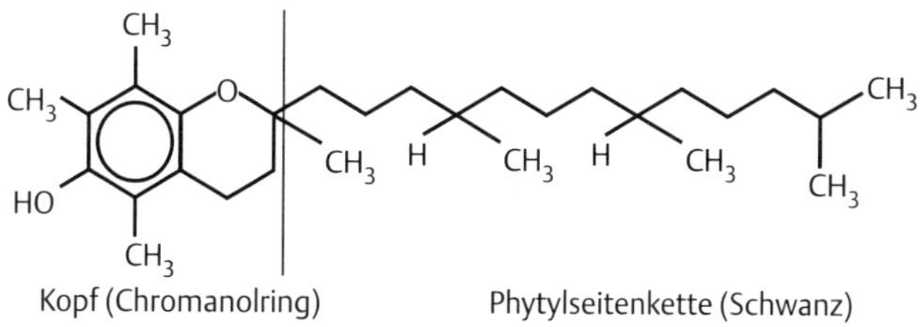


**Abb. 34**

| | |
|---|---|
| [2] | R-OO° + ArO° → R-OO-O-Ar |
| [3] | ArO° + °OAr → Ar-O-OAr |
| [4] | ArO° → Ar = O |

**Vitamin E umfaßt eine fettlösliche Substanzgruppe, der wahre Wunderwirkungen nachgesagt werden. Die Qualität eines Lebensmittels als Vitamin-E-Lieferant richtet sich nicht nach dem Gesamt-Tocopherolgehalt, sondern nach dem prozentualen Anteil des α-Tocopherols, dem wichtigsten Vitamin-E-Vertreter. Die wichtigsten Quellen für Vitamin E stellen pflanzliche Öle dar. Das Vitamin E gelangt zusammen mit Fetten in den Körperkreislauf, wo es mit Hilfe von Transportvehikeln (Lipoproteinen) zu seinen Zielorten gelangt. Vitamin E nimmt Einfluß auf die Membranstabilität, den Proteinaufbau und ist außerdem ein wichtiger Bestandteil des antioxidativen Schutzsystems. Seine antioxidativen Eigenschaften beruhen auf seinem chemischen Aufbau. Während der »Kopf« für seine antioxidative Wirkung verantwortlich ist, sorgt der »Schwanz« für seine richtige Position in der Zellmembran.**

### 5.3.2 Beta-Carotin (Provitamin A)

Die Entdeckung der Carotine (Provitamine A) reicht bis in die Anfänge des 19. Jahrhunderts zurück. Die Stoffgruppe ist nach ihrem Fundort, der Karotte (*Daucus carota*), benannt. Es handelt sich um Substanzen mit unterschiedlicher Vitaminaktivität, welche nur in pflanzlichen Lebensmitteln vorkommen.

Von den derzeit ungefähr 600 bekannten Carotinen haben nur wenige Vitamincharakter. Das bekannteste ist das Beta-Carotin, was aber nicht heißt, daß alle anderen unwichtig sind. Auch andere Vertreter der Carotine entfalten Wirkungen im Körper des Menschen, die aus der Sicht der Medizin positiv zu beurteilen sind. Sie können teilweise ebenso in Vitamin A umgewandelt werden oder sie weisen Eigenschaften auf, die auch ß-Carotin auszeichnen (Provitamin A-Carotinoide). Dies liegt vor allem daran, daß sich Carotine in ihrem chemischen Aufbau ähneln.

Die chemische Struktur des Beta-Carotins

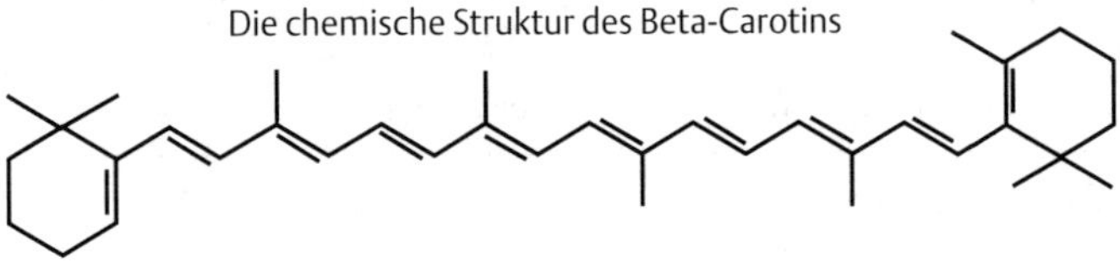

**Abb. 35**

Beta-Carotin kommt in den meisten Pflanzen vor, die unter dem Einfluß von UV-Licht wachsen und Chlorophyll (grüner Blattfarbstoff) unter photosynthetischen Bedingungen bilden. Sie fallen durch ihre intensive Färbung auf. Die Konzentrationen an diesem farbintensiven Stoff variieren stark je nach Pflanzentyp, Sorte, Herkunftsgebiet und Anbautechnik.
Beta-Carotin ist eine fettlösliche Substanz. Deshalb ist ihre Aufnahmerate von ähnlichen Bedingungen abhängig wie beim Vitamin E. Es kann ebenfalls nur zusammen mit Fetten unter Mitwirkung von Verdauungssäften in die Blutbahn aufgenommen werden. Die Resorption von Beta-Carotin aus dem Dünndarm erfolgt durch freie Diffusion und ist individuell recht unterschiedlich. In der Darmzelle kann Beta-Carotin mit Hilfe eines Enzyms in Vitamin A umgewandelt werden. Die Vitamin-A-Versorgungslage ist anscheinend ein steuerndes Element dieser enzymatischen Regulation, weshalb eine übermäßige Zugabe von Beta-Carotin nach derzeitiger Kenntnis zu keiner Vitamin-A-Vergiftung führen kann. Nach der Resorption wird Beta-Carotin als Bestandteil von Lipoproteinen über die Lymphbahnen in die Blutbahn gebracht, von wo aus es dann die verschiedenen Gewebe erreicht.
Männer und Frauen haben einen ungleich hohen Beta-Carotinspiegel im Blut. Die Gründe hierfür sind bis heute nicht ausreichend bekannt. Auf alle Fälle sind Umwelteinflüsse oder die Beta-Carotin-Zufuhr über die Nahrung *sicher nicht* die einzigen Einflußgrößen auf den Beta-Carotinspiegel im Blut. Beispielsweise soll die Freisetzung ins Blut und die Verfügbarkeit für bestimmte Gewebe u. a. von der Gesamtkörpermasse beeinflußt werden. Deshalb kann sich nach aktueller Forschungsmeinung die Beurteilung der täglichen Beta-Carotin-Versorgung nicht alleine auf Blutmeßwerte stützen.

Tab. 10
Carotinoidgehalte ausgewählter Lebensmittel (mg/100 g)

| Lebensmittel | Provitamin A-Carotinoide | β-Carotin Carotinoide | Gesamte |
|---|---|---|---|
| Grünkohl | 9,02 | 8,68 | 34,76 |
| Spinat | 3,77 | 3,68 | 17,31 |
| Kopfsalat | 1,75 | 1,67 | 8,48 |
| Rosenkohl | 0,66 | 0,59 | 3,42 |
| Paprika (rot) | 5,41 | 3,78 | 30,38 |
| Tomate (Freiland) | 1,04 | 0,89 | 12,96 |
| Zucchini | 0,24 | 0,22 | 1,76 |
| Broccoli | 0,34 | 0,32 | 1,56 |
| Paprika (grün) | 0,15 | 0,13 | 0,72 |
| Möhren (mittelgroß) | 9,62 | 6,53 | 10,38 |
| Brombeeren | 0,16 | 0,13 | 0,9 |
| Himbeeren | 0,05 | 0,01 | 0,32 |
| Erdbeeren | 0,01 | 0,01 | 0,06 |
| Nektarinen | 0,68 | 0,4 | 2,93 |
| Pfirsiche | 0,18 | 0,13 | 1,02 |
| Papaya | 0,82 | 0,38 | 3,83 |

Abgesehen von der Funktion als Vitamin-A-Vorläufersubstanz scheint Beta-Carotin in eigenständigen Prozessen spezifische Aufgaben zu erfüllen. Beispielsweise wird seine Beteiligung am Ablauf von Immunreaktionen oder ein hemmender Einfluß auf das Wachstum bösartiger Geschwüre diskutiert. Seine Antioxidansfunktion ist heute aber unstrittig.
Beta-Carotin (ß-Carotin) ist ein hervorragender Fänger von energiereichem Singulettsauerstoff ($^1O_2$). Im normalen Zustand liegt Sauerstoff als $O_2$ vor. Singulettsauerstoff entsteht, wenn Licht auf ein Vermittlermolekül (Sensitizer = S) fällt, Lichtenergie aufnimmt und in den elektronisch angeregten Zustand $^3S$ übergeht [1].

**[1]** $S \xrightarrow{\text{Licht}} {}^1S \rightarrow {}^3S$

Die Sensitizersubstanz ($^3S$) kann dann die aufgenommene Energie auf Sauerstoff übertragen [2].

**[2]** $^3S + O_2 \rightarrow S + {}^1O_2$

[2] Dieser sehr aggressive Singulettsauerstoff wird nun durch die Reaktion mit Beta-Carotin abgefangen [3].

**[3]** $^1O_2 + \beta\text{-Carotin} \rightarrow O_2 + \beta\text{-Carotin}^\circ$

Das angeregte Beta-Carotin hat nun die hier entscheidende Eigenschaft unter

Abstrahlung von Wärme in seinen Grundzustand überzugehen und auf diese Weise das gefährliche »Energiepaket« $^1O_2$ zu »bändigen«. Beta-Carotin geht aus dieser Reaktion unverändert hervor [4].

**[4] β-Carotin° → β-Carotin + Wärme**

Beta-Carotin erfüllt seine antioxidativen Funktionen auch als Reaktionspartner für Alkoxyl- oder Peroxylradikale (RO° oder R-OO°) [1, 2]. Es bildet mit ihnen in einer Art »Einbahnstraßenreaktion« Oxidationsprodukte. Das verbliebene Beta-Carotin-Radikal kann sich dann in einer umkehrbaren Reaktion mit Sauerstoff in ein Peroxy-Beta-Carotin-Radikal (ß-Carotin-OO°) umlagern [3].

**[1] β-Carotin + R-OO° → β-Carotin° + R-OOH**

**[2] β-Carotin + RO° → β-Carotin° + ROH**

**[3] β-Carotin° + $O_2$ ↔ β-Carotin-OO°**

Ist in der Reaktionsumgebung sehr wenig Sauerstoff vorhanden (das kommt im Körperinneren öfter vor), liegt Beta-Carotin häufig in seiner Radikalform vor, so daß oxidative Reaktionsprozesse gebremst werden. Das Beta-Carotin-Radikal selbst ist sehr reaktionsträge. Es kann aber durch die Reaktion mit einem weiteren Peroxyl- oder Alkoxylradikal ein inaktives Molekül bilden [4] und steht als Antioxidans dem Körper nicht mehr zur Verfügung.

**[4] β-Carotin° + R-OO° → inaktives Produkt**

Die antioxidative Wirkung des Beta-Carotins liegt also im Abfangen des Energiepotentials von Singulettsauerstoff und in seinen Reaktionen mit Alkoxyl- oder Peroxylradikalen. Selbst das dabei entstehende stabile und reaktionsträge Beta-Carotin-Radikal besitzt noch antioxidative Funktionen. Beta-Carotin ergänzt demnach in seiner Funktion als Antioxidans die Wirkungen von Vitamin E.

**Provitamin A (Beta-Carotin) ist der wichtigste Vertreter der Carotine. Es kommt vor allem in relativ großen Mengen in intensiv farbigen pflanzlichen Lebensmitteln vor. Als fettlösliche Substanz wird es zusammen mit Fetten aufgenommen und kursiert als Bestandteil von Lipoproteinen im Blutkreislauf. Sie bringen es dann zu den verschiedenen Geweben. Eine der wichtigsten Funktionen des Beta-Carotins ist seine Aufgabe als Antioxidans. Es eignet sich besonders gut zur Entschärfung von aggressivem Singulettsauerstoff und reagiert mit Peroxyl- oder Alkoxylradikalen zu harmlosen Produkten. Selbst als Beta-Carotin-Radikal ist es noch antioxidativ wirksam und ergänzt damit die Wirkungen des Vitamin E.**

### 5.3.3 Vitamin C (Ascorbinsäure/Dehydroascorbinsäure)

Mit Ausnahme des Menschen und anderer Primaten, einiger Vögel und des Meerschweinchens können alle Tiere selbst **Ascorbinsäure** herstellen. Die Geschichte des Vitamin C reicht wahrscheinlich bis in die Zeit der alten Römer und Griechen zurück, denen schon die Vitamin-C-Mangelkrankheit, der *Skorbut*, bekannt war. Daher leitet sich auch der chemische Name der *Ascorbinsäure* ab; ***Ascorbinsäure*** (griech.= kein Skorbut). Das Originelle an Ascorbinsäure ist, daß sie in zwei verschiedenen chemischen Formen (Ascorbinsäure und Dehydroascorbinsäure) ihre Funktionen im Organismus erfüllt.
Da viele pflanzliche und tierische Organismen zur Bildung von Ascorbinsäure befähigt sind, ist das Vitamin in der Natur weit verbreitet.

▷ Pflanzliche Nahrungsmittel übertreffen jedoch teilweise tierische Produkte in ihrem Vitamin-C-Gehalt bei weitem.

Einige Informationen zum Vitamin C-Vorkommen in Obst und Gemüse enthält die nachfolgende Tabelle. Sie zeigt eindeutig, daß in **pflanzlichen** Lebensmitteln die Ascorbinsäure vorherrscht.

**Tab. 11**
**Vitamin C-Gehalte ausgewählter Lebensmittel (mg/100g)**

| Lebensmittel | Ascorbinsäure | Dehydroscorbinsäure |
|---|---|---|
| Avocado | 10,9 | 1,0 |
| Broccoli | 82,3 | 2,1 |
| Kohl | 41,6 | 2,0 |
| Chinakohl | 15,0 | 3,9 |
| Paprika | 186,7 | – |
| Blumenkohl | 47,1 | 2,6 |
| Kartoffeln | 8,0 | – |
| Spinat* | 49,0 | 1,6 |
| Tomaten* | 8,0 | – |
| Erdbeeren | 48,5 | 4,2 |
| Bananen | 18,7 | 1,4 |
| Zitronen | 42,3 | – |
| Apfelsinen | 46,0 | – |
| Pflaumen | 2,6 | – |
| Melonen | 59,0 | – |

* Frischgewicht

Im Gegensatz zu Vitamin E und Beta-Carotin ist Ascorbinsäure wasserlöslich. Deshalb folgt die Aufnahme von Ascorbinsäure auch anderen Gesetzen. Für beide Vitamin-C-Formen existieren »pfiffige« Transportsysteme, die aus vielen sog. *Carriern* bestehen. Diese Carrier sind im übertragenen Sinne mit »bestellten Taxis« zu vergleichen, die leer an der Mundschleimhaut und den Membra-

nen der Dünndarmwand auf ihre »Fahrgäste« (Ascorbinsäure) warten, um sie alle zum gleichen Bestimmungsort (Blut) zu bringen. Im Bereich der Mundschleimhaut wird nur eine kleine Vitamin-C-Menge aufgenommen. An dieser Stelle verbrauchen die »Taxis« kein »Benzin«, d.h. die Vitamin-C-Aufnahme erfolgt dort energieunabhängig.
Der größte Teil der Ascorbinsäure wird im Dünndarm resorbiert. Zur Überführung der Ascorbinsäure in die Blutbahn stehen nur energieverbrauchende »Taxis« zur Verfügung. Ist die Anzahl der »Taxis« zu gering, machen sich die Vitamin-C-Formen »auf eigene Faust« auf den Weg ins Blut (sie gelangen ohne Carrier durch die Darmwand ins Blut). Unabhängig davon, ob nun Ascorbinsäure oder Dehydroascorbinsäure resorbiert wurde, im Blutkreislauf liegen sie im Verhältnis 4:1 vor. Vom Blut aus erfolgt dann die Verteilung von Ascorbinsäure in die verschiedenen Gewebe, wo es zielortabhängig in verschiedenen Konzentrationen entweder als Dehydroascorbinsäure (A) oder Ascorbinsäure ($AH_2$) seine Aufgaben erfüllt.
Die Vitamin-C-Aufnahme paßt sich im allgemeinen dem jeweiligen Vitamin-C-Angebot in der Nahrung an. Bei einer normalen Kost liegt sie relativ hoch (etwa 90%). Nur bei einer sehr hohen Zufuhr ($>$ 180 mg) erscheinen nennenswerte Vitamin-C-Mengen im Harn oder werden mit dem Kot ausgeschieden.
In mehr als einem halben Jahrhundert intensiver Forschungsarbeit konnte eine ganze Palette biochemischer Aufgaben der Ascorbinsäure charakterisiert werden, die bei weitem noch nicht alle bekannt sind. Neben seinen stimulierenden Effekten auf das Immunsystem entfaltet es seine biochemischen Funktionen als sog. *Redoxsystem*. Hierbei kann es in einer umkehrbaren Reaktion Wasserstoff (bzw. Elektronen) abgeben. In dieser Eigenschaft ist es an verschiedenen enzymatischen Prozessen beteiligt, welche z.B. bei der Bildung von bestimmten Hormonen wichtig sind.
Das wasserlösliche Ascorbinsäuremolekül entfaltet seine antioxidativen Wirkungen in zweifacher Hinsicht. Es wirkt einmal als *Radikalfänger*; in dieser Funktion »entschärft« es toxische Formen des Sauerstoffs, das Superoxidanion $O_2^-$ [1] und das Hydroxylradikal OH° [2].

$$[1]\quad O_2^- + H^+ + AH_2 \rightarrow H_2O_2 + AH^\circ$$

$$[2]\quad OH^\circ + AH_2 \rightarrow H_2O + AH^\circ$$

Das gebildete Ascorbylradikal (AH°) ist chemisch sehr instabil und zerfällt deshalb sehr rasch zu Dehydroascorbinsäure (A) und Ascorbinsäure ($AH_2$) [3].

$$[3]\quad 2\,AH^\circ \rightarrow AH_2 + A$$

Ascorbinsäure kann aber auch als *Co-Antioxidans* wirken. In dieser Funktion scheint es die antioxidative Kapazität des Vitamin E zu unterstützen, indem es Tocopheroxylradikale regeneriert, d.h. Tocopherol »wieder in Form bringt«,

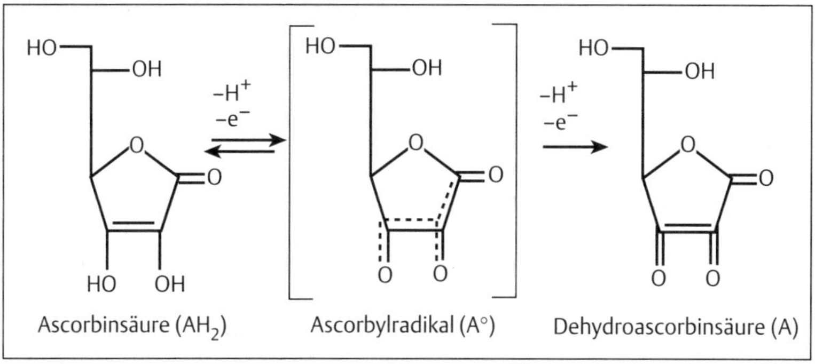


**Abb. 36**

und für den erneuten Einsatz als Antioxidans dem Körper verfügbar macht. Ascorbinsäure wirkt somit in die gleiche Richtung wie Vitamin E. Diese kooperativen Wechselwirkungen sind in der Fachsprache als *Synergismus* bekannt. Bisher schlug zwar jegliche direkte Beweisführung für diese synergistischen Wechselwirkungen im Körper fehl, ihre Existenz würde aber erklären, warum

- ein vollständiger Verbrauch des im Körper verfügbaren Vitamin-E so gut wie unmöglich ist
- Tocopheroxylradikale als Produkte aus antioxidativen Prozessen im Körper bisher nicht nachgewiesen werden konnten
- das antioxidative Wirkungspotential des Vitamin E so hoch zu bewerten ist
- Vitamin E die antioxidativen Schutzfunktionen der Ascorbinsäure bei der Lipidperoxidation unterstützt.

Einige Wissenschaftler vertreten die Ansicht, daß sich beide Vitamine in der »Bekämpfung« freier Radikale ergänzen, ja sogar Spareffekte aufeinander ausüben. Ihre »Zusammenarbeit« könnte dabei dem aus der Wirtschaft bekannten ökonomischen Prinzip folgen: Mit dem geringst möglichen Einsatz der Antioxidantien wird ein Optimum an antioxidativer Kapazität erreicht. Eindeutige Beweise für diese Vermutungen sind bisher jedoch noch nicht erbracht worden.

Obwohl der endgültige Nachweis für das »Tocopherolrecycling« fehlt, existieren bereits theoretische Modellvorstellungen für seinen Mechanismus. Ascorbinsäure ist $H_2O$-löslich, Vitamin E (Tocopherol) hingegen nicht. Tocopherol ist vielmehr als fettlösliche Substanz stabilisierender Baustein der Membranen. Der »Kopf« des Vitamin E (er ist verantwortlich für die antioxidativen Eigenschaften des Tocopherols) muß Kontakt zu dem Bereich haben, in dem die Zellmembran an ihr wässriges Umfeld (»Außenwelt«) grenzt, damit eine Reaktion überhaupt stattfinden kann. Je tiefer der Tocopherolkopf in die Lipidschicht eintaucht, desto geringer ist seine antioxidative Kapazität, d. h. desto weniger kann das Vitamin E antioxidativ wirken. Deshalb ist die Seitenkette

als »Einweiser« in die richtige Position in der Membran so wichtig. Die entscheidet über das Reaktionsvermögen des »Tocopherolkopfs«.
Trifft nun ein Radikal z. B. auf eine ungesättigte Fettsäure (LH), »raubt« es ihr gleich einem Taschendieb ein H-Atom. Die Fettsäure wird zu einem »zornigen« Radikal oxidiert (L°). Diese reagiert dann blitzschnell mit $O_2$ zum Peroxylradikal (LOO° bzw. $LO_2°$), welches die Oxidationsvorgänge fortführen kann, indem es wiederum einer anderen Fettsäure H-Atom »stiehlt« (oxidiert) und ihr entwendetes ersetzt. Es entsteht ein Lipidhydroperoxid (LOOH) und ein neues »wütendes« Radikal (L°). Hier setzt die Wirkung des Vitamin E (E) ein. Es fängt das betreffende Peroxylradikal ($LO_2°$) ab und unterbricht damit die Kettenreaktion, indem es ein Wasserstoffatom abgibt (LOOH). Das Vitamin-E-Radikal (E°) kann nun nutzlos in der Zellmembran »vor sich hin vegetieren« oder aber auch mit einem anderen Peroxylradikal ($LO_2°$) zu einer stabilen Verbindung (EOOL) reagieren; in beiden Fällen wäre die antioxidative Funktion des Vitamin E als Schutzfaktor für die Zellmembran »stillgelegt«. »Begegnet« das Vitamin E-Radikal (E°) an der Zellmembranoberfläche der Ascorbinsäure (C) aus dem wässrigen Umfeld (außen), »verwandelt« sich das Tocopheroxylradikal (E°) in das antioxidativ wirksame Vitamin E (E) zurück, d. h. es wird regeneriert. Ascorbinsäure (C) geht aus diesem chemischen Prozeß als schwach reaktives Ascorbylradikal (C°) hervor, um anschließend in Dehydroascorbinsäure (DHA) überzugehen. Es existieren im menschlichen Organismus Enzyme, die aus dem Ascorbylradikal (C°) und Dehydroascorbinsäure (DHA) wieder Ascorbinsäure (C) herstellen können.

**Möglicher Mechanismus der Regeneration des Vitamin E durch Ascorbinsäure**

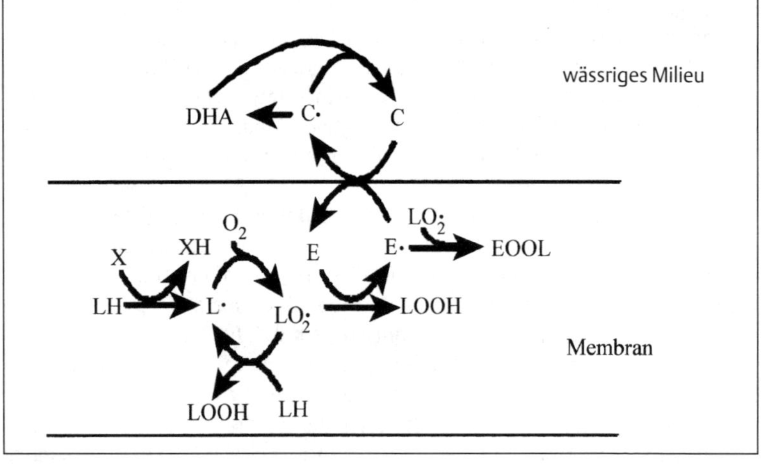


**Abb. 37**

**Ascorbinsäure ist eine wasserlösliche Substanz, die reichlich in Obst und Gemüse vertreten ist. Nach ihrer Zufuhr erreicht die Substanz den Blutkreislauf in seiner oxidierten und reduzierten Form (Dehydroascorbinsäure bzw. Ascorbinsäure) über sog. Carrier, die sich an der Mundschleimhaut und an der Darmwand befinden. Das Vitamin erfüllt seine biochemischen Funktionen im Körper als Redoxsystem. In wässriger Umgebung (Blut) dient es als antioxidative Substanz, d. h. als Jäger freier Radikale (toxische Formen des Sauerstoffs), im Grenzbereich der Zellmembranen als »Sanitäter« von Vitamin E, das daraufhin sein antioxidatives Potential zurückgewinnt.**

### 5.3.4 Wie können antioxidative Vitamine vor KHK schützen?

Seitdem die Wirkungen antioxidativer Vitamine immer mehr in den Mittelpunkt der KHK-Forschung gerückt worden sind, sind eine ganze Reihe von Studien durchgeführt worden, die den Einfluß antioxidativer Vitamine auf die oxidative Modifizierung des LDL-Lipoproteins und auf KHK-Risikofaktoren untersuchten.

### 5.3.5 Einfluß antioxidativer Vitamine auf die Oxidation von LDL

Die einzelnen Antioxidantiengehalte und ihre Mengenverhältnisse im LDL bestimmen deren Widerstandsfähigkeit gegenüber der oxidativen Modifizierung, d. h. ihre Veränderung durch Radikale. Antioxidative Vitamine können demnach in ihrer Funktion als Radikalfänger oxidative Prozesse am LDL auf einer sehr frühen Stufe hemmen.

Die Antioxidantiengehalte und die MUFS-Konzentrationen (Gehalt an mehrfach ungesättigten Fettsäuren) in Zellen und das LDL schwanken von Person zu Person erheblich und liegen keineswegs genau fest. Es liegt auf der Hand, daß diese Schwankungen erheblichen Einfluß auf das Oxidationsverhalten von Körpersubstanzen ausüben und die Produktpalette aus Lipidperoxidationsprozessen diktieren.

LDL-Partikel sind auf ihrer ständigen »Tour« durch den Blutkreislauf mit ungefähr 2700 Fettsäuremolekülen »bestückt«. Davon sind etwa die Hälfte MUFS. Linolsäuren und Arachidonsäuren machen dabei den Hauptanteil aus. Durchschnittlich »betreuen« im LDL-Lipoprotein 6–14 Antioxidansmoleküle etwa 1000 Moleküle MUFS als »Begleitschutz« vor den »Attacken« freier Radikale. In anderen biologischen Systemen (Zellen oder Zellbestandteilen) kann das Antioxidans/MUFS-Verhältnis wesentlich geringer sein. Dies erklärt vielleicht die bessere Stabilität der MUFS in LDL-Lipoproteinen gegenüber oxidativen Prozessen als in anderen Geweben oder Zellen.

Oxidative Prozesse an LDL-Partikeln setzen erst dann ein, wenn alle verfügbaren »Bodyguards« (Antioxidantien) der MUFS »überwältigt« worden sind. Zuerst wird Ascorbinsäure Opfer freier Radikale, danach folgen Vitamin E und Lycopin (eine Substanz aus der Familie der Carotinoiden, die in Tomaten vorkommt), und schließlich Beta-Carotin. Die Zeitabfolge der systematischen Zerstörung der antioxidativen Vitamine läßt vermuten, daß sie nicht nur MUFS vor oxidativen Angriffen bewahren, sondern sich auch gegenseitig »im Kampf« gegen Radikale zur Seite stehen. Beispielsweise verzögert Ascorbinsäure konzentrationsabhängig die Zerstörung von Vitamin E. Wahrscheinlich basiert dieser Effekt auf der optimalen Zusammenarbeit von Vitamin E und C, wie sie schon angesprochen worden ist, oder Ascorbinsäure fängt Radikale ab, noch bevor sie mit dem LDL und dem darin enthaltenen Vitamin E reagieren können. Vitamin E ist also nicht nur »Schutzpatron« für MUFS, sondern schirmt auch Beta-Carotin vor der ständigen »oxidativen Bedrohung« ab. Die Wissenschaftler vermuten, daß der Vitamin-E-Kopf dabei eine zentrale Bedeutung hat.

Einen unmißverständlichen Hinweis auf Vitamin E als Bestandteil des »Verteidigungsapparats« von LDL gegen freie Radikale liefern Studien, bei denen der Vitamin-E-Gehalt im LDL (Vitamin E ist das häufigste Antioxidans im LDL) experimentell erhöht wurde. Hierbei stellte sich heraus, daß die »Widerstandskraft« des LDL gegen Angriffe freier Radikale mit der jeweiligen zugeführten Vitamin-E-Menge anwächst. Das Einsetzen der Anfangsphase zur Oxidation von LDL-Bausteinen wird zwar nicht beeinflußt, sehr wohl aber alle fortführenden Prozesse. Je mehr Vitamin E im LDL für den antioxidativen Einsatz verfügbar ist, desto länger dauert die Anfangsphase der Oxidationsprozesse an. Das heißt, die Anfangsphase orientiert sich am Tocopherolgehalt. Die »Verhütung« oxidativer Prozesse am LDL kann aber auch über experimentelle Konzentrationserhöhungen von Beta-Carotin verbessert werden. Der steigende Beta-Carotin-Gehalt des LDL hat scheinbar Einfluß auf die Tendenz von LDL-Bausteinen, mit Radikalen Oxidationsprodukte zu bilden. Weiterhin verfügt das Beta-Carotin scheinbar auch über weit größere antioxidative Kapazitäten als Vitamin E. Gemessen an Antioxidantienkonzentrationen erwies sich nämlich Beta-Carotin weit wirksamer. Selbst eine zwanzigfache Erhöhung der LDL-Tocopherolkonzentration konnte das Antioxidansvermögen des Beta-Carotins nicht übersteigen.

- ▷ Aus den dargestellten Aspekten läßt sich schließen, daß eine optimale Kooperation wasserlöslicher und lipidlöslicher Antioxidantien dem LDL-Molekül seinen »korrekten Aufbau« sichert und als »gestaffelte Verteidigungslinien« die Abwehr gegen freie Radikale organisieren.
- ▷ Trotzdem lassen sich nicht alle oxidativen Vorgänge am LDL durch verschieden hohe Antioxidantiengehalte erklären. Andere bisher noch nicht erkannte, wahrscheinlich von Mensch zu Mensch unterschiedliche Faktoren, scheinen ebenfalls die Oxidationsfähigkeit der LDL-Elemente zu bestimmen.

**Die MUFS-Konzentrationen, die Antioxidantiengehalte und ihre Mengenverhältnisse im LDL und in verschiedenen Zellen sind von Person zu Person unterschiedlich. Sie bestimmen deren Verhalten gegenüber freien Radikalen. Oxidationsprozesse können nur dann eintreten, wenn alle verfügbaren Antioxidantien verbraucht sind. Die Zeitabfolge des Antioxidantienverbrauchs läßt vermuten, daß die antioxidativen Vitamine eine Art gestaffelte Abwehrfront bilden, welche dem LDL und den Körperzellen ihre »gesunde« Struktur erhalten. Trotzdem scheinen bisher noch unbekannte Faktoren die Widerstandskraft der Zellen und der LDL gegenüber oxidativen Einflüssen festzulegen.**

### 5.3.6 Wirkung antioxidativer Vitamine auf KHK-Risikofaktoren

Der Einfluß von Vitamin E und C auf das KHK-Risiko scheint nicht allein auf seinen antioxidativen Eigenschaften zu beruhen. Im Laufe der letzten Jahre wurden auch Forschungsergebnisse bekannt, die den Vitaminen Effekte zuordnen, die nicht unbedingt nur auf ihren antioxidativen Kapazitäten basieren müssen und trotzdem andere KHK-Risikofaktoren positiv beeinflussen oder Wirkungen entfalten, die vorteilhaft in das Arteriosklerosegeschehen eingreifen. Für Beta-Carotin liegen in dieser Hinsicht leider nur wenige, und noch nicht endgültig gesicherte bzw. überzeugende wissenschaftliche Daten vor.

Im Zusammenhang mit der Entwicklung von Gefäßwandengstellen scheint Vitamin E auch in die »Arbeit« der »mobilen Streckenkontrolle« Blutplättchen (Thrombozyten) einzugreifen. Damit sich die Thrombozyten zusammenlagern und »Heftpflaster« bilden können, um »Lecks« an Arterien abzudichten, stellen sie eine kurzlebige Substanz her, die im medizinischen Sprachgebrauch *Thromboxan* genannt wird. Es reguliert den »Arbeitseifer« der Blutplättchen »Wunden« an der Arterienwand zu verschließen und verkleinert den Durchmesser der Arterien. Seine Gegenspielersubstanz *Prostacyclin* geht aus der selben Muttersubstanz, dem Prostaglandin, hervor, welche sich wiederum von einer mehrfach ungesättigten Fettsäure (Arachidonsäure) ableitet. Die Produktion (Synthese) folgt einem Gleichgewichtsprinzip: Je nachdem, welcher der beiden »Kontrahenten« in Konzentration und Wirkung überwiegt, werden die »Flickprozesse« an Arterienwänden gefördert oder gehemmt, die Gefäße erweitert oder verengt.

Zwischen dem Vitamin-E-Gehalt der Blutplättchen und ihrer Thromboxan-Synthese besteht eine umgekehrte Beziehung: Je mehr Vitamin E die Thrombozyten enthalten, desto geringer ist die Produktionsrate des Thromboxans. Daraufhin wird mehr Prostacyclin gebildet. Das Aneinanderheften der »Heftpflasterzellen« wird erschwert, die Reparaturen an der Arterienwand verzögern sich. Außerdem wird der Arterienwanddurchmesser vergrößert und

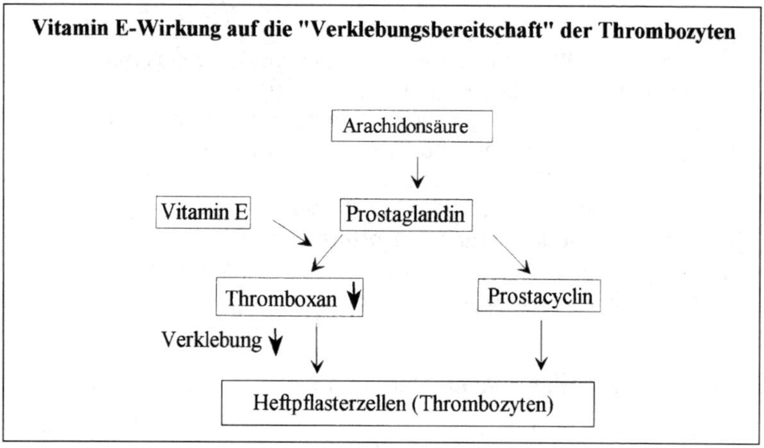


**Abb. 38**

somit der Blutfluß erleichtert. Da die Thrombozyten von KHK-Patienten immer in »erhöhter Alarmbereitschaft« und in gesteigertem Maße »verklebungsbereit« sind, kann die Verlängerung der Blutungszeit an aufgebrochenen Plaques eher als Normalisierung der »Einsatzbereitschaft« von Thrombozyten angesehen werden.

Aufgrund neuerer experimenteller Studien lassen sich aber auch noch ganz andere präventive Wirkungen des Vitamin E ableiten. Es soll Zellfunktionsstörungen der inneren »Gefäßwandtapete« verhindern, die auf Fehlern im »Steuerungssystem« des Arterienquerschnitts basieren und sich auf ein Überangebot von Radikalen zurückführen lassen. Der positive Effekt des Vitamin E auf den Steuerungsapparat des Arteriendurchmessers beruht eventuell auf der reduzierten Bildungsrate von Oxidationsprodukten, welche die mittlere Lebenserwartung des von Endothelzellen freigesetzten Stickstoffmonoxids (NO) verlängern helfen. Somit könnten die Prozesse der Gefäßerweiterung günstig beeinflußt und die Anlagerung von Thrombozyten an die Gefäßwand unterbunden werden. Daneben sind Effekte des Vitamin E beobachtet worden, welche die »Kommunikation« einzelner Zellbestandteile unterbindet und dadurch das übermäßige Vermehren der Muskelzellen in der Gefäßwand verhindert. Außerdem versteht es anscheinend auch die $O_2$-Produktion von Monozyten/Makrophagen einzuschränken.

Die antiatherogene Wirkung von Ascorbinsäure beruht neben ihren antioxidativen Eigenschaften wahrscheinlich auf ihrem positiven Einfluß auf klassische Risikofaktoren wie z.B. den Blutdruck und die Blutfettwerte (sie werden gesenkt) oder – ähnlich wie bei Tocopherol – auf die »Alarmbereitschaft« der Thrombozyten. Warum dem so ist, darüber ist in der wissenschaftlichen Literatur noch sehr wenig und ungenaues zu finden. Ferner darf hierbei nicht unerwähnt bleiben, daß nicht alle Studien in ihren Ergebnissen übereinstimmen und weiterhin der vorbeugende (präventive) Effekt der Ascorbinsäure erst dann eintrat, wenn den Versuchspersonen größere Dosen Ascorbinsäure (> 0,5 g pro Tag) verabreicht wurden. Schließlich soll erwähnt werden, daß Vitamin C bei starken Rauchern scheinbar Funktionsstörungen von Endothelzellen günstig beeinflußt.

**Tab. 12**
**Antioxidative und zelluläre Wirkungen von Vitamin E**

| Vitamin-E-Wirkung | möglicher Mechanismus |
|---|---|
| Hemmung der Oxidation von Lipiden in der Zellmembran und Lipoproteinen | antioxidativer Effekt |
| Hemmung der Bindung von Monozyten an das Endothel | ? |
| Einwandern von Monozyten in die Gefäßwand | ox-LDL-Bildung ↓<br>→ geringere Botenstoffbildung |
| Verhütung »zellgiftiger« Effekte durch oxidierte Lipide | antioxidativer Effekt |
| Verbesserung der Vasomotion | Unterbrechung der Kommunikation von Zellelementen |
| Bremsen der Vermehrung von Muskelzellen der Gefäßwand | Unterbrechung der Kommunikation von Zellelementen |
| Verminderte Ausschüttung von $O_2$-Radikalen durch Monozyten | Unterbrechung der Kommunikation von Zellelementen |

**Vitamin E greift in die körpereigene Produktion von Thromboxan und Prostacyclin ein. Diese Substanzen greifen in die Regulation des Arterienquerschnitts ein und bestimmen den »Arbeitseifer« von »Reparaturtrupps« (Thrombozyten). Vitamin E verschiebt das Produktionsgleichgewicht zugunsten von Prostacyclin und verhindert die riskante Verkleinerung der Arteriendurchmesser und einen übermäßigen »Tatendrang« der »Heftpflasterzellen« (Thrombozyten), so daß die Bildung oder das Wachstum von Gefäßwandengstellen verzögert wird. Daneben scheint sich Vitamin E auf anderen Ebenen in Arterioskleroseprozesse einzuschalten.**
**Obwohl die Ursachen und Wirkungen der Ascorbinsäure auf die Risikofaktoren der KHK nur lückenhaft erforscht sind, lassen sich doch Wirkungen auf den Blutdruck, die Blutfettwerte und die »Flickprozesse« an den Arterienwänden feststellen. Die Effekte sind aber nur bei sehr hohen Dosen beobachtet worden.**

## 5.3.7 Studienergebnisse zur Wirkungsweise antioxidativer Vitamine bei KHK

Nachdem nun alles darauf hin deutet, daß antioxidative Vitamine tatsächlich die Entwicklung arteriosklerotischer Gefäßwandengstellen bremsen können, stellt sich die Frage, warum nicht allerorten und bei jeder Gelegenheit diese ermutigenden Ergebnisse aus der Forschung der Öffentlichkeit nahe gebracht und Ernährungsempfehlungen korrigiert werden. Diese Frage läßt sich einfach beantworten, auch wenn sie für den Laien auf den ersten Blick nicht gerade einleuchtend ist.

▷ Es fehlt an *direkten experimentellen Beweisen*, die unzweifelhaft die Schutzfunktionen der Antioxidantien belegen. Diese sind äußerst langwierig und nur sehr schwer zu erbringen.

Deshalb muß sich im experimentellen Bereich die Arterioskleroseforschung vorerst noch mit Tierversuchen begnügen, da direkte experimentelle Versuche am Menschen (und das aus gutem Grund) nicht erlaubt sind.

## 5.3.8 Tierexperimentelle Hinweise auf die Anti-KHK-Wirkung antioxidativer Vitamine

▷ Die Ergebnisse aus Tierversuchen sind sehr ermutigend.

Sie zeigen, daß es durch einen Mangel an den Vitaminen E und C vermehrt zu arteriosklerotischen Veränderungen an den Blutgefäßsystemen kommt. Ganz gleich welche Tierart (Affen, Schweine, Hasen, Hühner) zur Erforschung des Arterioskleroseprozesses unter dem Einfluß von Antioxidantien gewählt wurde, die Resultate lassen erahnen, daß antioxidative Vitamine wirklich verzögernd in die Bildungsprozesse und auf das Wachstum der arteriosklerotischen Plaques eingreifen.

Kaninchen wurden regelmäßig mit einer besonderen »Fettdiät« gefüttert, die einen hohen Anteil an Kokosnußöl und Cholesterin enthielt. Folglich stiegen auch ihre Gesamtcholesterin – und Triglyceridwerte beträchtlich an. Mit Extra-Zugaben von Selen und/oder Vitamin E zum Futter konnten diese Blutfettkonzentrationen und der Lipidperoxidgehalt im Blut bedeutend gesenkt werden. Ferner wiesen die Blutgefäßsysteme von Versuchstieren, denen Selen und Vitamin E verabreicht wurden, wesentlich geringere arteriosklerotische Veränderungen auf (im Mittel etwa 28%) als die Vergleichsgruppe, die keine Zusätze in ihrem Futter hatte. Ihr Blutgefäßsystem war zu etwa 76% mit arteriosklerotischen Plaques besiedelt.

Dieses Versuchsergebnis erweckt einen vielversprechenden Eindruck. Sind Vitamin-E-Zugaben zum Futter aber auch tatsächlich geeignet, die »Kolonisierung« des Blutgefäßsystems des Menschen durch arteriosklerotische Plaques effektiv zu unterdrücken (Prävention), oder können sie auch eventuell in der Lage sein, bereits bestehende Gefäßwandengstellen in ihrem Wachstum zu bremsen, besser noch zu stoppen oder gar ihre Rückbildung (Regression) nachhaltig erwirken?

Um diese Frage zu klären, wurden als Versuchstiere 24 männliche Affen (= Primaten; sie sind der Physiologie und Anatomie dem Menschen am ähnlichsten) ausgewählt, bei denen Arteriosklerose willkürlich erzeugt wurde. Eine Versuchstiergruppe wurde mit einer nicht arterioskleroseförderndern (nicht-atherogenen) Basisdiät ohne Vitamin-E-Zugaben gefüttert, die anderen erhielten eine Kost, die nachgewiesenermaßen die Arterioskleroseentwicklung förderte (atherogene Ernährung = AE). Eine AE-Gruppe erhielt von Versuchsbeginn an ein Vitamin-E-Präparat (Präventionsgruppe), die andere Gruppe erst nach einem Jahr (Regressionsgruppe), eine weitere AE-Gruppe kein Vitamin E. Das Versuchsergebnis nährte den schon bestehenden Verdacht, daß

- *regelmäßige Extra-Vitamin-E-Zulagen zum Futter scheinbar als* »Spülmittel« die Ablagerung von Blutfetten und anderen Substanzen in der Arterienwand behindern oder zumindest teilweise das Wachstum von Gefäßwandengstellen reduzieren und so die »Röhren« (Arterien) vor einer möglichen Verstopfung bewahren (Präventionsgruppe).
- *permanente Extra-Vitamin-E-Zulagen zum Futter scheinbar auch als* »Entkalker« schon angelegte »Kalkablagerungen« an der Gefäßwand abbauen; ungefähr so wie es jedermann bei der Entkalkung von seiner Kaffeemaschine her kennt. Nur daß in diesem Fall die kontinuierliche Zufuhr des »Entkalkers« die Kalkstellen allmählich auflöst. Wird eine Kaffeemaschine jahrelang nicht entkalkt, ist der Entkalkungsvorgang ja auch mehrmals hintereinander durchzuführen. Um die wiederkehrende Verkalkung zu verhindern, muß jedoch der »Entkalker« regelmäßig zugeführt werden (Regressionsgruppe).

**Direkte experimentelle Beweise für die Schutzfunktionen der Antioxidantien gegen das Plaquewachstum sind noch nicht erbracht worden. Die bisher vorliegenden Ergebnisse aus Tierversuchen legen jedoch den Schluß nahe, daß regelmäßige Vitamin-E-Zulagen sowohl das Anlegen als auch das Wachstum von Gefäßwandengstellen mit einiger Sicherheit verhindern können.**

### 5.3.9 Bevölkerungsstatistische Hinweise und Präventivstudien zur Anti-KHK-Wirkung antioxidativer Vitamine

Der Nachweis von Radikalen im lebenden menschlichen Organismus war lange Zeit problematisch. Nachdem dieser gelungen war, und die Wirkungsweisen antioxidativer Vitamine gezielter erforscht waren, setzte sich in den letzten Jahren aufgrund der bisherigen Erfahrungen und experimenteller Tierversuchsergebnisse langsam die Auffassung durch,

- daß ein hoher Blutcholesterinwert sehr wahrscheinlich ein wichtiger Faktor für ein gesteigertes KHK-Risiko ist. Seine Bedeutung als maßgeblicher Urheber von Gefäßwandverengungen und letztlich der KHK hat jedoch immer mehr an Gewicht eingebüßt.

Dieser Gesinnungswandel der KHK-Forscher scheint sich durch sog. epidemiologische Studien und Präventivstudien (Interventionsstudien) zu bestätigen. **Epidemiologische Studien** sind wissenschaftliche Erhebungen, die Informationen über Krankheitshäufigkeiten und deren Verteilung innnerhalb einer oder mehrerer bestimmter Bevölkerungsgruppen statistisch erfassen. Sie tragen zur Aufklärung von Risikofaktoren bei und stellen Beziehungen (z. B. Lebensstil) zu möglichen Erkrankungsursachen her. Somit liefern sie Hinweise auf Ansatzpunkte zur Prävention und schließlich zur Kontrolle der Wirksamkeit von Maßnahmen des Gesundheitswesens.

Über die Datensammlungen einer sehr großen Anzahl von Studienteilnehmern über längere Zeiträume (Jahre oder Jahrzehnte) und den Vergleich mehrerer Gruppen in Abhängigkeit von mehreren Faktoren oder Eigenschaften lassen sich auch Rückschlüsse auf bestimmte Personenkreise ziehen, die in erster Linie von bestimmten Krankheiten besonders bedroht sind (Risikogruppen). Studien mit solchen Risikogruppen sind äußerst wertvoll, da sich diese Menschen schon aus eigenem Interesse eher über einen längeren Zeitabschnitt an weiterführenden Studien (Interventionsstudien) beteiligen und deren Richtlinien einhalten, als Nicht-Risikogruppen. Außerdem können von Risikogruppen schneller konkrete Ergebnisse erwartet werden.

**Interventionsstudien** sind Untersuchungen, welche unzweifelhaft Zusammenhänge von Ursache und Wirkung einer Krankheit herstellen oder Dosis-Wirkungs-Beziehungen eines Präparats beweisen. Dies liegt hauptsächlich daran, daß diese Interventionsstudien mit sog. *Plazebopräparaten* arbeiten. Im medizinischen Sprachgebrauch nennt man diese Studien **plazebokontrolliert**. Unter einem Plazebopräparat ist ein Scheinmedikament zu verstehen, das zwar im Aussehen der wirksamen Prüfsubstanz gleicht, aber keinen Wirkstoff enthält. Damit sind rein psychische Effekte auf das Studienziel ausgeschlossen. Die Erfahrungen der Medizin haben nämlich gezeigt, daß der Glauben an die Wirksamkeit eines Präparats wahre Wunder vollbringen kann und einen Heilungsprozeß fördert, obwohl zu keinem Zeitpunkt wirklich ein Medikament verabreicht wurde. Die Durchführung dieser Interventionsstudien können blind (nur der Studienleiter weiß, welche Kapseln die Wirksubstanz enthalten) erfolgen oder doppelblind (weder Studienbetreuer noch der Studienteilnehmer wissen, ob die eingenommene Kapsel den Wirkstoff enthält; die Kennzeichnung der Präparate erfolgt nach einem Schlüsselcode, der erst nach Studienende bekannt gegeben wird).

Zusammenfassend läßt sich festhalten, daß epidemiologische Forschungsergebnisse zwar nicht in der Lage sein werden, konkrete Ursachen für die KHK nachzuweisen. Ihre statistischen Ergebnisse können aber zumindest Hinweise auf mögliche Hintergründe der KHK geben. Eine exakte Beweisführung einer Ursache-Wirkung-Beziehung läßt sich aber nur mit weiterführenden Studien (Interventionsstudien) erbringen.

## Epidemiologische Studien

▷ Epidemiologische Studien lassen deutliche geographische Unterschiede der KHK-Häufigkeit erkennen.

Sie lieferten überzeugende Hinweise, nach denen natürlich vorkommende Antioxidantien (Beta-Carotin, Vitamin E und C) bei Umbauprozessen an der Gefäßwand wichtige Schutzfunktionen übernehmen können. Die Analyse von Daten aus Interventionsstudien bekräftigen diese Vermutungen. Einige besonders eindrucksvolle Ergebnisse vorliegender Studien sollen vorgestellt werden.

### Studie 1

Die WHO (Weltgesundheitsorganisation) regte eine wissenschaftliche Studie an, welche die KHK-Häufigkeit von Bevölkerungsgruppen mit ähnlichen Cholesterinplasmaspiegeln im Normalbereich in zwölf verschiedenen europäischen Ländern untersuchte. Hierbei konnten entgegengesetzte Beziehungen zwischen der Zahl der KHK-Todesfälle und den Plasmakonzentrationen von Vitamin A und E festgestellt werden. Diese Zusammenhänge zeigten zwar auch, daß hohe Gesamtcholesterinwerte ebenfalls das KHK-Risiko ansteigen lassen, als wesentlich aussagefähigeres Maß zur Beurteilung des KHK-Risikos erwies sich jedoch das Verhältnis von Cholesterin zu den Vitaminen A und E. Mit einem Modell, welches die Konzentrationen an Vitamin A, E und Gesamtcholesterin berücksichtigt und als Risikofaktor den diastolischen Blutdruck einbezieht, ließ sich mit fast 90%iger Sicherheit der *vorzeitige Herztod* durch KHK voraussagen.

▶ Ein besonders hohes KHK-Risiko haben Nord- und Mitteleuropäer. Ein Mann mittleren Alters in Schottland oder Finnland erliegt wesentlich häufiger der KHK als Männer vergleichbaren Alters in den Mittelmeerländern. Die Analyse der Vitamin-E-Plasmaspiegel ergab, daß Südeuropäer deutlich höhere Vitamin-E-Konzentrationen im Blut aufwiesen. Die Forscher vermuten, daß die völlig unterschiedlichen Ernährungsgewohnheiten (die mediterrane Bevölkerung verzehrt größere Obst- und Gemüseportionen) hierfür verantwortlich sein können und vielleicht deshalb Todesfälle infolge KHK dort weniger häufig vorkommen.

## Studie 2

Im Zuge einer Studie aus Schottland wurden der Antioxidantienstatus im Blut von Angina pectoris-Patienten und Gesunden im Alter von 35–54 Jahren analysiert und deren KHK-Risikofaktoren wie Alter, Rauchen, Blutdruck, Blutfette und Körpergewicht erfaßt. Hierbei ergaben sich ebenfalls erkennbare Hinweise für einen Zusammenhang zwischen dem wahrscheinlichen Auftreten der Angina pectoris und den Plasmaspiegeln von Vitamin E, Beta-Carotin und Ascorbinsäure. Die Forscher stellten nämlich fest, daß sich die jeweiligen Konzentrationen an Antioxidantien im Blut gegensätzlich zur Entwicklung der Angina pectoris verhalten. Besonders auffällig waren vor allem die entgegengesetzten Beziehungen zwischen Vitamin E und dem Angina pectoris-Risiko. Dieses Ergebnis zeigt, daß die vollständige Erfassung des Angina pectoris-Risikos auf der Basis der schon genannten klassischen Risikofaktoren möglicherweise unzulänglich ist.

## Studie 3

Dieser Standpunkt wird auch durch Ergebnisse einer prospektiven Untersuchung gestützt, welche den Bezug von Ascorbinsäurespiegeln und dem Auftreten eines Herzinfarkts einer Bevölkerungsgruppe in Ost-Finnland über durchschnittlich fünf Jahre untersuchte, die häufig KHK-Todesfälle zu beklagen hat. Die dortige Einwohnerschaft weist niedrige Vitamin-C-Spiegel auf. Bei den 1605 Studienteilnehmern im Alter von 42, 48, 54 oder 60 Jahren wurde zu Studienbeginn die Nüchtern-Vitamin-C-Konzentrationen im Blut bestimmt. 91 Personen wiesen sehr niedrige Vitamin-C-Spiegel (< 2,0 mg/l) auf. Alle Probanden zeigten weder Symptome einer KHK noch konnten bei körperlicher Belastung Veränderungen im **E**lektro**k**ardio**g**ramm (EKG) festgestellt werden. Dieses Verfahren ermöglicht die graphische Darstellung der elektrischen Vorgänge am Herzen in Erfüllung seiner Aufgabe als Blutpumpe bzw. seine Funktionskontrolle. Daneben wurde deren Ernährungsgewohnheiten und die Einnahme von Vitaminpräparaten protokolliert. Im Beobachtungszeitraum wurden 70 Herzinfarkte gezählt, deren Verteilung in den Probandengruppen hinsichtlich der Vitamin-C-Versorgung auffällig war. Während 13,2 Prozent der schlecht versorgten 12 Personen einen Herzinfarkt erlitten, blieben 96,2 Prozent der Vergleichsgruppe (1456 Personen) von einem KHK-Ereignis verschont. Die Auswertung der gewonnenen Studiendaten läßt also eine Beziehung zwischen Vitamin-C-Versorgungsgrad und dem Herzinfarktrisiko erkennen.

▶ Andere vergleichende epidemiologische Studien jüngsten Datums bestätigen ebenfalls das erhöhte Risiko für KHK und andere arteriosklerotische

Erkrankungen des Herz-Kreislauf-Systems, wenn die hinreichende Versorgung mit antioxidativen Vitaminen nicht sichergestellt ist.

Schon die unzulängliche (suboptimale) Zufuhr eines Vitamins soll eine Bedrohung für die Gesundheit des Herzens und des Kreislaufsystems darstellen. Werden mehrere antioxidative Vitamine in nicht ausreichendem Maße über die Nahrung zugeführt, dürfte sich das Erkrankungsrisiko summieren oder gar potenzieren, d. h. stark vervielfachen.

▶ Als ein weiteres, für die zukünftige Forschung vermutlich richtungsweisendes Ergebnis dieser Studien stellte sich heraus, daß grenzwertige (suboptimale) Blutantioxidantienspiegel nicht nur ein weiterer Bestandteil im Spektrum der klassischen Risikofaktoren sein können. Sie können auch den Wert prognostischer Aussagen über das KHK-Risiko und die mögliche Ausbildung (Manifestation) der Arteriosklerose des Blutgefäßsystems in den verschiedenen regionalen Räumen Europas erhöhen.

Die Bestimmung der wahrscheinlichen KHK-Krankheitshäufigkeit in diesen bevölkerungsstatistischen Untersuchungen aufgrund der Beziehungen (Korrelationen) zwischen den Blutantioxidantiengehalten und der KHK war aussagekräftiger als es auf der Grundlage allgemein bekannter Risikofaktoren, wie z. B. durch die Erfassung erhöhter Blutfettwerte, hohen Blutdrucks oder des Rauchverhaltens, zu erwarten gewesen wäre.

Dies könnte bedeuten, daß Antioxidantien präventive (vorbeugende) Wirkungen auf das Entwicklungsgeschehen der Arteriosklerose auch beim Menschen haben. Die unzulängliche Konzentration von Antioxidantien im Blut darf aber nicht als Ursache für die Bildung und das Wachstum arteriosklerotischer Plaques verstanden werden. Vielmehr gehen die Arterioskleroseforscher heute davon aus, daß eine unzureichende Zufuhr über die Nahrung oder eine verringerte Verfügbarkeit des Organismus für antioxidative Vitamine (aus welchen Gründen auch immer) das »gesunde« Gleichgewicht zwischen antioxidativen Schutzfaktoren und der »oxidativen Zerstörungswut« der Radikale »kippt« und dadurch die Entwicklung der Erkrankung fördert.

▶ Nicht ausreichend hohe Antioxidantienspiegel im Blut sind also nicht die eigentliche Ursache des Arteriosklerosegeschehens, sondern nur als **begünstigende Faktoren** zu betrachten.

Diese Ansicht muß aber erst in Zukunft anhand von Interventionsstudien eingehend überprüft werden. Deren bisherige Ergebnisse widersprechen zumindest nicht epidemiologischen Daten.

## Interventionsstudie 1

Die Datenanalyse einer zweijährigen US-amerikanischen Studie, die vor einigen Jahren abgeschlossen wurde, zeigte erstmals, daß eine Reduktion der Blutcholesterinkonzentrationen eine Rückbildung arteriosklerotischer Plaques bei

KHK-Patienten bewirken könnte. Zu Studienbeginn wurde der Zustand der Koronararterien von 156 Probanden im Alter von 40 bis 59 Jahren mit einem bildgebenden Verfahren (Koronarangiographie) erfaßt. Die weitergehende statistische Auswertung des Datenmaterials berücksichtigte den Einfluß der Vitamin-E-Eigenmedikation auf den Fortschritt der Gefäßerkrankung an den Koronararterien. In der Placebogruppe mit fortbestehender Hypercholesterinämie blieb die zusätzliche Vitamin-E-Aufnahme ohne Wirkung. In der Verumgruppe hingegen ging die Einnahme von mindestens 100 mg Vitamin E pro Tag mit einer deutlichen Wachstumshemmung vor allem von kleineren Stenosen einher. Die Vitamin-E-Zufuhr könnte somit bei einer ausreichenden Normalisierung der Blutlipidwerte einen additiven Effekt bei der KHK-Prävention haben. Allerdings muß dieses Ergebnis noch in anderen Studien weiter überprüft werden.

### Interventionsstudie 2

In einer achtjährigen Interventionsstudie, durchgeführt in den USA, mit 87 245 Krankenschwestern zwischen 34 und 59 Jahren, stellte sich heraus, daß die verabreichte Menge von Vitamin E und Beta-Carotin scheinbar das Risiko von Herz-Kreislauf-Erkrankungen beeinflußt. Die Frauengruppe mit einer täglichen Zufuhr von 100 mg Vitamin E hatte nämlich, verglichen mit einer Gruppe, die pro Tag nur 30 mg Vitamin E aufnahm, ein um 36% vermindertes Risiko eine Herzattacke zu erleiden. Ein ähnliches Ergebnis resultierte in Bezug auf Beta-Carotin. Hier erniedrigte sich das Herzinfarktrisiko bei Frauen mit einer täglichen Einnahme von 15 – 20 mg Beta-Carotin gegenüber einer Gruppe, die nur 6 mg Beta-Carotin jeden Tag schluckte, um 22%. Wird das Risiko für einen Schlaganfall hinzu genommen, verringerte sich das Risiko sogar um 40%, also um mehr als ein Drittel.

### Interventionsstudie 3

Von 22071 Untersuchungspersonen (Probanden) eines aufwendig vorbereiteten Forschungsprogramms wurden 333 Ärzte im Alter von 40–84 Jahren als Risikogruppe ausgewählt (PHS-Studie). Sie nahmen über zwölf Jahre alle zwei Tage 50 mg Beta-Carotin oder Plazebo ein, waren schon von der KHK betroffen oder hatten bereits Herzoperationen hinter sich. Studienziel war im Beobachtungszeitraum die Erfassung erneuter Herzbeschwerden. Erste Ergebnisse haben gezeigt, daß die Beta-Carotin-Gruppe im Vergleich der Plazebogruppe ein um etwa 44% geringeres Herzinfarkt-Risiko oder anderer Herzkomplikationen aufwies. Auch die statistischen Kontrollen anderer Risikofaktoren konnten das erstaunliche Studienergebnis nicht verändern. Die Reduktion des

Risikos durch Beta-Carotin-Ergänzung war erst im zweiten Beobachtungsjahr auszumachen und wuchs mit zunehmender Behandlungsdauer an. Die Ergebnisse dieser Studie belegen, daß Beta-Carotin einen vorbeugenden Effekt auf weitere Risiken bei Personen mit bereits bestehender KHK haben.

▷ Die Untersuchung spricht auch Beta-Carotin zumindest teilweise von dem Verdacht frei, seine Einnahme würde Krebs verursachen.

Diese Behauptungen gingen durch die Presse und verunsichern noch heute die Verbraucher. Sie basieren auf den Ergebnissen zweier groß angelegter Studien, die in Finnland (ATBC-Studie) und in den USA (CARET-Studie) durchgeführt wurden und jeweils sechs bzw. vier Jahre andauerten.

Die **ATBC-Studie** hatte zum Ziel, den Einfluß des Beta-Carotins und des Vitamin E auf das Lungenkrebsrisiko zu untersuchen. Als Studienteilnehmer standen 29133 langjährige Raucher (mehr als 20 Zigaretten pro Tag über 30 Jahre) im Alter von 50 – 69 Jahren zur Verfügung. Die Probanden wurden in vier etwa gleich große Gruppen eingeteilt. Sie erhielten 20 mg Vitamin E in Kombination mit 50 mg Beta-Carotin oder ein Placebopräparat, die beiden anderen Gruppen 20 mg Beta-Carotin bzw. 50 mg Vitamin E alleine. Die Analyse der gesammelten Daten ergab, daß die Extra-Vitamin-Portionen für die Untersuchten eher von Nachteil als von Vorteil waren. In der Verum-Beta-Carotin-Gruppe erhöhte sich die Lungenkrebsrate um 18 Prozent, während die Todesfälle anderer Ursache um 8 Prozent stiegen. Bei den Probanden, die Vitamin E einnahmen, war zwar keine wesentliche Verminderung der Lungenkrebshäufigkeit zu beobachten, sehr wohl aber eine Reduktion der Darm- und Prostatakrebsquote von 19 bzw. 34 Prozent. Allerdings hatte dies keinen Einfluß auf die Gesamtzahl der aufgetretenen Sterbefälle.

Die Veröffentlichung dieses ernüchternden Fazits der ATBC-Studie und die Ergebnisse der regelmäßigen statistischen Auswertung der US-amerikanischen Studiendaten führte zum vorzeitigen Abbruch der **CARET-Studie**. In dieser Untersuchung sollte die Wirksamkeit einer kombinierten Gabe von 30 mg Beta-Carotin und 7,5 mg Vitamin A zur Vorbeugung eines Lungenkarzinoms untersucht werden. Mit der Kombination der beiden Verbindungen war beabsichtigt, zum einen Zellschäden durch die Beta-Carotin-Gabe zu verhindern, zum anderen bereits bestehende Zellschäden mit Vitamin-A-Gaben zu beheben, d. h. Tumorzellen »auszubessern« und in eine normale Zelle »zurück zu verwandeln«. Es gibt nämlich Hinweise, daß Stoffwechselprodukte des Vitamin A die Zellteilung und das unkontrollierte Wachtum von Tumorzellen bremsen können. Bei den 18314 Probanden im Alter von 45–64 Jahren handelte es sich um langjährige Raucher (eine Packung pro Tag über 20 Jahre), Ex-Raucher und Personen, die im Rahmen ihrer beruflichen Tätigkeit Asbeststaub ausgesetzt waren. Auch in dieser Untersuchung profitierte die Verum-Gruppe nicht von den Vitamin-Zulagen. Im Gegenteil, die Lungenkrebshäufigkeit stieg sogar um 28 Prozent an. Die Todesfälle anderer Ursache um 17 Prozent.

Die enttäuschenden Resultate wurden von Experten diskutiert und nach deren Gründen gesucht. Anlaß zur Kritik gab einmal der Aufbau der Studien, die mehr einen therapeutischen als ein präventiven Charakter hatten. An der Studie nahmen nur Hochrisikogruppen teil, welche mehr als zehn Jahre den schädlichen Auswirkungen des Zigarettenrauchs ausgesetzt waren und deshalb eventuell bereits vor Studienbeginn Träger von Tumorzellen waren. Daher ist es kaum möglich, mit Hilfe dieser Studie Aussagen über das präventive Potential antioxidativer Vitamine zu machen. Dieser Erklärungsansatz würde auch bisherige, experimentell an Tieren und einzelnen Zellen gewonnene Ergebnisse stützen. Sie lassen darauf schließen, daß Beta-Carotin in erster Linie bei der Entstehung von Tumorzellen wirksam ist und nicht in den jeweiligen Entwicklungsphasen eines bösartigen Tumors.

Diese Interpretation der Befunde wird von den Ergebnissen der PHS-Studie unterstützt, die neben dem KHK-Risiko der vorhin angeführten Teilgruppe auch die Wirkung des Beta-Carotins auf das Lungenkrebsrisiko der gesamten Teilnehmerschaft geprüft hat. Sie bestand überwiegend aus Nichtrauchern (nur 11 Prozent waren Raucher, 51 Prozent hatten gelegentlich geraucht). Es zeigte sich, daß in der Verumgruppe der Beta-Carotin-Einfluß weder positive, noch negative Auswirkungen auf Krebserkrankungen hat und entsprechend in dieser Hinsicht keine Vorteile bietet. Dieses Ergebnis läßt sich nur dorthingehend auslegen, daß für den einzelnen Nährstoff keine krankheitsvorbeugenden Effekte nachweisbar waren. Dennoch könnten unter Umständen Kombinationen antioxidativer Vitamine oder anderer Substanzen, die natürlicherweise in Obst und Gemüse enthalten sind, diese Wirkungen entfalten. In diesem Zusammenhang sei nicht zuletzt auf die Vorteile einer zusätzlichen Vitamin-E-Einnahme in Bezug auf das KHK-Risiko verwiesen. Außerdem verlieren die epidemiologischen Hinweise, die Beta-Carotin und anderen mit der Ernährung zuführbaren antioxidativ wirksamen Substanzen einen Beitrag zur Vorbeugung von Krebserkrankungen zuordnen, keineswegs an Gewicht. Nach wie vor gibt es gewichtige Anhaltspunkte dafür, daß eine Beta-Carotin-Zufuhr im nutritiven Bereich, d. h. in Dosen, die über eine optimale Ernährung erreicht werden können, in negativer statistischer Beziehung zum Risiko von Lungenkrebs und anderen Erkrankungen steht.

▷ Als Schlußfolgerung kann also festgehalten werden, daß laut den Ergebnissen der ATBC- und CARET-Studie **Raucher** von einer zusätzlichen Einnahme von Beta-Carotin **nicht** profitieren, möglicherweise sogar das Krebsrisiko erhöhen.

Aufgrund dieser Studienergebnisse und der gegenteiligen, sehr aufschlußreichen und vielversprechenden bisherigen Befunde im Hinblick auf die KHK müssen sowohl die Effekte von Tocopherol und Beta-Carotin als Antioxidantien als auch die antioxidativen Wirkungsspektren der Ascorbinsäure im Mittelpunkt zukünftiger Forschungsvorhaben stehen. Nur so kann eindeutig bewiesen werden, daß der menschliche Organismus den Einsatz antioxidativer

Vitamine praktisch als »chemische Waffen« im endlosen »Krieg« gegen Radikale einsetzt und koordiniert, um einen möglichst wirkungsvollen Schutz gegen Herz-Kreislauf-Krankheiten zu erreichen.

**Epidemiologische Studien stellen statistisch über einen langen Zeitraum Krankheitshäufigkeiten und deren Verteilung innerhalb einer oder mehrerer Bevölkerungsgruppen fest und versuchen charakteristische Beziehungen festzustellen oder mögliche Ursachen zu finden. Hierbei lassen sich eventuelle Risikogruppen identifizieren, die als geeignete Untersuchungsteilnehmer für weiterführende Studien dienen können.**
**Interventionsstudien weisen direkte Krankheitsursachen oder Dosis-Wirkung-Beziehungen nach. Sie arbeiten mit Placebos (Scheinpräparaten), die entweder blind (nur der Studienleiter weiß, ob eine eingenommene Kapsel die Prüfsubstanz enthält) oder doppelblind (weder Studienbetreuer noch Studienteilnehmer wissen, ob die eingenommene Kapsel die Prüfsubstanz enthält) durchgeführt werden.**
**Die Ergebnisse epidemiologischer Studien lassen vermuten, daß unzulängliche Antioxidantienspiegel im Blut nicht die Ursache für Gefäßwandveränderungen sind, sondern nur begünstigende Faktoren. Für die endgültige Beweisführung dieser Theorie sind aber weitere Ergebnisse von Interventionsstudien abzuwarten und noch andere, bisher unbekannte Einflußgrößen auf das Arteriosklerosegeschehen zu ergründen.**
**Für Raucher scheint die Einnahme von Beta-Carotin zur Verhütung einer KHK nicht geeignet. Hier kann das geeignete Mittel zur Reduktion des KHK-Risikos nur »stop smoking« heißen.**

## 5.4 Vitamine der B-Gruppe

Die sich verdichtenden Hinweise, daß eine Teilgruppe B-Vitamine (Vitamin $B_{12}$,Vitamin $B_6$ und Folsäure) eventuell bei der Bildung und Entwicklung von arteriosklerotischen Gefäßwandveränderungen eine Rolle spielt, machte diese Stoffklassen zunehmend zum interessanten Forschungsgegenstand der KHK-Forschung. Diese Vitamine besitzen keine antioxidativen Eigenschaften, sondern vertreten wasserlösliche Substanzfamilien, die sich in ihrer chemischen Struktur erheblich unterscheiden. Sie agieren in biologischen Prozessen als unterstützende Co-Faktoren von Enzymen (Co-Enzyme) und beteiligen sich in dieser Funktion am Ab- und Umbau der »giftigen« Aminosäure Homocystein. Diese versteht es vermutlich, sich in den Ablauf arteriosklerotischer Prozesse einzuschalten.

### 5.4.1 Vitamin B12 (Cobalamin)

Vitamin $B_{12}$ oder Cobalamin ist eine Sammelbezeichnung für eine Gruppe chemisch hoch kompliziert aufgebauter Substanzen gleicher Grundstruktur, die sich nur in kleinen Nuancen unterscheiden. Von ihrer chemischen Struktur, welche erst Mitte der 1950er Jahre aufgeklärt wurde, leitet sich auch der Name dieser Verbindungen mit Vitamincharakter ab. Die Vorsilbe »Cobal-« deutet seinen Kobaltgehalt an, die Endung »-amin« läßt erahnen, daß diese Substanzklasse Stickstoff in ihrem Molekül enthält.

▷ Cobalamin wird weder vom menschlichen Organismus noch von höheren Lebewesen oder Pflanzen gebildet, sondern nur von *Mikroorganismen.*

Die im Darm angesiedelten Mikoorganismen stellen keine relevante Vitamin $B_{12}$-Quelle dar, da die Bedingungen für die Vitamin $B_{12}$-Resorption im oberen Magen-Darm-Trakt des Menschen, dem Darm also vorgelagert, geschaffen werden. Daher kann der menschliche Organismus im Darm synthetisiertes Vitamin $B_{12}$ nicht nutzen. Er ist also auf die Aufnahme dieses Vitamins über die Nahrung angewiesen.

▷ Als Cobalaminquellen dienen in erster Linie *tierische Lebensmittel.* Daneben enthalten auch einige *Knollen- und Wurzelgemüse* oder durch Bakterien vergorene (fermentierte) *pflanzliche Lebensmittel* in Spuren Cobalamin. Die Übersichtstabelle vermittelt einen Eindruck über Vitamin $B_{12}$- Konzentrationen in Lebensmitteln.

Die Aufnahme von Cobalamin ist an Voraussetzungen geknüpft, welche der menschliche Organismus zunächst selbst erfüllen muß. Über die Nahrung (alimentär) aufgenommenes Cobalamin wird mit Hilfe der Magensäure und eiweißspaltender (proteolytischer) Enzyme aus Nahrungsmitteln herausgelöst. Anschließend lagert sich das »befreite Cobalamin« mit einem Eiweißmolekül, das von Zellen des Magens, also vom Körper selbst gebildet wird, zu einem Komplex zusammen. Da Cobalamin von außen dem menschlichen

Tab. 13
**Vitamin $B_{12}$-Gehalte ausgewählter Lebensmittel**

| Lebensmittel | Vitamin $B_{12}$-Gehalt (µg/100g) |
|---|---|
| Kuhmilch 3,5% bzw. 1,5% Fett | 0,42 |
| Joghurt 1,5% Fett | 0,40 |
| Joghurt aus Trinkmilch 3,5% Fett | 0,09 |
| Rinderleber | 65,0 |
| Kalbsleber | 60,0 |
| Schweineleber | 39,0 |
| Putenleber | 30,0 |
| Rind- und Schweinefleisch (mager) | 5,0 |
| Kalbfleisch | 2,0 |
| Makrele | 9,0 |
| Hering | 8,5 |
| Lachs | 3,0 |
| Emmentaler | 2,2 |
| Camembert 30% i. Tr. | 3,0 |
| Tilsiter 45% i. Tr. | 2,2 |
| Hühnerfleisch | 0,4 |

Organismus zugeführt wird, kann dieses Vitamin als »äußerer Faktor« (»extrinsic factor«) bezeichnet werden. Folgerichtig nennt sich das aus der Eigensynthese stammende Eiweißmolekül »innerer Faktor« (IF; »intrinsic factor«). Erst die Fusion beider Komplexkomponenten zum »Cobalamin-IF-Paket« stellt eine erfolgreiche Cobalaminresorption sicher. Der IF verleiht dem kobalthaltigen Vitamin quasi als »Krawatte« das »richtige Outfit« für seine Erkennung durch die »Türsteher« (Rezeptoren) der Zielzellen in den unteren Dünndarmabschnitten (terminales Ileum). Diese »Türsteher« müssen Energie aufwenden, um das »ideale Paar« über die »Schwelle« (Zellmembran) zu tragen. Da die Produktion des IF begrenzt ist, bestimmt sie das Ausmaß der Resorption.
Fällt die IF-Produktion aus oder ist sie in ihrer Funktion beeinträchtigt, hat das Cobalamin aufgrund seines »mangelhaften Erscheinungsbilds« wenig Chancen seinen Bestimmungsort tatsächlich zu erreichen. Aus diesem Grunde machen sich Einschnitte in der IF-Produktion, z. B. infolge von Schädigungen der Magenschleimhaut oder eine verminderte Magensäureausschüttung als Störungen im Cobalaminstoffwechsel des Körpers bemerkbar.
Normalerweise richtet sich das Ausmaß der Cobalamin-Resorption nach der jeweils angebotenen Cobalaminmenge in einer Mahlzeit. Eine Dosis von 0,5 µg ($5 \times 10^{-7}$ g = 0,0000005 g) Cobalamin wird zu ungefähr 75 Prozent aufgenommen, 1,0 µg hingegen nur noch zu 50 Prozent. Die über die IF-vermittelte Resorption pro **Menü** beträgt nie mehr als 2,0 µg. Im Falle eines »wahren Cobalaminansturms« an den »Pforten« der Zelle gelingt es dem Vitamin, sich an

den begrenzt präsenten »Türstehern vorbeizumogeln« und die Zellmembran zu überwinden. Allerdings gelingt dies nur einem Prozent des Cobalamins. In den Zellen des letzten Teilstücks des Dünndarms (Ileums) wird die Vitamin-Protein-Einheit aufgelöst, das Cobalamin wird an verschiedene spezifische Transporter (Proteine) gebunden. Diese garantieren ihren problemlosen »Versand« über den Blutweg in andere Gewebe.

Cobalamin wird in relativ großen Mengen in der Leber und Muskulatur gespeichert. Diese üppigen, körpereigenen Depots sind ein Grund dafür, daß mehr als drei Jahre fast cobalaminfreier Ernährung vergehen können, ehe sie bei Gesunden zur Neige gehen und eine ausreichende Versorgung des Körpers nicht mehr garantieren. Die Ausscheidung von Vitamin $B_{12}$ erfolgt über die Gallenflüssigkeit in den Darm. Wegen der sehr effektiven Rückresorption im Ileum per Leber-Darm-Kreislauf (entero-hepatischer Kreislauf) findet der größte Anteil des mit der Galle ausgeschiedenen Cobalamins wieder den Weg zurück zur Leber. Deshalb können dem Körper nicht übermäßig große Cobalaminmengen verloren gehen, der Körperbestand bleibt selbst bei geringerer Vitamin-$B_{12}$-Zufuhr weitgehend stabil. Dies ist eine weitere Ursache für die »relative Vitamin-$B_{12}$-Unabhängigkeit«.

▷ Da tierische Nahrungsmittel in der mitteleuropäischen Kost einen hohen Stellenwert besitzen, sind bei Männern und Frauen selten niedrige Vitamin-$B_{12}$-Konzentrationen im Plasma anzutreffen.

Dieses Ergebnis ließ sich auch mithilfe von biochemischen Studien belegen. Probleme könnten hingegen bei Veganern auftreten, welche sich ausnahmslos von pflanzlichen Lebensmitteln ernähren und selbst den Verzehr von Eiern und Milch bzw. deren Produkte ablehnen. Diese Konsequenzen einer nahezu Vitamin-$B_{12}$-freien Ernährung treten, wie schon erwähnt, erst nach mehreren Jahren auf.

Bisher sind beim Menschen und anderen höheren Lebewesen nur wenige cobalaminabhängige Stoffwechselwege bekannt. Sie stehen alle mit dem Auf- bzw. Abbau von Aminosäuren in Zusammenhang.

Ein Cobalamintyp (Adenosylcobalamin) wirkt als Co-Enzym an der umkehrbaren (reversiblen) molekularen Umwandlung der essentiellen Aminosäure Leucin in eine Substanz mit, welche den Leucinabbau einleitet. Dasselbe »Cobalamin-Modell« assistiert beim reibungslosen Abbau des chemischen Grundgerüsts (eine Fettsäure) der Aminosäuren Threonin, Methionin und Isoleucin.

Im Hinblick auf die Arteriosklerose steht jedoch ein anderer Vertreter der Cobalaminfamilie in seiner Funktion als Co-Enzym im Mittelpunkt des Interesses. Dieser Cobalamin-Repräsentant (Methylcobalamin) ist in die Bildungsprozesse der schwefelhaltigen Aminosäure Methionin aus der »Zwischenaminosäure« Homocystein eingebunden. Die biologische Bedeutung dieses Stoffwechselschrittes liegt aber weniger in der Bildung von Methionin als vielmehr in der Regeneration einer stoffwechselaktiven Folsäureverbindung. Das bedeutet, daß die Verfügbarkeit dieses spezifischen Cobalamintypus über seine Funktion als »Folsäurerecycler« Auswirkungen auf die Konzentrationen von Homocystein im Blut hat, die möglicherweise ein Bindeglied zur Arterioskleroseentstehung darstellen und auch folsäureabhängige biochemische Funktionen beeinflussen.

**Vitamin $B_{12}$ bzw. die Cobalamine gehören einer Substanzklasse an, die nur von Mikroorganismen gebildet werden. Als Quellen für dieses Vitamin dienen vorrangig tierische Lebensmittel, aber auch Wurzel- und Knollengemüse. Seine Resorption ist sowohl an eine ausreichende Magensäurewirkung als auch an die Formation eines Proteins, des intinsic factors, gebunden. Erst mit der Bildung eines Vitamin $B_{12}$- bzw. eines Cobalamin-IF-Komplexes sind die Voraussetzungen zu seiner energieabhängigen Aufnahme erfüllt, bevor es im Blut über spezielle Transportproteine die Gewebe erreicht. Die relative »Vitamin $B_{12}$-Unabhängigkeit« des menschlichen Organismus beruht auf dem äußerst effektiven Leber-Darm-Kreislauf. Seine Bedeutung im Hinblick auf die Arteriosklerose liegt in der Sicherung des Bestands an stoffwechselaktiver Folsäure. Diese ist an der Regulation der Konzentrationen an Homocystein im Blut beteiligt. Diese »toxische Zwischenaminosäure« gilt als potentieller Förderer atherosklerotischer Prozesse.**

### 5.4.2 Vitamin B6 (Pyridoxin)

Mitte der 1920er Jahre wurde eine Hauterkrankung an Ratten beschrieben, deren Ursache sich auf einen Mangel an einen ganz bestimmten, zu dieser Zeit noch unbekannten Nahrungsfaktor, dem Vitamin $B_6$, zurückführen ließ. Wie bei dem vorgenannten Vitamin der B-Gruppe handelt es sich beim Vitamin $B_6$ ebenfalls nicht um eine einzelne Substanz, sondern um eine Stoffklasse. Sie besitzt ein einheitliches chemisches Grundgerüst, ihre »Pflichten« als Vitamin erfüllt sie jedoch in drei unterschiedlichen chemischen Versionen. Alle drei Verbindungen sind im Organismus leicht ineinander überführbar und in gleicher Weise als Vitamin $B_6$ wirksam. Häufig werden sie in der Fachsprache mit dem Oberbegriff »Pyridoxin« zusammengefaßt.

Vitamin $B_6$ besitzt einen ringförmigen chemischen Aufbau, der in Fachkreisen »Pyridinring« genannt wird. Er enthält ein Stickstoffatom und Kohlenstoffatome, die an grundverschiedene chemische Gruppen geknüpft sind. Zwei dieser chemischen Gruppen sind für die Wirkung der Substanzfamilie als Vitamin $B_6$ verantwortlich. Während die eine ($R_2$) entweder mit einem H-Atom oder einem phosphathaltigen Komplex »bestückt« ist, können drei verschiedene, funktionelle chemische Gruppen die $R_1$-Position besetzen. Diese ermöglichen auch die Unterscheidung der einzelnen Vitamin $B_6$-Vertreter und deren phosphathaltige Metabolite (phosphorylierte Pyridoxintypen). Handelt es sich um eine funktionelle Gruppe, die dem Chemiker als **Al**dehydgruppe bekannt ist, nennt sich die Verbindung Pyridox**al** (PL), bei einer Alkoholgruppe um Pyridox**ol** (PN). Die alkoholische Form wird auch als Pyridoxin bezeichnet. Im Falle einer **Amin**gruppe handelt es sich um Pyridox**amin** (PM). Ganz gleich welche der drei funktionellen Gruppen die $R_1$-Position belegt, alle drei Vitamin $B_6$-Vertreter sind wirkungsgleich.

**Die Wirkstoffe der Pyridoxingruppe**

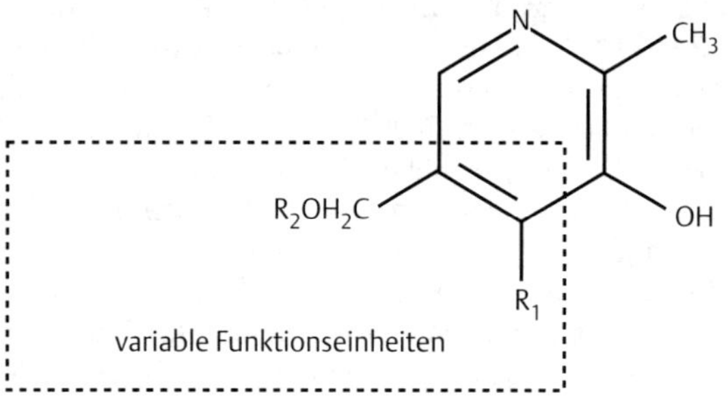


**Abb. 39**

**Tab. 14**
**Vertreter der Vitamin-$B_6$-Wirkstoffgruppe**

| | | |
|---|---|---|
| $R_1 = CH_2OH$ | $R_2 = H$ | Pyridoxin (PN) |
| $R_1 = CH_2OH$ | $R_2$ = Phosphatgruppe | Pyridoxin-Phosphat (PNP) |
| $R_1 = CHO$ | $R_2 = H$ | Pyridoxal (PL) |
| $R_1 = CHO$ | $R_2$ = Phosphatgruppe | Pyridoxal-Phosphat (PLP) |
| $R_1 = CH_2NH_2$ | $R_2 = H$ | Pyridoxamin (PM) |
| $R_1 = CH_2NH_2$ | $R_2$ = Phosphatgruppe | Pyridoxamin-Phosphat (PMP) |
| $R_1 = COOH$ | $R_2 = H$ | Hauptabbauprodukt des Pyridoxins |

*Pyridoxin* ist in der Natur weit verbreitet. Tierische Organismen beziehen es von Darmbakterien oder über die Nahrung. Die drei Pyridoxinausführungen sind teilweise in geringen Konzentrationen in fast allen tierischen und pflanzlichen Lebensmitteln (Vegetabilien) vertreten, da Mikroorganismen und viele Pflanzen in der Lage sind, sie zu synthetisieren. Im Gegensatz zum Pyridoxol, das vor allem in Vegetabilien anzutreffen ist, sind in tierischen Lebensmitteln meist Pyridoxal und Pyridoxamin nachweisbar.

▶ Als hervorragende **Vitamin-$B_6$-Lieferanten** dienen *Fleisch* und *Fisch* sowie *viele pflanzliche Produkte.* Im Gegensatz zur Milch gelten verschiedene *Getreidearten* (besonders Weizen), Hülsenfrüchte, Kartoffeln und Blattgemüse als hochwertige Vitamin-$B_6$-Träger. Fette, Speiseöle, Zucker und alkoholische Getränke sind Vitamin $B_6$-frei. Der Mensch kann nicht das von den Dickdarmbakterien produzierte Pyridoxin für sich nutzbar machen.

**Tab. 15**
**Vitamin $B_6$-Gehalte ausgewählter Lebensmittel**

| **Lebensmittel** | **Vitamin $B_6$ (mg/100 g)** |
|---|---|
| Grünkohl | 0,25 |
| Broccoli | 0,34 |
| Paprikafrüchte | 0,27 |
| Karotten | 0,7 |
| Kartoffeln | 0,5 |
| Linsen | 0,26 |
| Banane | 0,26 |
| Äpfel | 0,03 |
| Avocado | 0,5 |
| Makrele | 0,42 |
| Lachs | 0,98 |
| Sardine | 0,97 |
| Huhn | 0,3 –0,8 |
| Schweinefleisch | 0,3 –0,5 |
| Rindfleisch (Oberschale) | 0,37 |

Die gesamten Pyridoxinvorkommen in Nahrungsmitteln sind für den menschlichen Organismus häufig nur begrenzt nutzbar. Sie liegen nicht immer in einer »verbraucherfreundlichen« Form vor, d. h. sie können im Lebensmittel entweder frei oder im Verbund mit Nicht-Proteinen und Proteinen vorliegen. Dies beeinflußt die Größenordnung ihrer Verwertbarkeit. Vitamin $B_6$ kann aus Nahrungsmitteln tierischer Herkunft nahezu vollständig vom Organismus aufgenommen werden, wohingegen in pflanzlichen Lebensmitteln bis zu ca. 80 Prozent des Gesamtpyridoxins in gebundener Form anzutreffen ist und schlechter resorbiert wird. Bei Kreuzblütlern, wie z. B. *Broccoli* und *Kohlarten* betragen Resorptionsverluste bis zu 80 Prozent. Daneben können auch Ballaststoffe, wenn auch in weit geringerem Maße, die Resorption des Pyridoxins beeinträchtigen.

Die Vitamin-$B_6$-Resorption erfolgt per passiver Diffusion vor allem in den ersten Abschnitten des Dünndarms. Geringere Mengen werden aber auch im Ileum aufgenommen. Allerdings bleibt phosphorylierten Pyridoxinen die Aufnahme verwehrt, da scheinbar der Phosphatanteil beim Eintritt in die Darmzelle »hinderlich« ist. Deshalb »sitzen« auf den Membranen jeder Darmzelle

Enzyme. Diese »erlösen« phosphorylierte Pyridoxinformen von ihrer »Phosphatlast«, sorgen für deren adäquate »Paßform« zur Passage der Zellgrenzen und ermöglichen so ihren Einlaß in die Zelle. Im Zellinneren erhalten die Pyridoxinvertreter ihre Phosphatladung wieder zurück. Auf diese Weise wird ihnen der Rückweg versperrt, so daß sie bis zu ihrem Abtransport über den Blutweg zu ihren Bestimmungsorten (Nerven- und Muskelgewebe, Leber, Lymphknoten) in der Zelle »gefangen« sind.

▷ Pyridoxin spielt als Coenzym in Form von phosphoryliertem Pyridoxal (PLP) bzw. Pyridoxamin (PMP) bei vielen enzymatisch gesteuerten Auf- und Abbauprozessen in den unterschiedlichsten Bereichen des menschlichen Stoffwechsels eine zentrale Rolle. Ein Schwerpunkt seines breiten Aufgabenspektrums liegt im Aminosäurenstoffwechsel.

Pyridoxin ist an der Bildung eines weiteren B-Vitamins (Niacin), und an der Synthese einiger Substanzen, welche für die Nervenfunktion von Bedeutung sind (biogene Amine), beteiligt. Daneben beeinflußt dieses Vitamin die Immunabwehr und die Biosynthese von Vorstufen des Hämoglobins (roter Blutfarbstoff).

Im Bezug auf atherosklerotische Prozesse richtet sich das Augenmerk auf **PLP.** Es nimmt in seiner Funktion als Coenzym an zwei enzymatisch gesteuerten Reaktionen zur Umwandlung der »giftigen Zwischenaminosäure« Homocystein in Cystein teil und kann insofern dessen Konzentrationen in Blut beeinflußen.

**Pyridoxin ist eine Substanzklasse, die in der Natur weit verbreitet ist. Sie erfüllt ihre Aufgaben als Vitamin $B_6$ in drei verschiedenen wirkungsgleichen chemischen Variationen. Ihre Resorptionsquote ist abhängig von seiner Bindung im Lebensmittel. Während es aus tierischen Lebensmitteln nahezu gänzlich aufgenommen werden kann, sind die Vitamin $B_6$-Vorkommen in pflanzlichen Nahrungsmitteln nur begrenzt nutzbar. Das wesentliche Aktionsfeld des Vitamin $B_6$ liegt im Bereich des Stoffwechsels der Aminosäuren. In dieser Funktion ist es auch an der Umwandlung der toxischen Aminosäure Homocystein in Cystein beteiligt. In der Vermittlung dieser Stoffwechselschritte liegt seine Bedeutung bezüglich der Arterioskleroseentstehung.**

### 5.4.3 Folsäure

In den frühen 1930er Jahren wurde eine Substanz entdeckt, die Blutarmut (Anämie) während der Schwangerschaft verhindert. Das Blutbild dieser Patientinnen erinnerte an die Blutarmut infolge eines Vitamin-$B_{12}$-Mangels. Die endgültige Isolierung dieses chemischen Wirkstoffs gelang jedoch erst ein Jahrzehnt später, aus vier Tonnen Spinatblättern. Seither wird diese Substanz als **Folsäure** (lat. folium = Blatt) bezeichnet.

Auch das Vitamin Folsäure ist keine einzelne Substanz. Der Begriff kennzeichnet eine Gruppe von Verbindungen (Folate), die sich entsprechend ihrer »kleinen, aber feinen chemischen Unterschiede« verschiedene Eigenschaften aufweisen. Die Substanzfamilie der Folate setzt sich aus drei Elementen zusammen; zwei kohlenstoff- und stickstoffhaltige Ringsysteme, die über ein kurzes Zwischenstück miteinander verbunden sind und an verschiedenen Stellen bestimmte chemische Gruppen (Kohlenstoffbruchstücke bzw. -Kohlenstoffreste) tragen können, sowie einem »Schwanz«, der aus mehreren identischen Grundbausteinen (Glutamat) besteht. Mittels der variablen Teilstruktur an den Ringsystemen und der Länge des »Schwanzes« lassen sich die einzelnen Mitglieder der Folatfamilie unterscheiden.

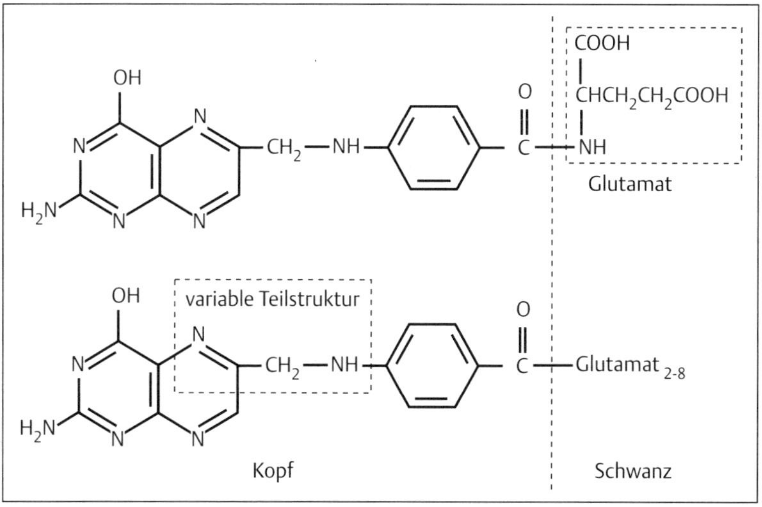


**Abb. 40**

Der Folsäuregehalt in Lebensmitteln ist heute dank der Einführung hochempfindlicher Analysemethoden erheblich genauer bestimmbar als mit früheren Bestimmungsmethoden (mikrobiologische Tests). Diese ermittelten im Mittel bis zu 30 Prozent geringere Folsäuregehalte in Nahrungsmitteln als moderne technische Verfahren. Als Lieferanten von Substanzen der Folatfamilie gelten tierische und pflanzliche Lebensmittel. Besonders gute Folatquellen sind Leber, Spinat, Spargel und Blattgemüse, wohingegen Rindfleisch, Fisch und Obst relativ folsäurearm ist.

Da die einzelnen Vertreter der Folatfamilie nach besonderen Gesetzen in unterschiedlicher Qualität vom Darm resorbiert werden, ist für die einheitliche Bewertung des Folsäuregehalts in einem Lebensmittel der Begriff »Fol-

**Tab. 16**
**Folsäure-Konzentrationen ausgewählter Lebensmittel**

| Lebensmittel | Folsäuregehalt (0,001 mg FÄ*/100g) |
|---|---|
| Blattspinat | 55,6 |
| Rosenkohl | 71,6 |
| Broccoli | 59,8 |
| Spargel | 73,2 |
| Roggenvollkornmehl | 38 |
| Weizenvollkornmehl | 31,4 |
| Weizenkleie | 164 |

* Folsäureäquivalente

säureäquivalent« eingeführt worden; er beschreibt diejenige Menge eines Folsäureabkömmlings, die ebenso wirksam ist wie 1 mg der potentesten Folsäureverbindung (Folsäuremonoglutamat).

Wie schon angedeutet, ist die Wertigkeit eines Lebensmittels als Folsäurequelle nicht an seinen gesamten (absoluten) Folsäuregehalt gebunden. Dies wird vor allem daran deutlich, daß pflanzliche Lebensmittel (Vegetabilien) zwar relativ folsäurereich sind, aber für den menschlichen Organismus in unterschiedlichem Ausmaß verfügbar sind. Sie enthalten nämlich Folate in verschiedenen »Schwanzlängen«, was ihre Verwertung aus der Nahrung einschränken kann. Besteht der »Schwanz« des Folsäurevertreters nur aus Monoglutamat (eine Glutamat-Einheit), also aus einem »Stummelschwanz«, dann wird es vom Körper nahezu vollständig aufgenommen. Hängen mehrere Glutamat-Einheiten an den Ringsystemen des Vitaminmoleküls (→ Polyglutamate), werden die Folate im Darm sehr viel schlechter resorbiert (ca. 20 Prozent), da der Eintritt der Folate in die Darmzellen lediglich in Form von Monoglutamaten möglich ist. Da das Verhältnis der Mono- zu den Polyglutamaten in Lebensmitteln sehr variabel ist (10:90 bzw. 90:10) richtet sich ihr Beitrag zur Folatversorgung nach Zusammensetzung der Kost.

Die Aufnahme der Folsäureverbindungen vollzieht sich in einem mehrstufigen Prozeß. An der Darmwand und/oder im Darmsaft befinden sich Enzyme, welche *Konjugasen* genannt werden. Diese »stutzen« den Folatschwanz sozusagen als »Folsäure-Designer« erst »zurecht«, so daß die Resorptionsquote möglichst hoch ausfällt. Allerdings ist die Fähigkeit zur Kürzung der Glutamat-Einheiten-Kette nicht bei jedem Menschen gleich, d. h. die Menge der Enzyme ist bei jedem Menschen nicht gleich groß. Auch ihre Aktivität ist begrenzt, weshalb es nicht immer möglich ist, die maximal acht identischen Kettenglieder abzuspalten. Ferner verfügen manche Vegetabilien sogar über natürliche Faktoren, welche die »kosmetischen Eingriffe« an der »Schwanzkonstruktion« der Folate verhindern.

Die mit der Nahrung zugeführte Folsäure wird von der Darmzelle über spezielle, energieverbrauchende Transporter (Carrier) aufgenommen. Wenn Folate in höheren Konzentrationen im Darm vorliegen, verlassen sie diesen per Diffusion. Die Aktivität der Folsäuretransporter ist von ihrem »Arbeitsklima« (pH-Milieu) im Darm abhängig und daher auch von der Funktion der Verdauungsorgane, die im wesentlichen die Vorbedingungen zur Gestaltung einer bestmöglichen »Arbeitsmoral« im Darm schaffen. Nur dann erfüllen Folsäuretransporter ihre Pflichten »nach besten Wissen und Gewissen« und zeigen größtmöglichen Einsatz. Bereits in der Darmzelle unterliegt das Folsäuremolekül ersten Umbaumaßnahmen, die scheinbar Teil des Resorptionsgeschehens sind, bevor es seinen Hauptspeicherort, die Leber, erreicht. Von dort läßt es sich von einer speziellen Trägersubstanz über den Blutweg zu den einzelnen Geweben transportieren. Hier erhält es seine einzelnen »Schwanz-Bausteine« zurück und entfaltet in dieser Form seine vitamintypischen Wirkungen.

▷ Die Folsäure ist insgesamt an über zwanzig enzymatisch kontrollierten Prozessen im Stoffwechsel des Organismus beteiligt.

Im Mittelpunkt stehen dabei Reaktionen auf dem Sektor der Nucleinsäuren (Bausteine der Erbsubstanz) und der Proteine, die auf die Funktion der Folsäure als Coenzym angewiesen sind. Die Aufgabe der Folsäure besteht zum einen in der Übernahme von Einkohlenstoffgruppen ($C_1$-Resten), die aus verschiedenen Stoffwechselreaktionen stammen können, zum anderen übertragen sie ihre »Fracht« entweder unverändert oder nur geringfügig »frisiert«, auf andere wichtige Substanzen, die nachfolgend an anderen biochemischen Reaktionen teilnehmen. Die Möglichkeit zur Umwandlung der Folsäure-fixierten $C_1$-Reste trägt ihr – bildlich gesprochen – die Rolle eines »Verwalters« von Einkohlenstoffgruppen ein. Sie übernimmt $C_1$-Reste, die bei Stoffwechselprozessen anfallen, und unterzieht sie von Fall zu Fall einem »Veredlungsprozeß«, um sie dann an »dankbare« Substanzen zu »verschenken«. Diese sind nämlich dann bei der Synthese wichtiger Körperbausteine, wie z. B. beim Aufbau von Vorstufen der Erbsubstanz, einsetzbar.

Allerdings gibt es unter den »Gebersubstanzen« eine besonders »anspruchsvolle«, die sich nur in Gegenwart von Cobalamin von einem speziellen $C_1$-Rest trennt, nämlich die »Zwischenaminosäure« *Homocystein.* Bleibt das Vitamin $B_{12}$ der »feierlichen Übergabe« fern, ist ihr Fehlschlag vorprogrammiert. Dies hat nicht nur eine Verarmung des Körpers an funktionstüchtiger Folsäure zur Folge, sondern wirkt sich auch auf die Höhe der Homocysteinspiegel im Blut aus. Somit besteht eine funktionelle Verknüpfung des Stoffwechsels beider Vitamine, die nach aktuellem Wissen vermutlich für die Entstehung und Entwicklung arteriosklerotischer Gefäßwandveränderungen bedeutsam ist.

**Folsäure umfaßt eine hoch variable Stoffklasse, die in erster Linie in pflanzlichen Lebensmitteln anzutreffen ist. Da die einzelnen Folsäureverwandten in sehr unterschiedlichen Konzentrationen in Lebensmitteln anzutreffen sind und vor ihrer Resorption enzymatisch zu Monoglutamat umgesetzt werden müssen, bevor sie aufgenommen werden können, wurde zur Beurteilung des Folsäuregehalts in einem bestimmten Lebensmittel der Begriff »Folsäureäquivalent« eingeführt; er gibt diejenige Menge eines Folsäurevertreters an, die so wirksam ist wie 1 mg der potentesten Folsäureverbindung (Folsäuremonoglutamat). Deshalb orientiert sich der Beitrag der einzelnen Folsäurevertreter zur Folatversorgung des menschlichen Organismus an der Zusammensetzung der Kost.**
**Zentrales »Arbeitsgebiet« der Folsäure ist die »Verwaltung« und »Veredlung« von Einkohlenstoffgruppen. In dieser Funktion kooperiert es auch mit Vitamin $B_{12}$ in einer Art »joint venture« mit dem Ziel, das Homocysteinaufkommen im Blut möglichst gering zu halten, um auf diese Weise der Stimulation und dem Fortschreiten arteriosklerotischer Prozesse zu begegnen.**

### 5.4.4 Wie können B-Vitamine vor KHK schützen?

Man könnte auch fragen: Kann ihr Einfluß auf den Homocysteinspiegel gefäßverändernde Prozesse bremsen?
Die Vitamine $B_6$, $B_{12}$ und Folsäure sind für den optimalen Ablauf der enzymatischen Umwandlungs- und Abbauprozesse von Homocystein im menschlichen Organismus unersetzlich. Deshalb wachsen bei einer unzulänglichen Zufuhr dieser Wirkstoffe die Homocysteinwerte im Blut an. Somit könnte das Bluthomocysteinniveau in gewissem Maße als funktionale Größe für die Versorgung mit den drei angeführten B-Vitaminen verstanden werden, d. h. es kann bei Gesunden zumindest annähernd Auskunft über den Versorgungsgrad der drei B-Vitamine geben.

▷ Extra-Zulagen von Pyridoxin, Cobalamin und Folsäure können eine Senkung der Homocysteingehalte im Blut herbeiführen.

Diese sind umso größer, je höher die Homocysteinspiegel vor der Steigerung der Vitaminzufuhr sind. Allerdings unterscheiden sich die betreffenden B-Vitamine in ihrem Einfluß auf den Homocysteinstoffwechsel bzw. auf die Höhe der Homocysteinspiegel. Im Gegensatz zur erhöhten Vitamin $B_{12}$-Aufnahme bleibt eine gesteigerte Pyridoxinzufuhr bei einem »vernünftigen« Vitamin $B_6$-Status auf Blutkonzentrationen der »toxischen« Aminosäure praktisch ohne Wirkung. Folsäure hingegen ist beiden Vitaminen in ihren Effekten auf die Homocysteingehalte im Blut bei weitem überlegen. Die größten Effekte sind jedoch mit einer kombinierten Zufuhr der drei B-Vitamine zu erzielen.

Der heutige Kenntnisstand erlaubt keine genauen und sicheren Aussagen zu den einzelnen Mechanismen der Gefäßschädigung durch Homocystein. Nach gegenwärtiger Auffassung scheint Homocystein auf mehreren Ebenen in atherosklerotische Prozesse an Gefäßwänden einzugreifen.
Homocystein könnte wegen seiner besonderen chemischen Struktur als schwefelhaltige Aminosäure den Tod von Endothelzellen herbeiführen oder geringstenfalls deren Stoffwechsel beeinträchtigen. Der Schwefelanteil der Aminosäure kann mit bestimmten Metallen in Wechselwirkung treten, woraufhin sich Sauerstoffradikale bilden. Dies könnte eine Freisetzung von Botenstoffen (Wachtumsfaktoren) zur Folge haben, welche einmal Makrophagen anlocken bzw. aktivieren und ferner die Zellen der Arterienwand zur Teilung »ermuntern«. Dies drückt sich dann in arteriosklerosetypischen Zellwucherungen in der Arterienwand aus.
Möglicherweise hat der Homocysteingehalt der LDL-Lipoproteine auch Einfluß auf ihre Atherogenität (pro-atherosklerotische Funktion). Vermutlich verstärkt sich mit der Anreicherung dieser schwefelhaltigen Aminosäure im Eiweißanteil der LDL-Partikel ihre »Begabung« zur Veränderung ihrer chemischen und biologischen Eigenschaften. Hiermit könnte dann deren vermehrter Eintritt in Makrophagen im subendothelialen Raum erklärt werden, der nachfolgend die Entstehung von Schaumzellen (wesentliche Bestandteile von atherosklerotischen Plaques) fördert. Darüber hinaus stehen auch Wechselwirkungen des Homocysteins mit Lp(a) und elastischen Bestandteilen der Gefäßintima in der Diskussion als pro-atherosklerotische Faktoren zu fungieren. Schließlich soll die schwefelhaltige »Zwischenaminosäure« auch in die Feinregulation der Blutgerinnung eingreifen, indem sie die Aktivität gerinnungsfördernder Faktoren steigert und im Gegenzug die Wirkung gerinnungshemmender Substanzen begrenzt. Auch die Thrombozyten werden durch hohe Homocysteinkonzentrationen im Blut in »erhöhte Alarmbereitschaft versetzt«.

### 5.4.5 Studien zur Anti-KHK-Wirkung von B-Vitaminen

Ebenso wie im Falle der antioxidativen Vitamine nähren die am Tiermodell gewonnenen Forschungsergebnisse den Verdacht, daß Homocystein tatsächlich den Arterioskleroseprozeß fördert. Die meisten Versuchtierarten (Kaninchen, Affen, Schweine usw.) entwickelten arteriosklerosetypische Gefäßwanddefekte und/oder wiesen Zeichen fortschreitender arteriosklerotischer Prozesse auf, wenn der Homocysteinspiegel im Blut künstlich erhöht wurde. Dies läßt darauf schließen, daß Homocystein zumindest an den Bildungsprozessen und dem Wachstum arteriosklerotischer Plaques beteiligt ist und/oder andere pro-atheriosklerotische Funktionen erfüllt.
Um den Einfluß des Homocysteins auf die Lipidperoxidation zu testen, wurden zwanzig drei Monate alte Kaninchen über verschieden lange Zeiträume mit einer »Homocysteindiät« bzw. mit »Normalfutter« ernährt. Die beiden Tier-

nahrungstypen unterschieden sich jeweils nur in ihrem Gehalt an Methionin – einer Aminosäure, die im Organismus zu Homocsytein umgesetzt wird. Eine hohe Methioninkonzentration in der Nahrung provoziert demzufolge hohe Homocysteinspiegel im Blut. Nach sechs Monaten schieden jeweils fünf Tiere der Versuchs- und Kontrollgruppe aus der Studie aus, die anderen Versuchstiere nahmen drei Monate länger an dem Ernährungsexperiment teil. Nach Ablauf der jeweiligen Versuchszeiträume wurden die Folgeprodukte der Lipidperoxidation im Blut analysiert und die Hauptschlagadern auf arteriosklerotische Veränderungen untersucht.

Das Versuchsergebnis lieferte – wie vermutet – Anhaltspunkte für den proatherosklerotischen Charakter des Homocysteins, der sich in diesem Fall durch die Förderung oxidativer Prozesse an biologischem Material (Lipiden) ausdrückt. Verglichen mit den unbehandelten Kaninchen ließen sich in der Verumgruppe nach einem halben Jahr Versuchsdauer 57 Prozent höhere, nach neun Monaten 123 Prozent höhere Spiegel an oxidierten Lipiden im Plasma nachweisen. Auch die antioxidative Aktivität enzymatischer Schutzfaktoren im Blut (antioxidativ wirksame Enzyme, wie Superoxiddismutase) sank ab. Ferner zeigten alle Versuchstiere, welche eine methioninangereicherte Nahrung erhielten, nach Studienende Veränderungen der normalen Aortenstruktur, die sich wenigstens in Verdickungen der Intima äußerten. Dieses Ergebnis läßt erahnen, daß eine hohe Zufuhr von *Methionin* (reichlich in einer fleischbetonten Ernährung vertreten) über seinen Umsatz zu Homocystein die Lipidperoxidation begünstigt und atherogenen Prozessen den Weg ebnet.

Scheinbar werden über hohe Bluthomocysteinwerte auch Bedingungen geschaffen, die nicht nur die Bildung arteriosklerotischer Plaques, sondern auch Komplikationen der Arteriosklerose begünstigen. Dies legen Datenanalysen von Forschungsberichten nahe, welche über den Einfluß des Homocysteinspiegels auf Veränderungen der Gefäßstruktur bei Pavianen informieren.

In einem dreimonatigen Langzeitversuch wurde den Affen mithilfe einer Hohlnadel Homocystein in das Blutgefäßsystem eingeleitet (Homocysteininfusion). Bei der Affenart waren Ablösungen einzelner Endothelzellen bis zu ausgeprägten Verlusten des Endothels, deren Ausmaß mit der gewählten infundierten Homocysteinkonzentration in direktem Zusammenhang stand, festzustellen. Die »entblößten« Stellen der Intima wurden von aggregierenden Thrombozyten bedeckt. Bei höheren Homocysteinspiegeln entwickelten sich sogar komplette Thrombosen. Die Entwicklung von fibrösen Plaques und eine Vermehrung der Gefäßmuskelzellen, welche den arteriosklerotischen Veränderungen beim Menschen gleichen, waren ebenso zu beobachten. Dieser Befund beruht wahrscheinlich auf der bedauerlichen Eigenschaft der Thrombozyten, während ihres »Sanitätsdienstes« zu »schwitzen«, d. h. Signalstoffe freizusetzen, welche die hemmungslose Proliferation der glatten Muskelzellen in der Arterienwand stimulieren.

**Bisher sind verschiedene Mechanismen vorgeschlagen worden, nach welchen Homocystein sein atherosklerotisches Potential entfalten soll. Die Ergebnisse vieler tierexperimenteller Studien weisen, unabhängig von der eingesetzten Versuchstierart, auf die pro-atherosklerotische Wirkung des Homocysteins hin. Sie reichen von der Förderung oxidativer Prozesse an biologischem Material über Veränderungen von Gefäßwandstrukturen bis zur Entstehung von Gefäßkomplikationen in Form von Thrombosen. Diese scheinen sich sogar konzentrationsabhängig zu entwickeln.**

### 5.4.6 Bevölkerungsstatistische Daten zum Zusammenhang von Homocystein und KHK

▶ Seitdem erste Hinweise für die Bedeutung des Stoffwechsels der Zwischenaminosäure »Homocystein« bei der Entstehung von Gefäßkrankheiten erhoben worden sind, konnte mehrfach ihre Rolle als Förderer arteriosklerotischer Prozesse an Gefäßwänden belegt werden.

Nachfolgend werden jeweils Forschungsergebnisse aus der Epidemiologie und aus Interventionsstudien vorgestellt.

#### Studie 1

Um die Bedeutung der B-Vitaminzufuhr (Vitamin $B_6$, $B_{12}$, Folsäure) auf das Verhalten der Homocysteinkonzentrationen im Blut zu analysieren, wurde den mittlerweile 1160 betagten Probanden im Alter von 67 bis 96 Jahren der ursprünglichen *Framingham-Studie* (5209 Männer und Frauen zwischen 30 und 62 Jahren) ein Fragebogen zugeschickt, welcher die Ermittlung ihrer Vitaminaufnahme erlaubte. Anschließend wurden den Versuchspersonen Blutproben entnommen und auf deren Homocysteinwerte sowie B-Vitamingehalte untersucht.

Die »normalen« Versuchspersonen fielen in 29,3 Prozent der Fälle durch hohe Homocysteinwerte auf. Bei den über 80jährigen waren es sogar 40 Prozent. Besonders betroffen waren Studienteilnehmer mit einem niedrigen Folsäurestatus. Bei zwei Dritteln der Fälle schien eine grenzwertige Versorgung mit einem oder mehreren der relevanten B-Vitamine für die hohen Homocysteinkonzentrationen im Blut verantwortlich zu sein.

## Studie 2

Auf eine Beziehung zwischen hohen Homocysteinspiegeln und der KHK läßt eine prospektive Studie schließen, die im Rahmen der *Physicians Health Study* durchgeführt wurde. Zu Studienbeginn wurde das KHK-Risikoprofil (Homocysteinwerte, Blutdruck, Übergewicht, Hypercholesterinämie u. a.) der 14916 Probanden (Ärzte) im Alter von 40 bis 84 Jahren bestimmt. Innerhalb eines Beobachtungszeitraums von fünf Jahren erlitten 271 Ärzte einen Herzinfarkt. Diesen Patienten wurde eine ebenso große Kontrollgruppe gegenübergestellt, die ähnliche Rauchgewohnheiten pflegte und in ihrem Alter vergleichbar war.
Die Herzinfarktgruppe wies im Vergleich zur Kontrollgruppe neben einem höheren Cholesterinspiegel, Blutdruck und Körpergewicht auch größere Homocysteinkonzentrationen im Blut auf. Diese korrelierten allerdings nicht mit den KHK-Risikofaktoren wie Bluthochdruck, Rauchen und den Cholesterinwerten im Blut. Eine weitergehende statistische Analyse belegte die Bedeutung des Homocysteinspiegels als unabhängigen KHK-Risikofaktor. Allerdings darf fairerweise nicht unerwähnt bleiben, daß der Stellenwert der genannten Risikofaktoren nicht nur bestätigt wurde, sondern auch höher einzuschätzen war als für Homocystein.

## Studie 3

Eine andere prospektive Untersuchung aus *Norwegen* hatte die Prüfung des Zusammenhangs zwischen den KHK-Risikofaktoren und dem Homocysteinniveau im Blut zum Ziel. Als Probanden dienten 7591 Männer und 8585 Frauen im Alter von 40–67 Jahren, die nicht mit den typischen KHK-Risikofaktoren (Hypertonie, Diabetes mellitus) belastet waren. Ihre Lebensstilfaktoren wurden per Fragebogen erfaßt, ihre Daten über deren Blutdruck, Cholesterin- und Homocysteinspiegel protokolliert. Es sei vorweggenommen, daß die Studienergebnisse den Verdacht einer Koppelung zwischen erhöhten Homocysteinwerten und untersuchten KHK-Risikofaktoren stützen.
Bei beiden Geschlechtern war mit zunehmendem Alter auch ein Anstieg des Homocysteins im Blut festzustellen. Allerdings erreichten die Homocysteinspiegel von Frauen nie das Niveau der Männer. Der kombinierte Einfluß des Alters, des Geschlechts und der Anzahl der täglich konsumierten Zigaretten auf das Homocysteinniveau war bemerkenswert, insbesondere bei Frauen. Darüber hinaus standen die Homocysteinkonzentrationen im Blut in positiver Beziehung zu den ermittelten Gesamt-Cholesterinwerten, der Herzschlagfolge pro Minute (Puls) und dem Blutdruck. Im Gegensatz dazu waren die ermittelten Homocysteinkonzentrationen im Blut umso geringer, je mehr körperliche

Aktivität die Studienteilnehmer angaben. Die festgestellten statistischen Beziehungen (Korrelationen) blieben auch bestehen, wenn z. B. alimentäre Einflüsse (Vitaminzusätze, Obst- und Gemüseverzehr) berücksichtigt wurden.

### 5.4.7 Interventionsstudien zur Wirkung von B-Vitaminen auf die Senkung der Homocysteinspiegel

Derzeit ist die Datenfülle großer, prospektiver, placebo-kontrollierter Doppelblind-Studien mit Vitaminangaben und dem Nachweis, daß dadurch die Häufigkeit der Arteriosklerose gesenkt werden könnte, noch »dünn«. Es gibt aber eine Reihe von Studien, die wenigstens andeuten, daß das Risiko eines Herzinfarkts mit einem Anstieg des Homocysteinspiegels wächst.

#### Studie 1

In einer *südafrikanischen* placebokontrollierten Untersuchung wurden zu Studienbeginn die Vitamin $B_6$-, $B_{12}$- und Folsäurekonzentrationen von 44 scheinbar Gesunden mit Hyperhomocysteinämie gemessen und mit einer »normalen« Kontrollgruppe verglichen, die 274 Probanden umfaßte. In der Hyperhomocystein-Gruppe waren gravierende Versorgungsdefizite an homocysteinrelevanten Vitaminen festzustellen (Vitamin $B_6$ – 25,0%; Vitamin $B_{12}$ – 56,8%; Folsäure – 59,1%). In sechs Wochen des Beobachtungszeitraums nahm die Verumgruppe täglich ein Kombinationspräparat (10 mg Pyridoxal; 1,0 mg Folsäure; 0,4 mg Vitamin $B_{12}$) ein, dessen Dosis im Fortlauf der Studie (14 Tage) verdoppelt wurde. Innerhalb des ersten Studienabschnitts reduzierten sich die Homocysteinspiegel um ca. zwei Drittel ihrer Ausgangswerte und stabilisierten sich in »Normbereichen«. In der Folgezeit war selbst mit der Verdopplung der Vitamindosis keine weitere Absenkung der Homocystein-Niveaus zu erreichen.

#### Studie 2

Eine andere placebokontrollierte Studie aus *Deutschland* ging der Frage nach, ob bereits sog. »normale« Homocysteinspiegel durch eine zusätzliche Vitaminaufnahme (0,4 mg Folsäure; 2 mg Vitamin $B_6$ 0,006 mg Vitamin $B_{12}$) zu beeinflussen sind. Die verwendeten B-Vitamin-Zulagen sind theoretisch auch über eine vielseitige und ausgewogene Ernährung aufzunehmen. Über einen Zeitraum von drei Monaten wurden 72 gesunden, jungen Frauen täglich die B-Vitamine in der genannten Konzentration bzw. ein Placebopräparat verabreicht und das Verhalten der Homocysteinniveaus im Blut registriert. Nach vier Wochen etablierten sich bei den 35 Frauen in der Verumgruppe Homocysteinspiegel, welche im Vergleich zu den Basiskonzentrationen vor Studienbeginn um 21 Prozent niedriger waren und bis zum Versuchsende konstant blieben. Einen Monat nach dem Abschluß der Studie erreichten die Homocysteinwerte wieder ihr Ausgangsniveau. Da die Probanden zu Anfang des Experiments sog. »normwertige« Homocysteinspiegel aufwiesen, muß davon ausgegangen werden, daß die am Homocysteinstoffwechsel beteiligten vitaminabhängigen Enzyme über die Vitaminzulagen in ihrer Aktivität optimiert wurden. Homocysteinkonzentrationen im »Normalbereich« spiegeln scheinbar daher nicht in jedem Fall die Verfügbarkeit der erforderlichen Vitaminmengen wider. Sie könnten auch als ein Zeichen für eine gegenwärtig nicht ideale Vitaminversorgung der Bevölkerung, insbesondere mit Folsäure, gedeutet werden. Vielleicht sind die Richtgrößen für eine bestmögliche Versorgung teilweise auch zu niedrig angesetzt.

## Studie 3

Eine weitere placebokontrollierte Untersuchung hatte zum Ziel, die homocysteinsenkende Wirkung der drei B-Vitamine einzeln bzw. in Kombination festzustellen. Die 100 Versuchspersonen mit Hyperhomocysteinämie wurden in fünf Gruppen à 20 Probanden eingeteilt. Jedem Studienteilnehmer wurde über einen Zeitraum von sechs Wochen entweder ein Placebopräparat oder 0,65 mg Folsäure oder 12,2 mg Vitamin $B_6$ oder 0,4 mg Vitamin $B_{12}$ bzw. ein Kombinationspräparat in der erwähnten Vitamindosierung verabreicht. Den größten Effekt in Bezug auf den Homocysteinspiegel zeigte die kombinierte Gabe der drei B-Vitamine. Sie konnte das Niveau der Homocysteinkonzentrationen fast halbieren (49,8 Prozent), während die Zulagen von Pyridoxin oder Cobalamin keine bzw. nur eine geringe Wirkung zeigten (14,8 Prozent). Den auffälligsten Effekt als Einzelsubstanz erzielte die Folsäure (41,8 Prozent). Diese Ergebnisse lassen eindeutig darauf schließen, daß hauptsächlich Folsäure für die Senkung der Homocysteinwerte verantwortlich ist und den beiden anderen B-Vitaminen in dieser Hinsicht wahrscheinlich nur eine unterstützende Rolle zufällt.

Obwohl die bisherige Datenlage epidemiologischer und klinischer Studien die Bedeutung hoher Homocysteinkonzentrationen im Blut für die Entstehung und die Entwicklung der Arteriosklerose unterstreicht, sind die Mechanismen seiner arteriosklerotischen Wirkung noch nicht vollständig bekannt.

- Es liegen aber überzeugende Informationen vor, welche seine Eingliederung in die theoretische Modellvorstellung zur Bildung eines arteriosklerotischen Plaques rechtfertigen. Die Mehrzahl der Befunde ordnen Homocystein eine Rolle als unabhängigem Risikofaktor ohne direkte Beziehungen zu den klassischen Risikofaktoren zu. Ein Zusammenhang von Homocystein- und Fettstoffwechsel ist aber nicht von der Hand zu weisen.

Inwiefern sich eine Reduktion des Homocysteinspiegels auf die Gangart arteriosklerotischer Prozesse an Gefäßwänden auswirkt bzw. ihr Fortschreiten verlangsamt, muß in zukünftigen großangelegten Studien geklärt werden. Nur auf diesem Weg kann zweifellos belegt werden, daß Homocystein auch tatsächlich an arteriosklerotischen Prozessen beteiligt ist, was den therapeutischen Einsatz von Folsäure, Vitamin $B_{12}$, Vitamin $B_6$, zur Reduktion seiner Konzentrationen im Blut begründen könnte. Somit wäre ein weiterer effizienter Schutz vor Herz-Kreislauf-Krankheiten etabliert.

▶ Jedenfalls fehlt zum heutigen Zeitpunkt noch eine fundierte wissenschaftliche Basis, die eine generelle Empfehlung zur Einnahme der drei genannten B-Vitamine (insbesondere für Folsäure) erschöpfend begründen könnte.

**Die bisherige epidemiologische Datenlage legt den Schluß nahe, daß hohe Homocysteinspiegel neben den bekannten klassischen Risikofaktoren scheinbar das KHK-Risiko zusätzlich erhöhen. Womöglich bestehen auch Zusammenhänge zwischen den Homocysteinkonzentrationen und anderen Risikofaktoren.**
**Die Ergebnisse aus Interventionsstudien zeigen einerseits, daß eine kombinierte Zufuhr der Vitamine $B_6$, $B_{12}$ und Folsäure, wie erwartet, Versorgungsdefizite ausgleichen und »überschüssiges« Homocystein aus der Blutbahn eliminieren; andererseits legen sie den Verdacht nahe, daß gegebenenfalls die bisher für »normal« eingestuften Homocysteinspiegel gar nicht als »normwertig« anzusehen sind, sondern eher eine nicht optimale Versorgungslage andeuten. Des weiteren darf angenommen werden, daß eine hohe Folsäurezufuhr den größten Effekt auf die Höhe der Homocysteinspiegel im Blut hat.**
**Inwiefern sich eine Reduktion des Homocysteinspiegels auf die Dynamik arteriosklerotischer Prozesse an Gefäßwänden auswirkt bzw. ihren Fortgang bremst, muß jedoch in zukünftigen umfangreichen Studien geklärt werden. Nur auf diesem Weg ließe es sich zweifellos belegen, daß Homocystein auch tatsächlich die Gesundheit der Arterien bedroht.**

## 5.5 Vitaminoide

▶ Vitaminoide sind Substanzen mit vitaminähnlichen Eigenschaften. Sie zählen nicht zu den klassischen 13 Vitaminen und Provitaminen, da sie sowohl mit der Nahrung zugeführt als auch vom Organismus selbst hergestellt werden können.

Sofern die enzymatisch kontrollierten Schritte der körpereigenen (endogenen) Vitaminoidbildung ungestört ablaufen und/oder ihre Zufuhr über die Nahrung gesichert ist, entwickeln sich auch keine Mangelsymptome. Die Zufuhr dieser Wirkstoffe mit der Nahrung gewinnt immer dann an praktischer Bedeutung (als Vitamin), wenn die körpereigene Synthese gestört ist. Dies ließ sie den Status eines »bedingten« Vitamins erwerben. Es ist denkbar, daß ein Vertreter aus der Gruppe der Vitaminoide, das Coenzym Q bzw. Ubichinon an arteriosklerotischen Prozessen beteiligt ist.

### 5.5.1 Ubichinon bzw. Coenzym Q

Fachleute aus aller Welt beschäftigen sich schon seit über 35 Jahren mit den Ubichinonen. Im Jahre 1955 entdeckte der amerikanische Forscher R. A. Morton diese Substanzfamilie, die jede lebende Zelle produziert. Ihre gemeinsame chemische »Basisversion«, eine Chinonstruktur, und ihr ubiquitäres (überall) Vorkommen verlieh dieser fettlöslichen Stoffklasse ihren Namen. Im amerikanischen Sprachgebrauch werden diese chemischen Verbindungen unter dem Begriff »Coenzym Q« (Q = *engl.*: Quinone = Chinon) zusammengefaßt. Es nimmt nämlich in Anwesenheit von Enzymen den Charakter eines Coenzyms an.

Die Vitaminnatur der Ubichinone ist nicht zuletzt durch die Fähigkeit des Menschen, diese Substanzen selbst zu synthetisieren, umstritten. Dies schließt aber seine Vitamineigenschaften nicht aus. Auch andere als Vitamine geltende Stoffe werden in der verzehrfähigen Form nicht nur über die Nahrung zugeführt, sondern vom Menschen selbst gebildet. Als geeignetes Beispiel wäre in diesem Zusammenhang das **Vitamin D** zu nennen, das bei ausreichender Sonneneinstrahlung in der Haut gebildet wird.

▷ **Ubichinone** sind in ihrer chemischen Struktur dem **Vitamin E** ähnlich.

Sie bestehen aus zwei Teilen; einer kompliziert aufgebauten Ringstruktur (Chromanring), die ähnlich wie Vitamin E bestimmte chemische Gruppen (Kohlenstoffreste) tragen und für einen Teil der Coenzym-Q-typischen Eigenschaften verantwortlich ist, sowie einer Seitenkette, die als »Standarte« eine exakte Benennung der verschiedenen Ubichinone innerhalb ihrer Familie (Ubichinon- bzw. Coenzym-Q-Homologe) ermöglicht. Die Bezeichnungen Ubichinon und Coenzym Q sind meist mit einem Zahlenindex versehen. Sie machen auf die minimalen Abweichungen im chemischen Aufbau ihrer Seitenkette aufmerksam. Sie geben nämlich deren Länge an. Bei den Ubichinonen gibt der Index Auskunft über die Anzahl der C-Atome in der Seitenkette, während er im Falle des Coenzyms Q über die Summe der identischen Bausteine (Isoprenreste) in der Seitenkette informiert. $Ubichinon_{50}$ enthält 50 C-Atome. Da ein Isoprenrest 5 C-Atome enthält, handelt es sich bei Coenzym $Q_{10}$ und $Ubichinon_{50}$ um die exakt selbe Substanz ($10 \times 5$-C-Atome). In den Organen des Menschen kommt bevorzugt Coenzym $Q_{10}$ ($CoQ_{10}$) vor, in geringer Menge aber auch Coenzym $Q_9$ ($CoQ_9$) und Coenzym $Q_8$ ($CoQ_8$). Andere Ubichinontypen mit kürzeren Seitenketten und einer geringeren Anzahl von C-Atomen ($Q_6$, $Q_7$) sind in variablen Konzentrationen in Mikroorganismen nachweisbar.

**Chemische Struktur des $Ubichinon_{50}$ bzw. des Coenzyms $Q_{10}$**

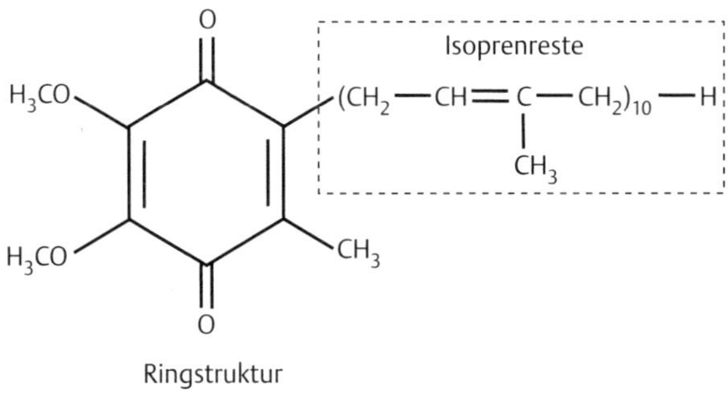


**Abb. 41**

Die körpereigene Synthese des Coenzym Q vollzieht sich in speziellen Zellbausteinen, den Mitochondrien. Über die Größenordnung der Ubichinonbildung der Körperzellen und der Darmbakterien zum Körperbestand gibt es aber keine genauen Angaben. Sie scheint aber von der Zufuhr mit der Nahrung unabhängig zu sein. Die Ausgangsmaterialien für den Kern (Ringsystem) des Ubichinons stellen die Aminosäuren Tyrosin und Phenylalanin. An der Übertragung der Kohlenstoffeste auf das Ringsystem beteiligt sich Folsäure und Cobalamin. Als Muttersubstanz der baugleichen Seitenkettenelemente (Isoprenreste) fungiert die schon aus dem Cholesterinaufbau bekannte M-Säure (Mevalonsäure).

Das Wissen um den Gehalt an Ubichinonen in verschiedenen Nahrungsmitteln ist nur lückenhaft. Fest steht, daß die Konzentrationen an Ubichinon in den verschiedenen Lebensmittelgruppen erheblich variieren. Die derzeit verfügbaren Angaben beruhen auf Analysen einzelner weniger Lebensmittelproben, die eine genaue Bestimmung ihrer Schwankungsbreiten, wie sie z. B. durch unterschiedliche Wachstumsbedingungen verursacht werden, nicht erlauben.

Ferner sind die Daten älterer Untersuchungen aufgrund unzuverlässiger Bestimmungsmethoden nur beschränkt aussagefähig. Auch der Kenntnisstand zur Stabilität der Ubichinone in Nahrungsmitteln ist nur unbefriedigend.
Die Seitenketten der Ubichinone in Nahrungsmitteln bestehen meist aus 10 oder 9 Isoprenresten, d. h. Ubichinone kommen dort als Coenzym $Q_{10}$ ($CoQ_{10}$) oder Coenzym $Q_9$ ($CoQ_9$) vor. Keime von Getreide und Kleie sind reich an $CoQ_9$, weshalb Vollkornerzeugnisse größere Mengen dieser Substanz enthalten als Backwaren aus hellem Mehl. In Sojabohnen und anderen Leguminosen sowie Nüssen überwiegt hingegen der Anteil von $CoQ_{10}$. Daneben stellen Fleisch und Fisch (Sardinen, Makrelen) relativ gute $CoQ_{10}$-Quellen dar. Bei den verschiedenen Gemüsesorten weisen Spinat und Broccoli die höchsten $Ubichinon_{50}$-Gehalte auf, ganz im Gegensatz zu Kartoffeln, Kopfsalat oder Gurken, die kaum nennenswerte Mengen dieses Vitaminoids liefern. Überdies sind einige Speiseöle wertvolle $Ubichinon_{50}$-Quellen.

**Tab. 17**
**Coenzym Q-Gehalte ausgewählter Lebensmittel***

| Lebensmittel | Coenzym Q9-Gehalt (µg/g) | Coenzym Q10-Gehalt (µg/g) |
|---|---|---|
| Weizenkeime | 103 | 3 |
| Mais | 23 | – |
| Gerste | 10 | – |
| Hafer | 12 | – |
| Buchweizen | 18 | 1 |
| Kuhmilch | 0,2 | 0,4 |
| Butter | – | 7 |
| Rindfleisch | – | 31 |
| Schweinefleisch | – | 24–41 |
| Geflügel | – | 21 |
| Makrele | – | 43 |
| Hühnerei | – | 4 |
| Sardine | – | 64 |
| Aal | – | 11 |
| Sonnenblumenöl | 21 | 4 |
| Sojaöl | 8 | 92 |
| Sesamöl | – | 32 |
| Olivenöl | 7 | 4 |
| Broccoli | – | 9 |
| Kartoffeln | – | 1 |
| Blumenkohl | – | 1 |
| Erdnüsse | – | 27 |
| Haselnüsse | – | 17 |

– = Gehalt sehr gering
* Die Angaben sind aufgrund methodischer Probleme mit Vorbehalt zu betrachten

Aufgrund der Fettlöslichkeit des Ubichinons ist seine Resorption und Verteilung im Organismus an Bedingungen gebunden, die auch für Vitamin E und Beta-Carotin gültig sind. Während die Aufnahme des Ubichinons eine ungestörte Funktion der Fettverdauung (Emulgation der Fette durch den Gallensaft, Gegenwart fettspaltender Enzyme) voraussetzt, ist seine Verteilung im Organismus eng mit dem Lipid- bzw. Lipoproteinstoffwechsel verknüpft. Infolgedessen ist für das Ausmaß der Ubichinonresorption die Zusammensetzung der Kost und die Leistungsfähigkeit der Verdauungsorgane maßgebend. Genaue Zahlen zur Resorptionsquote der Ubichinone liegen derzeit nicht vor. Es wird aber davon ausgegangen, daß mindestens fünf, höchstens aber 50 Prozent der zugeführten Ubichinonmenge resorbiert werden. Als Bestandteile von Lipoproteinen erreichen reduzierte Ubichinone im Rahmen des Fetttransports durch die Lymphbahnen und den Blutkreislauf die Zellen der jeweiligen Zielgewebe. Hierbei leisten wiederum die »Streckenposten« (Lipoproteinlipasen) Hilfestellung, d. h. sie vermitteln den Zutritt der Ubichinone in die Zellen.

▷ Der Gesamtbestand an $\text{Ubichinon}_{50}$ eines erwachsenen Menschen beträgt ungefähr 0,5–1,5 g.

Voraussichtlich ist die relativ große Schwankungsbreite des $CoQ_{10}$-Gesamtkörper-Pools Ausdruck der individuellen Versorgungslage, der Eigensynthese, des Umsatzes und des Bedarfs.

▷ Hauptspeicherort der Ubichinone ist die Leber.

Dort erfolgt auch die Verlängerung der Seitenketten der $\text{Ubichinone}_{30-45}$ in Coenzym $Q_{10}$. Daneben weisen auch das Herz, die Skelettmuskulatur, die Nieren und Nebennieren, die Bauchspeicheldrüse und das Lungengewebe hohe $\text{Ubichinon}_{50}$-Gehalte auf. Innerhalb der Zelle befinden sich bis zu 50 Prozent des gesamten $CoQ_{10}$-Gehalts in den Mitochondrien.

▷ Die Ausscheidung des $CoQ_{10}$ erfolgt in der Hauptsache über den Gallensaft in den Darm.

Dort kann es erneut absorbiert werden (Darm-Leber-Kreislauf) und dem menschlichen Organismus wieder zur Verfügung stehen. Ein Ausbleiben des »Ubichinon-Recyclings« hat den unwiderruflichen Verlust dieser Stoffe zur Folge. Es besteht aber auch die Möglichkeit, $\text{Ubichinon}_{50}$ mit dem Harn auszuscheiden. Dafür ist aber der Umbau der chemischen Struktur in eine wasserlösliche Form notwendig. Hierzu wird in einem energieliefernden Prozeß die »Standarte« des $CoQ_{10}$ immer weiter verkürzt. Die Nachfolgeprodukte werden von einer Trägersubstanz quasi »Huckepack genommen« und dann mit dem Urin ausgeschieden.

▷ Mitochondrien dienen jeder einzelnen Zelle als Energieversorger oder bildlich gesprochen als »Kraftwerke«, welche die nötige Energie zur Aufrechterhaltung aller Zellfunktionen liefern.

Deshalb verfügt jede Zelle des Körpers abhängig von ihrem Leistungspotential über eine gewisse Zahl dieser Energiespender. Der $CoQ_{10}$-Reichtum des Herzgewebes basiert auf der großen Anzahl dieser lebensnotwendigen Energie-

produzenten in den Herzmuskelzellen. Diese decken ihren hohen Energiebedarf und stellen die Herztätigkeit sicher.
In den Mitochondrien werden Eiweiß, Fett und Kohlenhydrate (Makronährstoffe) Stück für Stück zerlegt. Die Zerkleinerung dieser Makronährstoffe liefert körpereigene Energie unter anderem in Form von ATP, einer besonderen Art von »Zelltreibstoff«. Als vergleichbares Beispiel könnte die Verbrennung von Kraftstoff in Benzinmotoren von PKWs dienen. Bei der explosionsartigen Verbrennung des Treibstoffs in den Zylindern des Motors wird nicht nur das Benzin in kleinere gasförmige Bestandteile »zerhackt«, die als Auspuffgase in die Umwelt gelangen, sondern es wird auch Energie frei. Diese bewegt den Wagen. Allerdings ist für die Einleitung des Verbrennungsprozesses die Zündung des Kraftstoffs mit einem Zündfunken Voraussetzung. Diesen Zündfunken bei der Energiegewinnung der Zelle stellt das $CoQ_{10}$ dar. Aus der Verwertung der Nahrungsbestandteile resultiert ein Energiegewinn, der mit Hilfe des $Ubichinon_{50}$ in ATP überführt und gewissermaßen »haltbar gemacht« wird. Dieses ATP wird dann zur Stimulation und Unterhaltung energieabhängiger biochemischer Prozesse eingesetzt.
Die biologischen Wirkungen des $CoQ_{10}$ umfassen, abgesehen von seinen wichtigen Aufgaben bei der Energiegewinnung der Zelle und bei der Stabilisierung von Elementen der Zellmembran auch antioxidative Funktionen, die aber in ihren Einzelheiten noch nicht genau ergründet sind. Dennoch läßt die aktuelle Datenlage aus der Forschung zum $CoQ_{10}$ Rückschlüsse auf seinen **antioxidativen Charakter** zu. Nach heutigem Wissen erfüllt es seinen Auftrag als Antioxidans in Membranen, Lipoproteinen sowie in Blut- und Muskelzellen.
Nach gegenwärtiger Auffassung ist das antioxidative »Naturell« des $Ubichinon_{50}$ eng mit seinem chemischen Aufbau verknüpft. Es kommt, ähnlich wie Vitamin C in zwei unterschiedlichen Variationen vor, und zwar als *Ubichinol* (reduzierte Form) und als *Ubichinon* (oxidierte Form). Das Ubichinol kann nacheinander zwei H-Atome seines Ringsystems an freie Radikale abgeben und diese in ihrem »Zerstörungswahn« bremsen. Die antioxidative Kapazität des $CoQ_{10}$ beruht also auf ihrem »freiwilligen Opfer« zweier H-Atome (Abb. 42).
Die Seitenkette des Ubichinonmoleküls bestimmt wie im Falle des Tocopherols den ordnungsgemäßen »Aufenthaltsort« in der Membran. Im Unterschied zum Tocopherol hat das Ubichinol aber keinen »festen Platz« innerhalb der Membran, sondern es verfügt über eine gewisse »Bewegungsfreiheit« (Abb. 43). Dies ermöglicht seine relativ waagrechte Position in der doppelschichtigen Membran, d. h. sein Ringsystem ist, abhängig von seinem Oxidationszustand, »leicht« der Membranaußenseite zugekehrt. Der besondere Standort des Coenzym Q läßt sich mit der unterschiedlichen Fettlöslichkeit (Lipophilie) der Ringstruktur und der Seitenkette begründen. Er erklärt möglicherweise auch den im Vergleich zu $\alpha$-Tocopherol besseren antioxidativen

Schutz von Coenzym Q in der fettlöslichen Komponente, da es quasi die Bildung von Radikalen aus Fettsäuren direkt am Ort ihrer möglichen Entstehung, nämlich im lipophilen Anteil der Membran, »erstickt« .

**Oxidierte und reduzierte Form des Ubichinons bzw. Coenzyms Q**

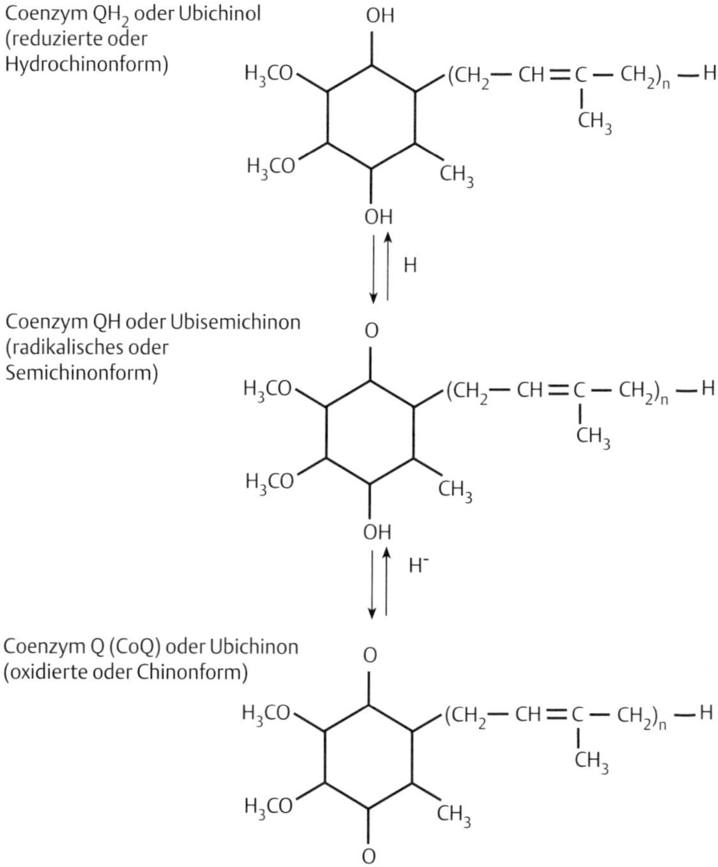


**Abb. 42**

Ubichinol$_{50}$ ($CoQH_2$) erfüllt seine Aufgaben im Organismus, indem es zum einen in die Prozesse normaler (physiologischer) Radikalbildung im Rahmen der zellulären Energiegewinnung eingebunden ist und zum anderen wahrscheinlich auf mehreren Ebenen nach verschiedenen Wirkmechanismen seinen Beitrag zur Abwehr freier Radikale leistet.

**Stark schematisierte Darstellung der Aufenthaltsorte von α-Tocopherol und Coenzym Q in der biologischen Membran**

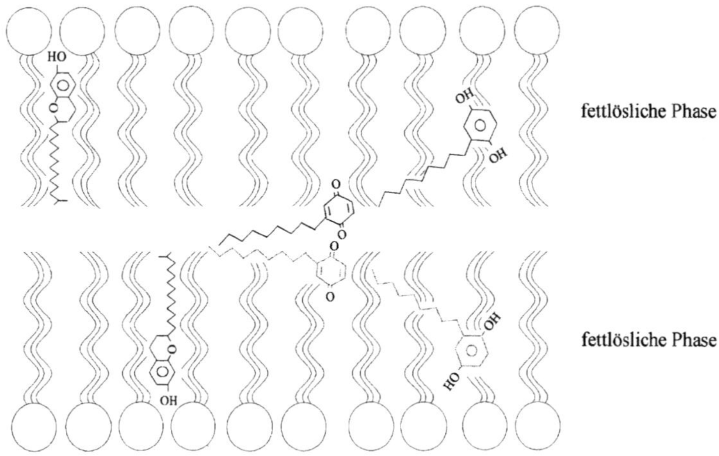


**Abb. 43**

In den Zellen werden die Wasserstoffatome der Grundnährstoffe in mehreren Einzelschritten (Atmungskette), auf molekularen Sauerstoff ($O_2$) aus der Atemluft übertragen und in $H_2O$ umgewandelt. Die Wasserbildung ist der wichtigste energieliefernde Vorgang in den Zellen des menschlichen Körpers. Er birgt jedoch Gefahren in sich, da er mit der Bildung von Radikalen einhergeht und leider nicht 100prozentig fehlerfrei arbeitet. Denn nur 95–98 Prozent des $O_2$ werden auch tatsächlich zu $H_2O$ umgesetzt, die restlichen 2–5 Prozent gehen bedauerlicherweise als Superoxidanionen ($O_2^{\cdot -}$) »verloren«. Ihre Entstehung läßt sich auf die Beteiligung des Coenzym Q an der stufenweisen Energieproduktion im Mitochondrium zurückführen. Ubichinol ($CoQH_2$) und seine Semichinonform, das Ubisemichinon ($CoQH^{\circ}$) liefern nach ihrer Reaktion mit dem Sauerstoff aus der Atemluft Superoxidanionen [1], [2]:

[1] $CoQH_2 + O_2 \rightarrow CoQH^{\circ} + H^+ + O_2^{\cdot -}$

[2] $CoQH^{\circ} + O_2 \rightarrow CoQ + H^+ + O_2^{\cdot -}$

In seiner Funktion als Antioxidans in Membranen gibt es Hinweise, daß Coenzym Q in der Lage ist, Tocopheroxylradikale ($ArO^{\circ}$) zu regenerieren, d. h. die antioxidative Kapazität des Tocopherols (ArOH) »wiederherzustellen«, um es erneut für seinen Einsatz als »Bodyguard« biologischer Materialien »fit zu machen« [3].

[3] $ArO^{\circ} + CoQH_2 \rightarrow ArOH + CoQH^{\circ}$

Außerdem soll es auch in die Prozesse der Lipidperoxidation eingreifen. Es sind Reaktionen denkbar, welche die Elimination von Lipidradikalen (R°) [4] oder Lipidperoxylradikalen (R-OO°) [5] zum Ziel haben und dadurch die lawinenartige »Fortpflanzung« der Radikale verhindern.

**[4]** $2\ L^{\circ} + CoQH_2 \rightarrow 2\ RH + CoQ$

**[5]** $2\ R\text{-}OO^{\circ} + CoQH_2 \rightarrow 2\ ROOH + CoQ$

Nach einem weiteren, erst kürzlich vorgeschlagenen hypothetischen Mechanismus, nimmt Coenzym Q indirekt bei der Elimination von $O_2$-Radikalen teil. Hierbei könnte es mit dem antioxidativ wirksamen Enzym Superoxiddismutase (SOD) kooperieren, welches das Spurenelement Kupfer ($Cu^{2+}$) enthält. Dieses wird als Folge der Reaktion des Enzyms mit $O_2^{\cdot-}$ reduziert, so daß $SOD\text{-}Cu^{+}$ und molekularer Sauerstoff entsteht [6]. Im zweiten Schritt stellt das Semichinon ($O^{\cdot-}$), die Regeneration der $SOD\text{-}Cu^{++}$ sicher, das erneut $O_2^{\cdot-}$-Radikale »aus dem Weg räumen« kann [7]. Das Semichinonanion ($Q^{2-}$) wird über einen anderen enzymatischen Schritt »renoviert«.

**[6]** $SOD\text{-}Cu^{++} + O_2^{\cdot-} \rightarrow SOD\text{-}Cu^{+} + O_2$

**[7]** $SOD\text{-}Cu^{+} + Q^{\cdot-} \rightarrow SOD\text{-}Cu^{++} + Q^{2-}$

Eine zusätzliche theoretische Möglichkeit zur **Beseitigung von Superoxid-Radikalen** mittels **Ubichinol** beschreibt nachstehende Gleichung [8].

**[8]** $2\ O_2^{\cdot-} + CoQH_2 \rightarrow H_2O_2 + O_2 + CoQ$

Vitaminoide haben den Status eines »bedingten« Vitamins. Sie können mit der Nahrung aufgenommen und vom Organismus selbst synthetisiert werden. Die Zufuhr dieser Wirkstoffe mit der Nahrung gewinnt immer dann an praktischer Bedeutung (als Vitamin), wenn die körpereigene Synthese gestört ist. Nach den derzeitigen Erkenntnissen könnte ein Vertreter der Vitaminoide, das Coenzym $Q_{10}$ (Ubichinon$_{50}$), eine Rolle bei den Prozessen der Arteriosklerose spielen. Coenzym $Q_{10}$ weist chemisch-strukturelle Ähnlichkeiten mit Vitamin E auf. Es besteht ebenso aus zwei Teilen; einer Seitenkette, welche für die Positionierung in der Membran verantwortlich ist und einer Ringstruktur, die für die antioxidativen Funktionen der Substanz zuständig ist.
Die Resorption des Vitaminoids folgt den gleichen Gesetzen wie die fettlöslichen Vitamine. Allerdings liegen keine genauen Daten zu seiner Resorptionsfähigkeit vor. Sie ist in erster Linie von der Leistung der Verdauungsorgane abhängig. Der größte Coenzym-$Q_{10}$-Speicher ist die Leber. Die Ausscheidung des Coenzym $Q_{10}$ ($CoQ_{10}$) erfolgt über den Darm und den Urin. Allerdings kann es per Darm-Leber-Kreislauf wieder reabsorbiert werden.
Möglicherweise ist $CoQ_{10}$ nicht nur in die Prozesse der Energiegewinnung einer Zelle eingebunden, sondern trägt auch auf mehreren Ebenen nach verschiedenen Wirkmechanismen zur Abwehr freier Radikale bei. Die jeweiligen Mechanismen sind bisher nur bruchstückhaft bekannt. Es ist aber denkbar, daß es die Radikalentstehung bereits an ihrer Quelle unterbindet.

### 5.5.2 Wie könnte Ubichinon vor gefäßverändernden Prozessen schützen?

Da die Wirkungen antioxidativer Vitamine zunehmend das Interesse der KHK-Forscher weckten und mehrere Studien zu ihrem Einfluß auf die oxidative Modifizierung der LDL-Lipoproteine angeregt wurden, ist es kein Wunder, daß auch andere antioxidativ wirksame Substanzen entdeckt wurden, die möglicherweise den KHK-Verlauf beeinflussen. Eine dieser Substanzen ist das **Coenzym Q.**
Nach dem heutigem Wissen begleitet Coenzym Q ebenso wie die fettlöslichen antioxidativen Vitamine LDL-Lipoproteine auf ihrem Weg durch den Blutstrom. Möglicherweise stellt es aber nicht nur einen »Verbündeten« der antioxidativen Vitamine bei der Verteidigung der LDL-Fettsäuren gegen freie Radikale dar. Neuerdings gibt es auch Hinweise dafür, daß Coenzym Q im Vergleich zu Tocopherol sogar einen größeren Einsatz als »Streiter« für die Unversehrtheit der LDL-Bausteine zeigt. Somit könnte der Substanz in ihrer Funktion als

Antioxidans eine größere Bedeutung zuteil werden als bisher angenommen werden konnte.
Die Anfälligkeit der LDL-Partikel gegenüber oxidativen »Attacken« ist abhängig von ihrer Zusammensetzung. Sie hängt entscheidend von ihrem Gehalt an rasch oxidierbaren Substanzen (z. B. MUFS) und an Antioxidantien ab. Oxidative Prozesse an LDL-Komponenten können nur starten, wenn alle präsenten »Leibwächter« (Antioxidantien) der LDL-Bausteine »kampfunfähig« sind. Um den »Kampfgeist« der LDL-Leibwächter gegenüber Radikalen zu testen, sind Experimente an LDL von Gesunden durchgeführt worden. Diese wurden einer »künstlichen« Radikalquelle ausgesetzt. Es zeigte sich, daß durch den Zusatz von Ascorbinsäure, Beta-Carotin und Lycopin (ein Vertreter aus der Gruppe der Carotinoide, denen auch Beta-Carotin angehört) die Oxidationsvorgänge nur langsam und schwach beeinflußt werden konnten. Im Gegensatz dazu führte die Anwesenheit von $CoQ_{10}$ nach nur kurzer Verzögerung zunächst zu einem vollständigen Stillstand der Lipidperoxidation. Erst nach dem vollkommenen Verbrauch des $CoQ_{10}$ bildeten sich als Zeichen oxidativer Vorgänge am LDL-Molekül Lipidhydroperoxide (LOOH).
In einem anderen Versuchsansatz ließ sich nachweisen, daß die Intensität der radikalinduzierten Produktion von Lipidhydroperoxiden in ascorbinsäurefreiem LDL lediglich in Anwesenheit von $CoQ_{10}$ gering blieb. Nach seinem Verbrauch ist sie jedoch rasch angestiegen, obwohl $\alpha$-Tocopherol (95 Prozent) und die meisten endogenen Carotinoide (80 Prozent) noch vorhanden waren. Wie in biologischen Membranen wäre es vorstellbar, daß $CoQ_{10}$ Tocopheroxylradikale regeneriert. Dies würde den anfänglichen $CoQ_{10}$-Verbrauch sowie das fast stabile Konzentrationsniveau an $\alpha$-Tocopherol begründen. Der niedrige $\alpha$-Tocopherolkonsum nach der völligen Ubichinoloxidation widerspricht jedoch dieser Theorie. Folglich scheint $CoQ_{10}$ ein direkterer und effizienterer »LDL-Ordnungshüter« als $\alpha$-Tocopherol zu sein. Es kann angeblich die Prozesse der LDL-Oxidation schon in ihrer sehr frühen Phase hemmen, wohingegen das $\alpha$-Tocopherol erst in fortgeschrittenen Stadien der Lipidperoxidation wirksam wird.

▷ Für den Einsatz des $CoQ_{10}$ gegen Radikale in vorderster Front sprechen auch andere Studienergebnisse.

Sie hatten die Analyse der Widerstandskraft von LDL-Fraktionen von Probanden zum Ziel, die $CoQ_{10}$- und/oder Vitamin-E-Präparate einnahmen. Die gewonnenen Daten wurden mit denen von »originalen« (nativen) LDL der Placebogruppe verglichen. Wie erwartet stieg die Stabilität der »trainierten« LDL in den Verumgruppen gegenüber oxidativen Prozessen an. Bei den LDL der $CoQ_{10}$-Supplementierten verzögerte sich der Start der frühen Phasen der LDL-Oxidation, was auf den »Kampfeinsatz« des $CoQ_{10}$ als »Stoßtrupp« hinweist. Die zusätzliche Vitamin E-Aufnahme verstärkte den LDL-eigenen »Abschirmdienst« gegenüber freien Radikalen. Die antioxidative Kapazität dieser LDL war nativen oder Vitamin-E-angereicherten überlegen.
Aus den dargestellten experimentell gewonnenen Erkenntnissen zur Wir-

kungsweise des $CoQ_{10}$ läßt sich schließen, daß es scheinbar die strategischen »Verteidigungsanlagen« (wasser- und lipidlösliche Antioxidantien) gegen freie Radikale ergänzt und somit seinen Anteil an der »Zementierung« der LDL-Struktur leistet. Dennoch gibt das $CoQ_{10}$ den KHK-Forschern noch viele Rätsel auf, die in Zukunft noch gelöst werden müssen.

**Nach aktueller Datenlage scheint $CoQ_{10}$ im Kampf gegen freie Radikale den übrigen Antioxidantien im LDL-Molekül beizustehen. Es soll sogar als »Vorhut« fungieren, was seine Funktion als Antioxidans wichtiger erscheinen läßt als bisher angenommen werden konnte. $CoQ_{10}$ vermag scheinbar die Oxidationsprozesse am LDL bis zu seinem völligen Verbrauch zu blockieren, während a-Tocopherol erst in fortgeschrittenen Stadien der Lipidperoxidation wirksam wird. Daneben wäre es wenigstens denkbar, daß $CoQ_{10}$ Tocopheroxylradikale regeneriert. Diese Erkenntnisse müssen aber zunächst noch in weiteren Studien zweifelsfrei belegt werden.**

### 5.5.3 Wirkungen von Coenzym Q10 auf KHK-Risikofaktoren

Das Gros der Befunde bisheriger Studien zum Einfluß des $CoQ_{10}$ auf KHK-Risikofaktoren kann in ihrer Qualität nur als zu dürftig bezeichnet werden, um zuverlässige Aussagen zu formulieren. Es gibt zwar vereinzelt Anhaltspunkte für dessen mögliche Einflußnahme auf KHK-Risikofaktoren; diese wird jedoch wohl erst in zukünftigen, weit umfangreicheren Untersuchungen als bisher bewiesen werden können.

Es liegen bislang nur wenige aussagekräftige Ergebnisse aus Studien vor, die für eine $CoQ_{10}$-Behandlung bei *Hypertonie* (hoher Blutdruck) sprechen. Eine Doppelblind-Studie an 20 Patienten (eine viel zu geringe Anzahl von Probanden, um eine sichere Aussage über den therapeutischen Effekt einer Substanz zu formulieren) schien bei einer Gabe von 100 mg täglich zu einer Reduktion des Blutdrucks zu führen.

▷ Dieser ermutigende Befund gibt zwar Anlaß zur Hoffnung für seine Wirksamkeit, liefert jedoch keinesfalls eine zwingende Grundlage zu seinem Einsatz in der Behandlung Hypertoniekranker.

Im übrigen dürfte es schwer zu beweisen sein, daß eine $CoQ_{10}$-Therapie der konventionellen, sehr effektiven antihypertensiven Therapie überlegen sein soll.

Eine andere Studie an 12 Patienten mit ischämischer Herzkrankheit untersuchte den Einfluß einer $CoQ_{10}$-Supplementierung auf die Zähigkeit (Viskosität) des Bluts. Sie erhielten jeweils dreimal täglich eine Dosis von 20 mg $CoQ_{10}$. Nach zwei Monaten wurden die Werte entscheidender Einflußgrößen auf die Blutviskosität mit ihren Ausgangswerten vor der $CoQ_{10}$-Gabe verglichen. Es zeigte sich, daß sich deren Konzentrationen nicht änderten, obwohl das Blut »flüssiger« wurde. Als Erklärung für dieses Ergebnis wurden die erhöhten $CoQ_{10}$-Spiegel in den Blutzellen (Erythrozyten) angeführt. Scheinbar verändern sie die Struktur und die Eigenschaften von Erythrozytenmembranen. Sie verbessern deren Verformbarkeit, erleichtern damit den Blutfluß durch die Arterien und senken die Gefahr eines Gefäßverschlusses.

**Zur Zeit sprechen sehr wenige Argumente für eine Wirkung des $CoQ_{10}$ auf andere KHK-Risikofaktoren. Aus derzeitiger Sicht können bestenfalls sehr vage Vermutungen zu seinem Wert als Einflußgröße auf KHK-Risikofaktoren formuliert werden.**

### 5.5.4 Studienergebnisse zur Wirkungsweise von Coenzym Q bei KHK

Auch für das Coenzym Q gilt, daß sein Einfluß auf das KHK-Geschehen wahrscheinlich nicht einzig auf seiner Wirkung als Antioxidans zu basieren scheint. Im Laufe der letzten Jahre wurden auch Forschungsergebnisse bekannt, welche dem Coenzym Q auch andere Effekte zuweisen. Diese müssen aber partout nicht mit seinen antioxidativen Eigenschaften zusammenhängen und sind theoretisch dennoch in der Lage, positiv den Verlauf der KHK zu beeinflussen. Allerdings sind die verfügbaren Daten auch in dieser Hinsicht noch sehr unvollständig. Sie dokumentieren weder die Bedeutung eines $CoQ_{10}$-Mangels für die KHK noch rechtfertigen sie seinen Einsatz zu ihrer Prophylaxe und Therapie. Bisher sind lediglich Anzeichen seiner Wirkung festgestellt worden, die in weiteren Forschungvorhaben näher untersucht und genau überprüft werden sollten. Nur so ist die Frage seines potentiellen Werts als mögliches Therapeutikum zu klären.
Der mögliche Einsatz von $CoQ_{10}$ als Medikament bei der Behandlung von Herzerkrankungen gründet sich vor allem auf der Überlegung, daß es für die Energieproduktion der Zelle unabdingbar ist. Verschiedene experimentelle Studien zeigten eine verbesserte Ischämietoleranz (Verträglichkeit eines Sauerstoffmangels unterschiedlicher Gewebe) nach vorangegangener $CoQ_{10}$-Supplementierung. Es ist denkbar, daß es die Membran vor Sauerstoffradikalen schützt, die vermehrt in der Phase der Reperfusion auftreten, und die Lipidperoxidation verhindert. Die ersten Ergebnisse aus Tierexperimenten und aus klinischen Studien bei koronarer Herzkrankheit nähren diesen Verdacht.

### 5.5.5 Tierexperimentelle Anhaltspunkte zur Wirkung von Coenzym Q10 bei KHK

▷ Ziel einer Studie an Ratten war die Analyse der Schutzfunktionen hoher $CoQ_{10}$-Gewebespiegel gegenüber oxidativem Streß am Herzgewebe.

Da hohe $CoQ_{10}$-Konzentrationen in Geweben nur über eine chronische Supplementierung erreichbar sind, wurden Ratten über vier Wochen täglich 5 mg $CoQ_{10}$ pro Kilogramm Körpergewicht verabreicht. Als Kontrollgruppe dienten unbehandelte Tiere. In der supplementierten Gruppe stiegen die $CoQ_{10}$-Spiegel im Plasma und im Herz an. Um die Reaktionen der Rattenherzen gegenüber oxidativem Streß zu bewerten, wurden sie den Versuchstieren entnommen und zur Aufrechterhaltung ihrer Funktionen von einer spezifischen Flüssigkeit durchströmt. Der Zusatz von $H_2O_2$ zur Speziallösung löste den oxidativen Streß aus. Es zeigte sich, daß sich die Kenngrößen der Herzfunktion beider Gruppen in der Phase des willkürlich herbeigeführten oxidativen Stresses zwar veränderten, aber nur bei den »vorbereiteten« Versuchstieren wieder ihre Basiswerte erreichten. Die Herzfunktion in der Kontrollgruppe hingegen blieb beeinträchtigt.

Die Wirkung des $CoQ_{10}$ wird auf seine Rolle als Antioxidans und in der Energiebereitstellung der Herzmuskelzelle zurückgeführt. Es soll zum einen die Membranen, auch Mitochondrienmembranen, vor oxidativen Angriffen schützen, zum anderen über seine Anreicherung in den »Kraftwerken« die adäquate Energiegewinnung der Zellen sicherstellen. Beide Erklärungsansätze könnten die verbesserte Herzfunktion der $CoQ_{10}$-Tiere begründen.

Den Verdacht einer extrazellulären Wirkung des Coenzym $Q_{10}$ als antioxidativ wirksame Substanz stützen Studienergebnisse, die an Schweineherzen gewonnen wurden (Schweineherzen sind in ihrer Physiologie und Anatomie in etwa denen des Menschen vergleichbar). Obwohl die Tiere über 20 Tage zweimal täglich 200 mg $CoQ_{10}$ aufnahmen, veränderte sich seine Konzentration im Herzgewebe ganz im Gegensatz zum Plasma (es verdoppelte sich im Vergleich zur Kontrollgruppe) nicht. Ein achtminütiger, auf künstlichem Weg hervorgerufener Stillstand des Blutflusses in der linken Herzkranzarterie hatte nach der Phase der Reperfusion bei beiden Versuchstiergruppen eine verringerte Herzleistung zur Folge. Die Symptomatik des verdutzten Herzens (»myocardial stunning«) hielt bei der Kontrollgruppe im Durchschnitt ca. 30 Minuten an, während die $CoQ_{10}$-Schweine im Mittel weniger als 15 Minuten an den klinischen Konsequenzen des Gefäßverschlusses zu »tragen« hatten.

Als Grund für die zeitlich herabgesetzte »Stunning-Periode« werden die antioxidativen Effekte des $CoQ_{10}$ direkt im Blut oder an der inneren Gefäßwandauskleidung (Endothel) diskutiert. Während der Wiederherstellung der Blutversorgung des Herzens nach der Ischämie könnte $CoQ_{10}$ die Fettsäuren der Zellmembranen vor den Prozessen der Lipidperoxidation schützen und gleichzeitig die Energieproduktion in den Mitochondrien während der Reperfusion sichern. Diese ist für die normale Herzfunktion grundlegend.

**Die Wirkung des $CoQ_{10}$ bei KHK beruht sowohl auf seinen antioxidativen Eigenschaften als auch auf seiner Beteiligung an energieliefernden Prozessen innerhalb der Zelle. Es bewahrt die Zellelemente vor den Angriffen von Sauerstoffradikalen, die vermehrt in der Phase der Ischämie und Reperfusion auftreten und gewährleistet die Energiegewinnung in den »Kraftwerken« der Zellen. Die ersten am Tiermodell und aus klinischen Studien gewonnenen Daten stützen diese Hypothese.**
**$CoQ_{10}$ vermag als antioxidative Substanz möglicherweise die Auswirkungen des oxidativen Stresses auf das Herzgewebe zu begrenzen. Es besteht aber auch die Möglichkeit, daß es in diesen Problemphasen den Herzmuskelzellen ihre Energiegewinnung sichert. Daneben scheint es, daß $CoQ_{10}$ die heiklen Perioden nach der Wiederherstellung des Blutflusses durch den Herzmuskel (»verdutztes Herz«) verkürzt. Hierfür könnten ebenfalls antioxidative Effekte des $CoQ_{10}$ im Blut oder an der inneren Gefäßwandauskleidung verantwortlich sein.**

### 5.5.6 Humanstudien zur Wirkung von Coenzym-$Q_{10}$ bei KHK

#### Studie 1

An einer US-amerikanischen doppelblind angelegten Studie nahmen 20 Probanden (meist Männer) mit *ischämischer Herzerkrankung* im Alter von 66 bis 79 Jahren teil, denen ein chirurgischer Eingriff am Herzen (Bypass-Operation) bevorstand. Bei einer Bypass-Operation werden »künstliche Umleitungen« für sauerstoffreiches Blut geschaffen, um mehr oder weniger ausgedehnte Engstellen in Herzkranzgefäßen zu überbrücken. Dadurch ist es möglich, die Durchblutung kleinerer, nachgeordneter Gefäßabschnitte der Koronararterien zu sichern. Bei der »Installation« dieser Umwege muß der Blutfluß durch das Herz kurzzeitig unterbrochen werden, so daß eine $O_2$-Unterversorgung des Herzens (Ischämie) willkürlich ausgelöst wird. Die Wiederherstellung des Blutflusses und der Sauerstoffversorgung (Reperfusion) kann dann ebenso wie aufgrund der örtlich gesteigerten Konzentration an Sauerstoffradikalen (siehe Seite 66–72) mit Schäden am Herzgewebe verbunden sein.
Der klinische Zustand (Herzfunktionen) bzw. $CoQ_{10}$-Spiegel der Patienten wurde vor Studienbeginn bestimmt und protokolliert. Beide Gruppen à 10 Patienten wiesen geringe $CoQ_{10}$-Werte auf. Sie nahmen 14 Tage vor und 30 Tage nach dem operativen Eingriff Placebo- bzw. $CoQ_{10}$-Präparate

(100 mg/Tag) ein. Vor dem Operationstermin stellten sich in der Verumgruppe im Vergleich zur Kontrollgruppe keine deutlichen Besserungen der Herzfunktionen ein. Im Gegensatz dazu war die Behandlung mit $CoQ_{10}$ nach dem chirurgischen Eingriff nicht nur mit sichtlichen Verbesserungen anormaler Herzfunktionsdaten verbunden, sondern auch mit einem komplikationsloseren und verkürzten Verlauf des Genesungsprozesses (3–5 Tage gegenüber 15–30 Tagen) der Verum-Gruppe gegenüber der Kontrollgruppe. Dies zeigt, daß eine $CoQ_{10}$-Therapie insbesondere bei Hochrisikopatienten, welche niedrige $CoQ_{10}$- Spiegel aufweisen, von Nutzen sein könnte.

## Studie 2

Eine an zwölf Patienten mit stabiler Angina pectoris durchgeführte Studie in doppelblinder Versuchsanordnung legt den Schluß nahe, daß $CoQ_{10}$ scheinbar antiischämische Eigenschaften hat. Die Patienten wurden zufällig ausgewählt und erhielten über vier Wochen 150 mg $CoQ_{10}$ bzw. ein Placebopräparat. In der Verumgruppe stiegen während der Supplementierung die $CoQ_{10}$-Spiegel im Plasma an. Diese wirkten sich scheinbar positiv auf die Leistungskapazität des Herzens aus, was an der Zeitdauer seiner Belastungsfähigkeit überprüft wurde. Sie verbesserte sich ebenso, wie sich in Phasen körperlicher Anstrengung das Auftreten ischämietypischer Änderungen im EKG zeitlich verzögerte. Dieses diagnostische Verfahren zeichnet die elektrischen Vorgänge am Herzen in Erfüllung seines Auftrags als Blutpumpe auf. Das Interessante an dieser Studie liegt darin, daß zwischen den $CoQ_{10}$-Niveau im Plasma und der Steigerung der Belastungsdauer des Herzens eine statistische Beziehung festzustellen war. Es muß hier aber einschränkend bemerkt werden, daß zur weiteren Absicherung dieses Ergebnisses sicherlich wesentlich umfangreichere Studien notwendig sind, um seinen Einsatz als antiischämische Substanz neben anderen bekannten Medikamenten zu rechtfertigen.

**$CoQ_{10}$-Extra-Zulagen scheinen defizitäre Versorgungszustände zu kompensieren und geringstenfalls in den kritischen Phasen der Nachbehandlung von Herzoperationen von Nutzen zu sein. Ferner läßt die noch unbefriedigende aktuelle Datenlage die Vermutung zu, daß Zustände der Ischämie durch eine $CoQ_{10}$-Therapie in ihrer Ausprägung günstig zu beeinflussen sind.**

# III.
# Prophylaxe und Therapie mit Vitaminen und Vitaminoiden

# 6. Bedarf an KHK-relevanten Vitaminen und Coenzym $Q_{10}$ sowie ihre wünschenswerte Zufuhr

Die Feststellung, Beurteilung und Kontrolle des **Nährstoffbedarfs** eines Menschen und verschiedener Tierarten in Abhängigkeit von Lebensbedingungen steht im Mittelpunkt der Ernährungswissenschaft.

▶ Der **Nährstoffbedarf** ist diejenige Menge eines Nährstoffes, die durch ihre Zufuhr deutlich feststellbaren Mangelerscheinungen vorbeugt.

◀◀ **Nährstoffdefizite** sind an eindeutigen Krankheitsanzeichen zu erkennen und/oder über Bewertungen von bestimmten biochemischen Daten (Kenngrößen, wie z. B. Vitamingehalt im Blut) bzw. über die Prüfung der Funktionen von normalen Lebensvorgängen nachweisbar (WHO = Weltgesundheitsorganisation).

▶ Gemeint ist somit diejenige Nährstoffmenge, die ausreicht, um normale Körperfunktionen und die Gesundheit zu erhalten.

Der nach der Expertengruppe der WHO bestimmte Bedarfsbegriff schließt eine überschüssige Vitaminzufuhr als durchaus erstrebenswert ein, solange keine gesundheitlichen Nachteile zu erwarten sind. Über die Entscheidung, welche Krankheitsanzeichen (Symptome) und/oder welche biochemischen Daten und Körperfunktionen dem Nachweis bestimmter Mangelerscheinungen zugrunde liegen, hat die Expertenkommission der WHO allerdings bis heute nicht Stellung genommen.

▷ Die wünschenswerte Höhe für den Bedarf und die Zufuhr von Nährstoffen werden von wissenschaftlichen Gremien als *Empfehlungen* formuliert und sind als Orientierungswerte gedacht.

Diese Empfehlungen gehen vom Bedarf einer einzelnen »normalen« Person aus, d. h. von der Menge eines Nährstoffs, die einen Mangel sicher verhindern kann. Den »Norm-Menschen« gibt es aber nicht. Einerseits bestehen von Person zu Person sehr große biologische Ungleichheiten (Alter, Körperzusammensetzung usw.), andererseits unterscheiden sich Menschen in ihren individuellen Eigenschaften (Erbanlagen) erheblich. Daneben kann sich der menschliche Körper recht gut an veränderte Lebensbedingungen anpassen (z. B. Temperaturunterschiede, Höhenlagen). Aus diesen Gründen werden Bedarfszahlen von Personengruppen und bestimmte Durchschnittswerte zugrundegelegt, die nach oben und unten stark abweichen (Mittelwert plus zwei Standardabweichungen). Damit sind Variationsbreiten für eine Nährstoffzufuhr gegeben, die fast alle Personenkreise einer größeren Bevölkerungsgruppe (95%) »unter einen Hut bringt« (→ Empfehlungen für die Nährstoffzufuhr). Das bedeutet, daß die ausgesprochenen Empfehlungen für die Zufuhr einzelner Nährstoffe nicht unbedingt dem tatsächlichen individuellen

Bedarf einer bestimmten Person entsprechen muß, sondern deren Bedarf möglicherweise sogar unter- bzw. überschreiten kann. Folglich ist die Zufuhr für einen Nährstoff, welcher die empfohlenen Mengen nicht erreicht, unter Umständen mit einer nicht optimalen Versorgung gleich zu setzen, aber keinesfalls mit einer mangelhaften. Umgekehrt scheinen deutlich höhere Aufnahmemengen der meisten Nährstoffe für die Gesundheit des Menschen folgenlos zu bleiben. Prinzipiell muß aber berücksichtigt werden, daß die Kenntnisse über den Nährstoffbedarf bei einigen Nährstoffen und verschiedenen Personengruppen mit erheblichen Unsicherheiten behaftet sind.

Um es erneut deutlich zu betonen, die Begriffe »Empfehlungen für die Nährstoffzufuhr« und »Nährstoffbedarf« sind nicht bedeutungsgleich. Die Empfehlungen gelten für gesunde Menschen und berücksichtigen **nicht** oder **nur teilweise** einen erhöhten Nährstoffbedarf, der sich in verschiedenen Personenkreisen durch vielfältige Umstände/Situationen ergeben kann.

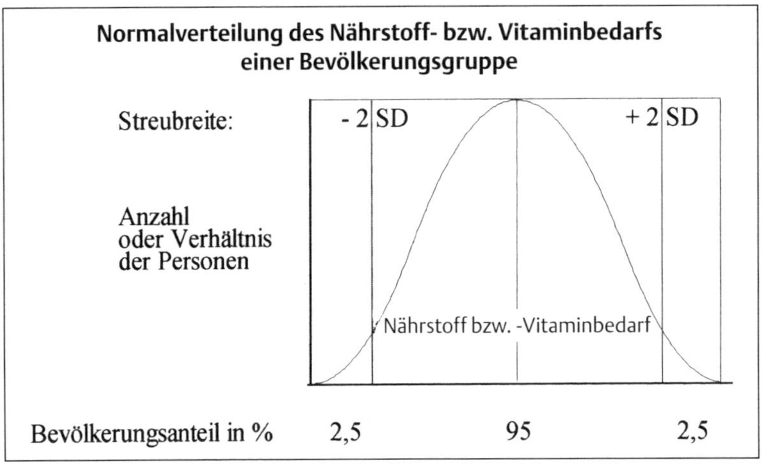


**Abb. 44**

Der Terminus **Nährstoffbedarf** setzt sich in der Ernährungswissenschaft aus drei Bestandteilen zusammen, den Grund- oder Mindestbedarf, den Mehrbedarf und den Sicherheitszuschlag.

## Der Mindestbedarf

beschreibt die minimalste Aufnahmemenge eines Nährstoffs, welche unbedingt notwendig ist, um klinische Anzeichen (Symptome) einer Mangelkrankheit zu verhindern und/oder nachweisbar die Aufrechterhaltung normaler Körperfunktionen anhand biochemischer Kenngrößen garantiert.

## Mehrbedarf

Als *Mehrbedarf* wird eine notwendige Erhöhung des Grundbedarfs bezeichnet. Es handelt sich hierbei um die Nährstoffmenge, die besondere Bedingungen (Wachstum, Schwangerschaft, Stillen), psychische Belastungen (Streß), physische Anstrengungen (körperliche Aktivität, Erkrankungen) und klimatische Einflüsse berücksichtigt.

## Der Sicherheitszuschlag

dient zur Abfederung von auftretenden Verlusten bei der Zubereitung oder Lagerung eines Lebensmittels. Dieser Aspekt darf nicht vernachlässigt werden, da teilweise abhängig von den Lagerbedingungen, der küchentechnischen Methoden der Vorbeitungs- und der Gartechnik Lebensmittel Nährstoffverluste auftreten, welche die 90%-Grenze überschreiten können.
Die Empfehlungen *nationaler und internationaler Organisationen* zur erstrebenswerten Zufuhr von Nährstoffen unterscheiden sich oft. Diese Empfehlungen verfolgen nationale gesundheitspolitische Ziele, beachten verschiedene Lebensweisen und berücksichtigen verschiedene Umweltbedingungen (dementsprechend variiert auch die Höhe des Sicherheitszuschlags).
Wenn also vom Nährstoffbedarf einer Bevölkerungsgruppe oder einer einzelnen Person gesprochen wird, handelt es sich um keine absolute Größe, sondern nur um einen Versorgungsbereich für eine notwendige Nährstoffmenge. Die Angaben für die Nährstoffzufuhr (Empfehlungen) der Ernährungswissenschaft für einen *gesunden* Menschen streuen, um Personen mit einem hohen Bedarf ausreichend zu versorgen; d.h. eine Unterversorgung bis zu 50% gemessen an der Empfehlung könnte daher bei bestimmten Personen unter Umständen immer noch deren tatsächlichen Bedarf decken.

**Der Bedarf von Vitaminen wird von wissenschaftlichen Gremien als Empfehlungen formuliert, die als Orientierungswerte gedacht sind. Mit der Festlegung einer Bedarfszahl soll sichergestellt werden, daß fast jeder Mensch (95%) ausreichend mit Vitaminen versorgt ist. Der Bedarf wird in drei Teile untergliedert, den Mindestbedarf, den Mehrbedarf und den Sicherheitszuschlag. Diese Teilkomponenten des Nährstoffbedarfs werden von verschiedenen Länderkommissionen unterschiedlich bewertet. Deshalb können sich Empfehlungen von Land zu Land teilweise erheblich unterscheiden.**

## 6.1 Bedarf und Bedarfsempfehlungen für Vitamine und Coenzym Q

Wenn von einem Bedarf an **antioxidativen Vitaminen** gesprochen wird, müssen ihre Zufuhrmengen ausreichen, damit sie ihre Schutzfunktionen optimal entfalten können. Sie beruhen nämlich auf deren Anwesenheit (Präsenz) in einem ausgewogenen Verhältnis, ihrer Einsatzfähigkeit und »Zusammenarbeit« als »Abschirmdienst« bei der Bekämpfung von Radikalbildungsprozessen. Nur so können sie die »Gewalttätigkeit« von Radikalen unter Kontrolle bekommen. Dies bedeutet aber auch, daß parallel zu Situationen, welche die Bereitschaft zur Radikalbildung fördern (z. B. erhöhte Aufnahme von ungesättigten Fettsäuren oder zunehmender oxidativer Streß = unausgeglichenes Verhältnis von Radikalen zu Radikalfängern), auch die Zufuhr und Verfügbarkeit von antioxidativen Vitaminen gesteigert werden muß, wenn Schäden an biologischem Material vermieden werden sollen.

Genau hier liegen auch die Kritikpunkte an den von der *DGE (Deutsche Gesellschaft für Ernährung)* empfohlenen Zufuhrmengen für antioxidative Vitamine, auch wenn manche vielleicht unberechtigt erscheinen. Die Empfehlungen beabsichtigen nämlich *nicht* die Erhaltung der »optimale(n) Gesundheit«. Dies liegt daran, daß diesem Begriff keine genaue Definitionsgrundlage gegeben werden kann. Er faßt nämlich z. B. neben körperlichem und geistigem Wohlbefinden, die maximale Lebensdauer oder das Ausbleiben von degenerativen Erscheinungen und andere nicht meßbare Größen zusammen. Und selbst wenn es exakte Bewertungsmaßstäbe für den Ausdruck »optimale Gesundheit« gäbe, bliebe immer noch unklar, nach welcher Formel das gesundheitliche Optimum objektiv und nachvollziehbar gemessen (skaliert) werden sollte.

▷ Die DGE-Empfehlungen richten sich nach den von der DGE vorgeschlagenen allgemeinüblichen Nährstoffrelationen.

Nach den heutigen Ernährungsgewohnheiten (zu fettreich, zu süß usw.) darf angenommen werden, daß die Empfehlungen wenigstens für bestimmte Per-

sonenkreise möglicherweise unzureichend sind, da gerade eine Verschiebung der Nährstoffrelationen zu einem gesteigerten Antioxidantienbedarf führen kann.
Ein weiterer Kritikpunkt an den Empfehlungen der DGE ist in ihrer Angabe »konstante Größen« zu sehen. Durch ihre »in Maßen« großzügige Berechnung decken sie sicherlich die Grundversorgung mit Antioxidantien, sie lassen aber vollkommen außer Acht, daß bestimmte Personenkreise in plötzlich auftretende Bedarfssituationen geraten können (Entzündungsvorgänge, Verletzungen, Umwelteinflüsse, Einnahme von bestimmten Medikamenten), die eine erhöhte Radikalbildungsbereitschaft des Körpers hervorrufen können. Noch schwerwiegender dürften diese Umstände Risikogruppen treffen. Insofern sind die empfohlenen Zufuhrmengen als konstante Größen unter gewissen Umständen nicht ausreichend.

**Der Bedarf an antioxidativen Vitaminen wird von der DGE festgelegt. Die heute gültigen Bedarfszahlen für antioxidativ wirksame Vitamine basieren auf den von der DGE vorgeschlagenen Nährstoffrelationen und berücksichtigen nicht die Erhaltung der »optimalen« Gesundheit. Diese haben aber in der Bevölkerung bisher wenig Beachtung gefunden und sind als konstante Größen formuliert, die eine plötzlich auftretende Bedarfssituation unter gewissen Umständen nicht ausreichend abdecken.**

### 6.1.1 Tocopherol (Vitamin E)

Der Vitamin-E-Bedarf des Menschen und die Höhe seiner wünschenswerten Zufuhr kann wegen der heute noch vorherrschenden Uneinigkeit unter den Wissenschaftlern und einer ganzen Fülle einflußnehmender Faktoren noch nicht befriedigend beziffert werden.
Die heutigen Empfehlungen der *Deutschen Gesellschaft für Ernährung* für die Vitamin-E-Versorgung stützen sich auf tierexperimentelle Studien und Ernährungserhebungen der 1980er Jahre.
Die Errechnung des *Minimalbedarfs* geht auf Untersuchungen aus dem Jahre 1969 zurück, welche als Beurteilungskriterium für die Vitamin-E-Grundversorgung die Ausscheidung eines Abbauprodukts des Vitamin E annahm. Hierbei wurde ein Grundbedarf von 6 mg Vitamin E pro Tag ermittelt, wenn die Versuchskost der Probanden 7 g MUFS pro Tag enthielt. Weiterführende langjährige Studien kalkulierten sogar einen noch geringeren Vitamin-E-Bedarf von 4 mg pro Tag. Bei diesen Untersuchungen sind aber als Zeichen einer Vitamin-E-Mangelversorgung und der unmittelbar folgenden lipidperoxidativen Prozesse Auflösungstendenzen (Hämolyseneigung) der roten Blutkörperchen (Erythrozyten) angenommen worden.
Ausschlaggebend für den täglichen *Mehrbedarf* an Vitamin E ist die MUFS-

Zufuhr. Dies ist auch logisch, wenn das Vitamin E als »Begleitschutz« für MUFS seine Aufgaben als Antioxidans wahrnehmen soll. Zahlreiche tierexperimentelle Studien wiesen einen täglichen Mehrbedarf von 0,5 mg Vitamin E je Gramm aufgenommene MUFS nach. Die wünschenswerte Vitamin-E-Zufuhr berücksichtigt demnach neben einem Vitamin-E-Zufuhrminimum auch die MUFS-Aufnahme, die laut DGE durchschnittlich bei 14 – 19 g/Tag liegt.

Als *Sicherheitszuschlag* legte die DGE einen durchschnittlichen Vitamin-E-Verlust von etwa 10% bei einem sachgerechten Umgang mit den Lebensmitteln während der Nahrungszubereitung fest, so daß sich für gesunde Personen mit »normaler« Lebensweise ein **Gesamtbedarf von etwa 12–15 mg Vitamin E pro Tag** ergibt.

Nach dem heutigen Stand der Arterioskleroseforschung zeigen einfach ungesättigte Fettsäuren Wirkungen, die den Entwicklungsprozeß der Arteriosklerose insgesamt positiv beeinflussen. Entsprechend erhebt sich die Forderung nach einer Erhöhung der täglichen Zufuhr dieser Fettsäuren. Mit der heute gültigen Empfehlung der DGE für die tägliche Vitamin E-Zufuhr dürfte die Monoensäurezufuhr aber keinesfalls eine bestimmte Grenze übersteigen. Deshalb muß gleichzeitig eine entsprechende Erhöhung der Vitamin-E-Zufuhr gefordert werden. Da Vitamin E nur unzureichend gespeichert werden kann, darf die tägliche Vitamin-E-Zufuhr einen bestimmten Mindestwert nicht unterschreiten, wenn ungesättigte Fettsäuren nicht leichte »Opfer« von Radikalen werden sollen. Genau diese Forderung ist in der Realität aber nicht in jedem Fall erfüllt, wie die Untersuchungen zur Vitaminversorgung Erwachsener in Deutschland aus dem Jahr 1991 (VERA-Studie) deutlich gezeigt haben.

▷ Ihre Ergebnisse lassen darauf schließen, daß lediglich 64 Prozent der Männer und nicht einmal die Hälfte der Frauen (48 Prozent) die empfohlene Zufuhr von 12 mg Vitamin E pro Tag erreichen.

Im Rahmen der Arterioskleroseprophylaxe (Vorbeugung der arteriosklerotischen Prozesse an den Gefäßwänden) gehen die Forderungen nach der täglichen Zufuhr von Vitamin E weit auseinander.

▷ Während manche Experten eine Aufnahme von 60 mg/Tag (also die fünffache empfohlene Menge) fordern, streben andere Forscher gar die zehnfache Dosis der heute noch von der DGE empfohlenen Vitamin-E-Tageszufuhr an.

Dieser Anspruch leitet sich aus Untersuchungen ab, welche das Resorptionsverhalten von Vitamin E zu bestimmen versuchten. Ergebnisse dieser Studien weisen darauf hin, daß der Vitamin-E-Gehalt von Kapseln oder Tabletten nur zu etwa einem Drittel tatsächlich für den Menschen verfügbar ist, während das Vitamin E aus Lebensmitteln nahezu vollständig resorbiert wird, d. h. mit anderen Worten: je geringer die geballte »Vitamin-E-Ladung« in Tabletten oder Kapseln, desto besser wird das Vitamin E für den Körper verfügbar. In der Diskussion der Forschung stehen auch Dosierungen, welche dem Alter eines

Menschen ohne nachgewiesene arteriosklerotische Veränderungen der Koronararterien Rechnung tragen. Dabei orientiert sich die präventive Aufnahme von Vitamin E in Milligramm an der Berechnungsformel **»Alter multipliziert mit fünf«**, d. h. eine 60jährige Person sollte zur KHK-Prophylaxe 300 mg Vitamin E aufnehmen.
Für den Laien mögen hier Zweifel an der Objektivität der Forschungsmeinungen aufkommen. Diese dürften sich aber zerstreuen, wenn nach Erkenntnissen der WHO (ein wirklich unabhängiges Expertengremium) sogar bei einer Zufuhr von **800 mg Vitamin E/Tag keine nachteiligen Wirkungen** für den menschlichen Organismus zu erwarten sind. Als Konsequenz ergibt sich daraus, daß nach dem derzeitigen Wissensstand zwar Unklarheiten über die richtige Dosierung der täglichen Vitamin-E-Gaben bestehen.

- ▶ Sicher ist jedoch, daß selbst hohe Vitamin-E-Dosierungen zur Verhütung (Prävention) der KHK sehr wohl geeignet sein sollten.

**Der Vitamin-E-Bedarf des Menschen ist in Forscherkreisen noch umstritten. Er wird von der DGE auf 12 mg pro Tag festgesetzt. Dieser dürfte aber entsprechend den Erkenntnissen der Arterioskleroseforschung wohl kaum ausreichen. Außerdem trägt er nicht der weit verbreiteten Forderung nach einer erhöhten Zufuhr ungesättigter Fettsäuren Rechnung, weshalb sich die Empfehlungen zur täglichen Vitamin-E-Zufuhr in nächster Zukunft möglicherweise ändern werden. Denn die Forderung nach einer erhöhten Zufuhr ungesättigter Fettsäuren muß auch von wachsenden Vitamin-E-Gaben begleitet sein, wenn nicht eventuelle nachteilige Wirkungen eintreten sollen. Bisher konnte auf wissenschaftlicher Ebene nur dorthingehend Einigung erzielt werden, daß auch sehr hohe Vitamin E-Mengen eher ungefährlich sind.**

### 6.1.2 Beta-Carotin (Provitamin A)

Sehr lange ist bekannt, daß Beta-Carotin als Vorläufersubstanz zum Vitamin A dient. Die Ergebnisse jüngerer Forschungsprojekte ließen aber erahnen, daß es auch in eigenständigen Prozessen von der Provitamin-A-Wirkung unabhängige Aufgaben wahrnimmt.
Meist wird heute immer noch davon ausgegangen, daß Beta-Carotin ausschließlich Provitamin-A-Funktionen besitzt. Ungefähr 50% der Vitamin-A-Zufuhr werden in den Industrieländern durch Carotinoide (Hauptvertreter Beta-Carotin) aus pflanzlichen Lebensmitteln gedeckt. Aus diesem Grund ist es sehr schwer, genaue Empfehlungen für die Aufnahme von Beta-Carotin zu geben.

- ▶ Führende Ernährungsorganisationen in den USA gehen von einer **täglichen Zufuhr** von **6 mg Beta-Carotin** aus und schlagen darüberhinaus für alle lebensnotwendigen Carotinoide (z. B. Lycopin) zusammen eine erstrebenswerte Zufuhr von 15 mg/Tag vor, um eine ausreichende Beta-Carotin-Versorgung zu gewährleisten.

Diese Empfehlungen orientieren sich an Daten aus epidemiologischen Studien, die neben Beta-Carotin-Gehalten im Blut auch Erkenntnisse zum Ernährungsverhalten gewonnen haben. Aus den Ergebnissen dieser Studien ist ersichtlich, daß unter den Untersuchungsteilnehmern mit carotinoidreicher Ernährung die geringste Krebserkrankungsrate zu beobachten war. Ihre Tagesdosis lag bei 6–8 mg Beta-Carotin.

Die Ergebnisse dieser Untersuchungen lassen vermuten, daß die Wirkung von Radikalen auf biologische Substanzen und die Höhe der Blut-Carotin-Spiegel mit der Entstehung von Krebserkrankungen in Verbindung stehen könnte. Nach heutiger Forschungsmeinung greifen Radikale die Erbsubstanz an (verändern »Zellbaupläne«) und »stellen« die zeitlich und örtlich festgelegten »Zellteilungsfahrpläne« auf den »Kopf«. Dies kann die Entstehung von »Produktionsstraßen« für »entartete« Zellen (Krebszellen), die weder in Funktion noch in deren Eigenschaften mit der »Ursprungszelle« verwandt sind, nach sich ziehen.

Werden die »Zellteilungsfahrpläne« mit einem Computerprogramm verglichen und freie Radikale als Computerviren aufgefaßt, werden die Zusammenhänge noch deutlicher. Ein Computervirus bringt die logisch aufgebauten Verknüpfungen eines Computerprogramms zum Absturz, d. h. das Computerprogramm funktioniert entweder gar nicht mehr oder arbeitet fehlerhaft. Im allgemeinen wird dadurch der Computer an sich nicht beschädigt. Hier hilft meist nur noch das völlige Löschen aller Computerprogramme und deren Neuinstallation. Das Löschen der Programme ist vereinfacht auf den Organismus bezogen mit der operativen Entfernung eines Krebstumors und der nachfolgenden Bestrahlung, um die »entarteten« Zellen abzutöten, auf eine Stufe zu stellen. Die Regeneration des Körpers durch die Neubildung von normalen Zellen ist dann mit der Neuinstallation der Programme gleichzusetzen. Da Beta-Carotin als »Terminator« von Radikalen fungiert, ist es wenigstens vorstellbar, daß die Empfehlungen zur täglichen Beta-Carotin-Aufnahme zur Krebsprävention auch auf arteriosklerotische Prozesse an Arterienwänden übertragbar sind, da hiermit in beiden Fällen das »vermutete Übel« (»Zerstörungswahn« der Radikale) an der Wurzel gepackt wird.

▷ Als erste offizielle Institution reagierte die Amerikanische Krebsgesellschaft *(National Cancer Institute)*, die zur Prävention von »Tumorgeburten« 5,7 mg Beta-Carotin/Tag als empfehlenswerte Tagesdosis ansieht.

Die DGE hält sich zur Zeit noch mit der Angleichung der eigenen Beta-Carotin-Empfehlung an die Werte der USA zurück. Sie ist der Auffassung, daß die Datenlage zur präventiv optimalen Versorgung mit Beta-Carotin noch zu unklar und lückenhaft ist.

▶ Deshalb gibt sie für die tägliche Beta-Carotin-Aufnahme einen Richtwert (2 mg pro Tag) an.

Sie soll genügen, um einen »vernünftigen« Blut-Beta-Carotin-Wert zu erreichen. Da DGE-Empfehlungen immer nur dem aktuellen Wissen entsprechen, bleibt trotz der kontrovers geführten Diskussionen (nicht zuletzt wegen der ATBC- bzw. CARET-Studienergebnisse) um die KHK-präventiven Eigenschaften zu hoffen, daß die DGE künftig von der Bedeutung des Beta-Carotins als Nahrungsbestandteil ausreichend überzeugt wird und ihre bisher gültige Zufuhrempfehlung korrigiert. Der DGE-Richtwert ist aber schon als »sanftes Entgegenkommen« zu werten, denn der *wissenschaftliche Ausschuß für Lebensmittel* der europäischen Gemeinschaft (SCF) konnte sich auf eine Empfehlung zur täglichen Beta-Carotin-Zufuhr überhaupt nicht einigen, obwohl mittlerweile für eine präventive Wirkung des Beta-Carotins sogar 4 mg befürwortet werden.

Aber auch der geltende Beta-Carotin-Richtwert dürfte über die in Deutschland üblichen Ernährungsgewohnheiten kaum befriedigend und insbesondere kontinuierlich zu erreichen sein. Dies wird besonders an den Daten des DGE-Ernährungsberichts aus dem Jahr 1992 deutlich. Die »Herren der Schöpfung« sind hier als besondere »Sorgenkinder« zu betrachten. Ihre Beta-Carotin-Versorgungsmeßwerte liegen um 40% niedriger als bei Frauen. Beim Vergleich der Untersuchungspersonen mit niedrigen Beta-Carotin-Werten im Blut finden sich in diesem Kreis dreimal so viel Männer wie Frauen. Insbesondere Personen mit hohem Alkohol- und/oder Zigarettenkonsum wiesen im Blut niedrige Beta-Carotin-Werte auf.

Die Bedeutung von Beta-Carotin und seiner verwandten Carotinoide stehen derzeit für die Prävention von Arteriosklerose in der aktuellen Diskussion. Grundsätzlich lassen sich die gewonnenen Daten aus epidemiologischen Studien dorthingehend interpretieren, daß über eine vermehrte Beta-Carotin-Zufuhr das Wachstum arteriosklerotischer Plaques an den Arterien verzögert werden kann.

▷ Zwar stehen die direkten Beweise für das protektive Wirkungsspektrum bei der Entstehung und Entwicklung von Gefäßwandengstellen noch aus, trotzdem mag es vorerst kein schlechter Rat sein, die Erfahrungen aus dem Ausland für sich persönlich anzuwenden und die Beta-Carotin-Aufnahme entsprechend heraufzusetzen.

Jedenfalls kann eine höher angesetzte Mehrzufuhr an Beta-Carotin für **Nichtraucher** nach derzeitiger Datenlage keinen Schaden anrichten. Selbst eine übermäßige tägliche Dosierung hinterläßt beim Menschen neben einer ungefährlichen bräunlich-gelblichen Färbung der Haut, welche nach Dosisreduktion schnell verschwindet, keine bisher nachweisbaren Nebenwirkungen.

**Der Bedarf an Beta-Carotin ist bis heute ungeklärt. Führende Gremien in den USA schlagen eine wünschenswerte Zufuhr von 6–8 mg Beta-Carotin täglich vor. Die DGE hingegen hält aufgrund der noch undurchsichtigen Datenlage eine Zufuhr von 2 mg pro Tag für ausreichend. Doch selbst diese Empfehlung wird von der deutschen Bevölkerung wegen ihres zu niedrigeren Obst -und Gemüseverbrauchs nicht erreicht.**
**Grundsätzlich sollte daher eine bessere Beta-Carotin-Versorgung angestrebt werden, wenngleich die Schutzfunktionen des Provitamins A noch nicht explizit erwiesen sind. Eine höhere Zufuhr kann bei Nichtrauchern keinen Schaden anrichten.**

### 6.1.3 Ascorbinsäure (Vitamin C)

Der wirkliche tägliche Ascorbinsäurebedarf eines Menschen ist heute noch umstritten. Die Gründe hierfür liegen zum einen darin, daß die Funktionen der Ascorbinsäure bei weitem noch nicht vollständig ergründet sind, und zum anderen die bisherigen Forschungsdaten wegen zu großer methodischer Unterschiede in ihrer Ermittlung nicht immer direkt miteinander vergleichbar waren. Aufgrund dieser sehr unglücklichen Sachlage ist die Festlegung des Bedarfs und der Empfehlungen sehr schwierig.

International allgemein akzeptiert ist die **geringste Dosis von 10 mg/Tag,** die täglich aufgenommen werden soll, um die klassische Mangelkrankheit, den *Skorbut*, zu verhindern. Dabei wird eine Gesamtkörperkonzentration (Gesamt-Körper-Pool) von etwa **300 mg** Ascorbinsäure aufrechterhalten; **unter der 300-mg-Grenze** treten skorbuttypische Symptome auf.

Der *Ascorbinsäure-Mindestbedarf* eines gesunden Erwachsenen wird errechnet, indem zur Minimumdosis die doppelte Standardabweichung addiert wird, so daß sich ein Mindestbedarf von **30 mg Ascorbinsäure pro Tag** ergibt.

Einig ist sich die Wissenschaft über einen *Mehrbedarf*, der etwa durch Rauchen, Streßsituationen (z. B. Operationen, Verletzungen, extrem physische Leistungen), oder andere besondere physiologische Einflußgrößen (z. B. Schwangerschaft, Stillphasen) verursacht wird. Aber auch hier gibt es Unstimmigkeiten, nach welchen Richtlinien und in welcher Größenordnung diese Extra-Zulagen an Ascorbinsäure erfolgen sollen.
Zur Kalkulation der empfohlenen täglichen Zufuhr können entweder die maximale Sättigung der Gewebe oder pharmakokinetische (Pharmakokinetik = Aufnahme und Verteilung von Stoffen im Körper) Berechnungen heran-

gezogen werden. Hier sind die Wissenschaftler in zwei Lager gespalten. Bei einer vollständigen Sättigung des Körpers mit Ascorbinsäure beträgt die Gesamtkonzentration in den Geweben des menschlichen Organismus ungefähr 3000 mg. Sie kann über eine **tägliche Zufuhr** von etwa **200 mg pro Tag** erreicht werden. Ob allerdings mit dieser täglichen Dosierung die »optimale Gesundheit« erhalten werden kann, ist nicht bekannt. Außerdem liegen Hinweise für einen verstärkten Abbau, eine vermehrte Oxidation und Ausscheidung vor, wenn der Gesamtkörper-Pool die 1500 mg-Grenze übersteigt. Die Expertenkommission der USA *(Food and Nutrition Board)* geht von einem erstrebenswerten Pool von 1500 mg aus, der durch eine **Ascorbinsäureaufnahme von 60 mg pro Tag** zu erreichen ist.

Die DGE liegt mit ihrer Empfehlung **(75 mg Ascorbinsäure/Tag)** zusammen mit anderen Ländern im internationalen Vergleich an der Spitze und zielt auf einen Gesamtkörper-Pool von etwa 2000 mg Ascorbinsäure ab. Sie errechnet sich aus einem *Sicherheitszuschlag* von 15 mg und berücksichtigt einen durchschnittlichen Verlust bei der Nahrungsmittelzubereitung von etwa 30%.

Ob allerdings mit der empfohlenen Tagesdosis von 75 mg/Tag ein erhöhter individueller Bedarf bei vielen Menschen gedeckt ist, wird immer noch diskutiert und bleibt fraglich. Laut Ernährungsbericht 1992 verfügen Frauen durchschnittlich über zwanzig Prozent höhere Ascorbinsäurekonzentrationen im Körper als Männer. Weiterhin sind bei Männern dreimal häufiger niedrige Ascorbinsäuremeßwerte ermittelt worden als bei Frauen. Etwa dreißig Prozent der Raucher und Raucherinnen weisen sogar Blut-Ascorbinsäuregehalte auf, die **unter dem Normalwert (1,0 mg/100 ml)** liegen. Ein anderes Beispiel liefert eine Studie an älteren Menschen zu Anfang der 1980er Jahre. Hierbei stellte sich heraus, daß bei Frauen zur Erhaltung eines normalen Ascorbinsäurespiegels im Blut die tägliche Einnahme von 75 mg Ascorbinsäure ausreicht, während Männer eine tägliche Zufuhr von 150 mg benötigten, um die gleiche Ascorbinsäurekonzentration im Blut aufrechtzuerhalten.

Im Hinblick auf arteriosklerotische Prozesse dürften diese Ergebnisse zum Nachdenken anregen. Wenn bedacht wird, daß Ascorbinsäure als wasserlösliche antioxidative Substanz schon im Blut Radikale entschärfen kann (also noch bevor irgendwelche Schäden an Gefäßwänden eintreten können), die »Vitamin-E-Schutztruppe« für ihren erneuten Einsatz wieder »flott« macht und sich auf andere KHK-Risikofaktoren (z. B. Blutdruck, Blutfette) günstig auswirkt, sollte die Ascorbinsäuretagesdosis höher ausfallen, als es von der DGE bisher empfohlen wird.

- Renommierte Antioxidantienforscher fordern deshalb heute eine Erhöhung der Empfehlungen und halten eine tägliche Zufuhr von **100–150 mg Ascorbinsäure pro Tag** für wünschenswert.

Aber auch diese Tagesdosis erhebt nicht den Anspruch auf Allgemeingültigkeit, sondern gibt nur den jetzigen Stand der Ansichten von Forschern wieder.

- ▶ Nach neueren Bestrebungen in den USA soll die Empfehlung für den **täglichen Ascorbinsäurekonsum** auf **200 mg** erhöht werden, und zwar für Gesunde.

Führende Wissenschaftler halten Vitamin C auch in sehr hohen Dosen (im Grammbereich) für Gesunde für absolut untoxisch. Bei Zufuhren von 5–40 g/Tag können als Nebenwirkung Durchfälle auftreten, die jedoch nach Absetzen des Präparats schnell wieder abklingen.

- ▶ Nach derzeitiger Ansicht ist eine Zufuhr **bis zu 1 g Vitamin C pro Tag nebenwirkungsfrei**. Die oft zitierten Meldungen über schädliche Effekte einer hohen Vitamin-C-Aufnahme beruhen entweder auf Fehler im Studienaufbau oder auf einer unwissenschaftlichen Berichterstattung. Eine Formulierung einer wissenschaftlichen Aussage, die auch Bestand haben soll, ist nur möglich, wenn ihr auch eine **sorgfältig ausgearbeitete Statistik** zugrunde liegt. Hierbei ist eine **angemessene Anzahl von Untersuchungspersonen** unerläßlich.

**Der Ascorbinsäurebedarf des Menschen ist aufgrund seiner vielfältigen und teilweise noch unbekannten Funktionen noch nicht zweifelsfrei zu bestimmen. Die DGE liegt mit ihrer Empfehlung von 75 mg pro Tag zwar international an der Spitze, diese Tagesdosis wird aber in Teilen der Bevölkerung nicht oder nur knapp erreicht. Noch schlimmer ist, daß arteriosklerotische Prozesse scheinbar dadurch indirekt gefördert werden könnten. Um einen Schutz gegen die KHK zu gewährleisten, geben renommierte Forscher den notwendigen Bedarf mit 100–150 mg pro Tag an. Allerdings gibt es schon Bestrebungen, für Gesunde die tägliche Ascorbinsäurezufuhr auf 200 mg heraufzusetzen.**

## 6.1.4 Vitamin $B_{12}$ (Cobalamin)

Die Bestimmung des Cobalaminbedarfs eines Menschen erfolgte mithilfe verschiedener Methoden. Zum einen wurde in Testverfahren die notwendige Vitamin-$B_{12}$-Dosis zur Beseitigung bereits bestehender Anzeichen eines Cobalaminmangels ermittelt, zum anderen konnten über die Feststellung der gesamten Vitamin-$B_{12}$-Körperbestände und deren Umsatz sein Bedarf errechnet werden. Daneben informierten auch Vergleiche der Cobalaminkonzentrationen im Blut- und in der Leber von Mangelpersonen und Gesunden über die wünschenswerte Höhe der Vitamin-$B_{12}$-Zufuhr.

- ▶ Laut den Befunden dieser Studien liegt, unter der Voraussetzung der vollständigen Aufnahme, der minimale Bedarf an **Vitamin-$B_{12}$ bei höchstens 0,001 mg pro Tag.** Diese relativ geringe Menge reicht bereits aus, um die Stoffwechselfunktionen zu normalisieren und klinische Mangelsymptome zu beheben.

Der *wissenschaftliche Ausschuß für Lebensmittel* der europäischen Gemeinschaft (SCF) und die DGE halten zur Deckung des minimalen Vitamin $B_{12}$-Bedarfs eine **tägliche Zufuhr 0,0015 mg pro Tag** für angemessen. Beide Institutionen berücksichtigen die Resorptionsquote des Vitamin $B_{12}$, die bei Gesunden im Falle einer höheren Zufuhr erheblich absinken kann (intrinsic-factor-abhängige Resorption). Da etwa zwei Drittel des Vitamins im Zuge der täglichen Hauptmahlzeiten resorbiert werden und die Resorptionsverluste aus einer gemischten Kost unter Umständen 50 Prozent betragen können, schlägt die DGE eine **Cobalaminaufnahme von 0,003 mg pro Tag** vor. Dieser Wert liegt erheblich niedriger als der frühere DGE-Richtwert von 0,005 mg täglich. Die WHO hält auf der Cobalaminempfehlung von 0,001 mg pro Tag fest.

▷ Die Vitamin-$B_{12}$-Versorgung ist wegen der in Mitteleuropa gängigen Ernährungsweise im allgemeinen mehr als gesichert. In fast allen Altersklassen überschreitet die tägliche Cobalaminaufnahme die DGE-Empfehlung um mehr als das Doppelte.

Mit der üblichen Kost (z. B. Milch und Milchprodukte, Leber) werden in Deutschland durchschnittlich 0,007–0,005 mg Cobalamin täglich zugeführt. Diese Mehraufnahme ist auch über einen längeren Zeitraum vollkommen unbedenklich. Deshalb sind sich auch Experten darüber einig, daß Vitamin $B_{12}$ im allgemeinen **nicht** zu den kritischen Nährstoffen zu zählen ist. Trotzdem ist der Cobalaminmangel die klinisch am häufigsten zu therapierende Vitaminmangelerkrankung. Sie ist jedoch nur selten die Folge einer unzureichenden Vitamin-$B_{12}$-Aufnahme; vielmehr resultiert sie aus Resorptionsverlusten, wie sie bei chronischen Magen- und Darmerkrankungen auftreten. Da die Resorptionsprobleme mit dem Alter stark zunehmen, steigt auch das Risiko einer Mangelerkrankung infolge einer ungenügenden Vitamin-$B_{12}$-Aufnahme an.

**Die DGE-Empfehlungen zur Vitamin-$B_{12}$-Zufuhr berücksichtigen die besonderen Resorptionsbedingungen für dieses Vitamin. Sie liegen erheblich höher als diejenigen der WHO.**
**Aufgrund der in den westlichen Industriestaaten praktizierten fleischbetonten Ernährungsweise ist die Versorgung in allen Altersgruppen der Bevölkerung mit Vitamin $B_{12}$ gesichert. Meist liegt die Zufuhr dieses Vitamins sogar über den Empfehlungen. Dies hat aber keinerlei negative gesundheitliche Konsequenzen.**

### 6.1.5 Vitamin $B_6$ (Pyridoxin)

Der tägliche Pyridoxinbedarf eines Menschen ist keine konstante Größe. Er schwankt innerhalb gewisser Grenzen. Abgesehen von der Ernährungsweise, dem Gesundheitszustand und anderen Faktoren bestimmt vor allem die Höhe der Proteinzufuhr den täglichen Vitamin $B_6$-Bedarf.

▷ Als Grundregel gilt, daß mit steigendem Eiweißverzehr pro Tag auch die Vitamin $B_6$-Zufuhr wachsen muß; wahrscheinlich nimmt der Pyridoxinbedarf sogar in gleichem Maße wie der Proteinkonsum zu.

Dies erklärt sich durch seine dominierende Rolle im Stoffwechsel der Aminosäuren. Bei hoher Proteinzufuhr werden nämlich vermehrt Enzyme des Proteinstoffwechsels gebildet, die *Pyridoxin* zum Bestandteil haben. Entsprechend muß sich der Bedarf an Pyridoxin vergrößern. So ist auch zu begründen, weshalb eine extrem hohe Proteinaufnahme auch mit einer drastischen Steigerung des Vitamin-$B_6$-Bedarfs einhergeht.

Als Grundlage für die Herleitung des Pyridoxinbedarfs dienten Untersuchungen an Personen, die bereits an klinischen Anzeichen eines Vitamin-$B_6$-Mangels litten. Die zur Wiederherstellung der vollen Funktionsfähigkeit pyridoxinabhängiger Enzyme notwendige Zufuhr an Pyridoxin wurde als bedarfsgerecht betrachtet. Hierbei zeigte sich, daß die Pyridoxinzufuhr keineswegs nur von der absoluten Proteinmenge, sondern auch von der Proteinqualität abhängig ist. Scheinbar liegt sie bei einer Zufuhr von tierischem Eiweiß höher als beim Verzehr pflanzlicher Eiweißträger.

Als Basis für die Berechnungen des Vitamin $B_6$-Bedarfs legte die DGE eine Relation von 0,02 mg Pyridoxin pro verzehrtem Gramm Protein fest. Dieses Verhältnis konnte anhand der Funktionsfähigkeit pyridoxinabhängiger Enzyme, welche an der Verstoffwechslung der Aminosäure »Tryptophan« beteiligt sind, ermittelt werden. Bei einer unzureichenden Vitamin $B_6$-Versorgung nimmt die Aminosäure an Stoffwechselprozessen teil, deren Produkte mit dem Harn ausgeschieden und somit mit bestimmten Analysemethoden meßbar werden.

▶ Auf diesen Erkenntnissen aufbauend wird bei einer angenommenen Proteinzufuhr von 90 g bei Männern bzw. 80 g bei Frauen eine **tägliche Aufnahme 1,8 mg bzw 1,6 mg Pyridoxin** empfohlen.

Die Pyridoxinversorgung der Durchschnittsbevölkerung ist laut den entsprechenden Daten des Ernährungsberichts 1996 nicht optimal. Vor allem Jugendliche und Senioren erreichen nur selten einen befriedigenden Versorgungsstatus. Während Männer in älteren Altersgruppen (> 25 Jahre) die empfohlene Vitamin-$B_6$-Zufuhr nur knapp verfehlen, erreichen jüngere teilweise die 90-Prozent-Grenze der wünschenswerten Pyridoxinaufnahme nicht. Die Versorgungssituation der Frauen ist kritischer zu beurteilen. Junge Mädchen erfüllen die DGE-Empfehlungen nur zu 85 Prozent, pubertierende sogar nur zu 70 Prozent. In keiner der untersuchten Altersklassen war ein Überschreiten der 90-Prozent-Marke feststellbar. Trotz dieser Umstände ist die Diagnose von direkt faßbaren Symptomen infolge eines Pyridoxinmangels eher eine Seltenheit, was möglicherweise als Hinweis für eine Zufuhrempfehlung spricht, die möglicherweise höher angesetzt ist als der tatsächliche Bedarf.

**Der Pyridoxinbedarf eines Menschen wurde an Mangelpersonen ermittelt. Er schwankt in Abhängigkeit einer Reihe von Faktoren (z. B. Gesundheitszustand), vor allem richtet er sich aber nach der Eiweißzufuhr. Dies begründet sich aus seiner Funktion als Bestandteil von Enzymen, die primär im Aminosäurenstoffwechsel agieren. Als Richtgröße legte die DGE eine Relation von 0,02 mg Pyridoxin pro verzehrtem Gramm Protein fest. Laut den Daten des Ernährungsberichts aus dem Jahr 1996 ist der Vitamin-$B_6$-Versorgungsgrad der Bevölkerung nicht optimal. In keiner der untersuchten Altersklassen war ein Überschreiten der 90-Prozent-Marke feststellbar. In dieser Hinsicht fallen besonders jüngere Frauen negativ auf. Dennoch ist die Diagnose von direkt faßbaren Symptomen infolge eines Pyridoxinmangels eher eine Seltenheit.**

### 6.1.6 Folsäure

Auch die exakte Beurteilung des Folsäurebedarfs eines Erwachsenen ist problematisch. Die aktuellen Angaben internationaler Gremien basieren auf Ergebnissen aus Mangelversuchen verschiedener Methodik, die mit »künstlicher« Folsäure durchgeführt wurden. Sie führten zu dem Schluß, daß tägliche Folsäurezufuhren von 50–100 µg (0,05–0,1 mg) als Monoglutamat (»Stummelschwanz-Folsäure«) den Körperbestand sichern, typische klinische Anzeichen (Symptome) eines Mangels verhindern und konstante Blutfolsäurespiegel garantieren. Gleichbleibende Folsäurekonzentrationen im Blut sind ein Zeichen einer nahezu bedarfsgerechten Zufuhr, weil er am sensibelsten auf eine unzureichende Folsäureaufnahme reagiert.

Da an den angeführten Studien nur wenige Probanden teilnahmen, orientiert sich die *Deutsche Gesellschaft für Ernährung* (DGE) an der Obergrenze ihrer Ergebnisse (0,1 mg Folsäure/Tag). Sie geht davon aus, daß zum Ausgleich des individuell variablen Bedarfs des Menschen ein Sicherheitszuschlag von 50 Prozent angemessen sei.

- ▶ Aus diesem Grunde erachtet sie eine Zufuhr von **0,15 mg Folsäure** als Monoglutamat **pro Tag** für notwendig.

Da Folsäure als Monoglutamat in Lebensmitteln in sehr unterschiedlichen Konzentrationen vorliegt und auch die anderen Folsäurevertreter (verschiedene Polyglutamate) vom Darm aufgenommen werden, muß ihrer wesentlich schlechteren Resorptionsrate Rechnung getragen werden. Diese Umstände stellen die Basis für die Formulierung ihrer Empfehlung zur wünschenswerten

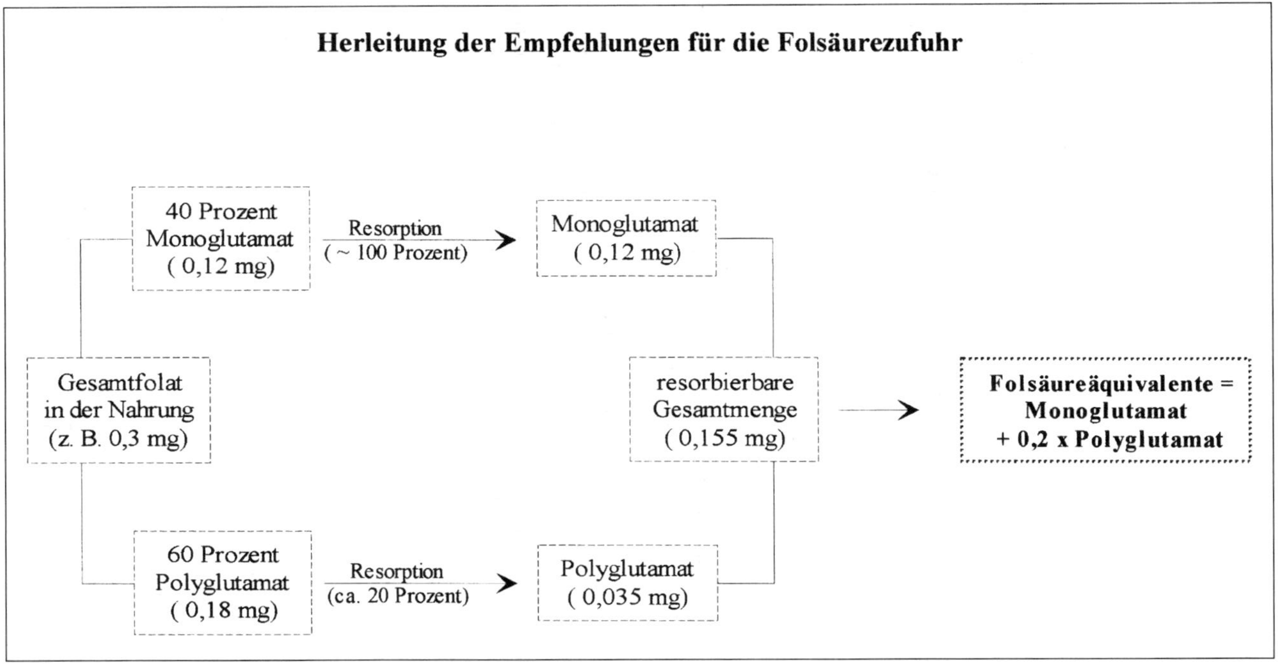
Herleitung der Empfehlungen für die Folsäurezufuhr
40 Prozent Monoglutamat ( 0,12 mg)
Resorption ( ~ 100 Prozent)
Monoglutamat ( 0,12 mg)
Gesamtfolat in der Nahrung (z. B. 0,3 mg)
resorbierbare Gesamtmenge ( 0,155 mg)
Folsäureäquivalente = Monoglutamat + 0,2 x Polyglutamat
60 Prozent Polyglutamat ( 0,18 mg)
Resorption (ca. 20 Prozent)
Polyglutamat ( 0,035 mg)

**Abb. 45**

Folsäurezufuhr dar. Unter der Berücksichtigung eines theoretischen Monoglutamat-Polyglutamat-Verhältnisses von 40:60 in einem Nahrungsmittel und einer fast hundertprozentigen Resorption von Monoglutamaten gegenüber einer Resorptionsquote von lediglich 20 Prozent bei Polyglutamaten leitet sich eine wünschenswerte Zufuhr von 0,3 mg Gesamtfolsäure mit der Nahrung ab (Abb. 45).

Die heute gültige DGE-Empfehlung liegt erheblich niedriger als der früher genannte Wert mit 0,4 mg Gesamtfolat. Er basierte auf der Vorstellung, daß die Resorptionsquote der Folsäureverbindungen wesentlich geringer sei. In den USA wurde die Empfehlung von 0,4 mg Gesamtfolat sogar auf 0,2 mg pro Tag reduziert. Allerdings ist in den Vereinigten Staaten diskutiert worden, ob Grundnahrungsmittel in geringen Mengen mit Folsäure angereichert werden sollten, um das Niveau der Homocysteinspiegel im Blut und damit auch das KHK-Risiko zu senken. Letzendlich entschied sich die US-Regierung, ab dem 1. Januar 1998 die Folsäureanreicherung von Grundnahrungsmitteln gesetzlich vorzuschreiben. Nach einer aktuellen Hochrechnung könnten theoretisch dadurch pro Jahr bis zu 50.000 US-Amerikaner jenseits des 45. Lebensjahrs vor dem Tod infolge einer KHK bewahrt werden. Eine entsprechende hypothetische Kalkulation für die Bundesrepublik Deutschland zeigt, daß mit der Einführung dieser Maßnahme etwa 15.000 KHK-Todesfälle pro Jahr vermieden werden könnten. Laut diesen spekulativen Berechnungen scheint die Anreicherung von Grundnahrungsmitteln sogar einer zusätzlichen täglichen Folsäuredosis mit einem Vitaminpräparat (selbst bei breiter Anwendung) oder der Ernährungsaufklärung (unter optimalen Voraussetzungen) überlegen zu sein. Für einen Folsäurezusatz in Grundnahrungsmitteln spricht auch, daß wohl eine Untersuchung der gesamten erwachsenen Bevölkerung schon aus organisatorischen Gründen nicht machbar ist. Deshalb könnte dieser Weg eine nebenwirkungsfreie, vor allem aber eine billige Möglichkeit zur Senkung des KHK-Risikos bieten.

▶ Nach derzeitigem Wissen leistet eine Zufuhr von **0,4 mg Folsäure pro Tag** einen wichtigen Beitrag zur Senkung von Homocysteinspiegeln.

Ob auch niedrigere Dosen diesen Zweck erfüllen, wird gegenwärtig in weiteren Untersuchungen geprüft. Erst die Auswertung dieser Studien erlaubt eine zuverlässigere Aussage über die geeigneten Maßnahmen zur optimalen »Gestaltung« der Homocysteinspiegel in verschiedenen Altersgruppen. Es wird nämlich der Verdacht geäußert, daß alleine eine Ernährungsumstellung bzw. die Betonung folsäurereicher Lebensmittel im täglichen Speiseplan nicht ausreicht, um eine Folsäurezufuhr von 0,4 mg Folsäure pro Tag zu gewährleisten.

▷ Die Daten des Ernährungsberichts aus dem Jahre 1996 belegen, daß die Versorgung der Bevölkerung mit Folsäure nur als bedenklich zu bewerten ist. Meist sind dafür Lebensstilfaktoren und eine fehlerhafte Kostplangestaltung verantwortlich.

Die mittlere Zufuhr erreicht bei etwa dreiviertel der Männer und Frauen jeglicher Bevölkerungsgruppe nur etwa 80 Prozent der DGE-Empfehlungen. Die unbefriedigende Versorgungslage beim »schwachen Geschlecht« wiegt dabei doppelt schwer und ist nicht nur im Hinblick auf die KHK-Prävention äußerst besorgniserregend. Denn gerade bei jungen Frauen im gebärfähigen Alter kann eine Mangelsituation den Verlauf einer Schwangerschaft erheblich beeinflussen (Frühgeburten) oder Mißbildungen des Kindes hervorrufen.
Eine hohe Folsäurezufuhr mithilfe von Präparaten bleibt eigentlich bei Gesunden nebenwirkungsfrei.

**Die sehr variable Qualität von Lebensmitteln als Folsäurequellen machen es schwierig, exakte Empfehlungen zur wünschenwerten Folsäurezufuhr auszusprechen. Zur Lösung dieses Problems entwickelte die DGE ein Modell, welches der unterschiedlichen Folsäureverfügbarkeit aus Nahrungsmitteln Rechnung trägt. Ihre Empfehlung zur Folsäurezufuhr mit 0,3 mg/Tag übersteigt die Empfehlungen in den USA um 0,1 mg/Tag. Allerdings hat sich - eventuell aufgrund der aktuellen Ergebnisse einer US-Studie zur Problematik Homocystein und KHK-Risiko – die Regierung der USA entschlossen, die Anreicherung von Grundnahrungsmitteln mit Folsäure gesetzlich zu regeln. Diese Maßnahme scheint anderen Maßnahmen zur Senkung von Homocysteinspiegeln im Blut überlegen zu sein.**
**Die gegenwärtige Versorgungssituation der Bevölkerung mit Folsäure ist beunruhigend. Meist sind dafür Lebensstilfaktoren und eine fehlerhafte Kostplangestaltung verantwortlich. Die mittlere Folsäureaufnahme entspricht bei etwa dreiviertel der Männer und Frauen jeder Bevölkerungsgruppe nur etwa 80 Prozent der DGE-Empfehlungen.**

### 6.1.7 Coenzym Q (Ubichinon)

Aufgrund des aktuellen Wissensstandes um die Funktionseigenschaften und den Charakter des Coenzym $Q_{10}$ ist es nicht möglich, eindeutige Aussagen zu seinem täglichen Bedarf zu formulieren. Offenbar ist aber davon auszugehen, daß zu seiner Deckung die Coenzym $Q_{10}$-Zufuhr mit der Nahrung und seine körpereigene Synthese ausreicht. Allerdings liegen derzeit weder genügend Informationen über die Größenordnung der Coenzym $Q_{10}$-Eigensynthese vor, noch ist ihr Beitrag zur bedarfsgerechten Versorgung des Organismus zu beziffern. Ferner sind noch viele Fragen zu ihrer Regulation unbeantwortet.

▶ Auch die Höhe der Coenzym Q-Zufuhr kann nur geschätzt werden. Sie beträgt etwa **5–10 mg/Tag.**

Die Tatsache, daß Mangelerscheinungen infolge einer unzulänglichen Coenzym Q-Versorgung des Organismus bisher nicht mit endgültiger Sicherheit nachgewiesen sind, führte mutmaßlich zu dem Trugschluß, daß ein

Coenzym Q-Defizit eigentlich auszuschließen sei. Anscheinend gibt es aber Situationen, welche ein Ungleichgewicht zwischen dem Tagesbedarf und dem Versorgungszustand hervorrufen können. Ein grenzwertiger Versorgungsstatus muß sich nämlich, wie bei Vitaminen auch, **nicht** zwangsweise in deutlichen Mangelsymptomen ausdrücken. Deshalb wird er in den meisten Fällen auch nicht erkannt.

Verschiedene Faktoren könnten den Coenzym $Q_{10}$-Bedarf steigern und eine unzureichende Versorgungslage herbeiführen. In dieser Hinsicht konzentriert sich das Interesse der Forschung auf die körpereigene Synthese, da diese vorwiegend den Coenzym $Q_{10}$-Gesamt-Körperpool aufrechterhält, aber allem Anschein nach nur bis zum 30. Lebensjahr ausreicht. Dies heißt aber keinesfalls, daß Ernährungsfaktoren nicht für einen unbefriedigenden Versorgungsstatus verantwortlich sein könnten. Gegenwärtig liegen jedoch keine Informationen vor, die eine deutlich reduzierte Coenzym-Q-Aufnahme mit bestimmten Ernährungsweisen bzw. einseitigen Kostformen in Zusammenhang bringen könnten, da – wie erwähnt – der Gehalt an Ubichinonen nicht hinreichend bekannt ist. Wenigstens ist bei einer Reduktionskost davon auszugehen, daß geringere Mengen zugeführt werden. Möglicherweise nimmt auch mit zunehmendem Alter die Fähigkeit des Organismus zur Bildung von Coenzym $Q_{10}$ allmählich ab und/oder die $Ubichinon_{50}$-Spiegel in den Geweben sinken aufgrund eines altersbedingten erhöhten Verbrauchs. Jedenfalls stellt sich ab dem 3. Lebensjahrzehnt ein Abbau der $CoQ_{10}$-Depots ein, der auch über die Zufuhr von Coenzym-Q-haltigen Lebensmitteln kaum auszugleichen ist.

**Tab. 18**
**Altersabhängige prozentuale Veränderungen des $Q_{10}$-Gehalts ausgewählter menschlicher Organe***

| | Abnahme der $Q_{10}$-Werte von 39- bis 43jährigen (%) | Abnahme der $Q_{10}$-Werte von 77- bis 81jährigen (%) |
|---|---|---|
| Lunge | +/– 0% | – 48,3% |
| Herz | – 31,8% | – 57,1% |
| Leber | – 4,7% | – 17,0% |
| Niere | – 27,4% | – 34,7% |

* Vergleichsgruppe 19- bis 21jährige

Vermutlich läßt sich die mit dem Alter rückläufige Biosynthese des Coenzym $Q_{10}$ mit Änderungen der Aktivität von Enzymen begründen. Deren Ursachen sind aber im einzelnen bis heute nicht bekannt. Es ist aber denkbar, daß die reduzierte Ubichinonbildung aus einem Mangel an Ausgangssubstraten (Phenyalanin bzw. Tyrosin), wie er z. B. bei einer unzureichenden Eiweißzufuhr oder Störungen des Stoffwechsels der Proteine bzw. Aminosäuren auf-

tritt, resultiert. Darüber hinaus sind an den Stoffwechselschritten zur Bildung des Coenzym Q neben den bereits vorgestellten Cobalamin, Folsäure und Vitamin $B_6$ weitere Vitamine beteiligt. Wenn diese Substanzen in zu geringen Mengen zur Verfügung stehen, können die Syntheseprozesse des Ubichinons gar nicht optimal ablaufen.
Auch die mit dem Alterungsprozeß einhergehende verstärkte Bildung von Radikalen könnte den »Coenzym Q-Schwund« in den Organen erklären. Wenn Coenzym Q zur Elimination freier Radikale vermehrt »abgezogen« und eingesetzt wird, wäre es möglich, daß die Abnahme der Coenzym-Q-Spiegel in Organen durch ein Mißverhältnis zwischen Energiebedarf und -bereitstellung entsteht. So läßt sich zumindest der Verdacht äußern, daß verringerte Coenzym-Q-Konzentrationen im Herzmuskelgewebe mit der Anfälligkeit von Herzkrankheiten in Zusammenhang stehen könnte.

**Nach dem augenblicklichen Stand der Dinge lassen sich für $CoQ_{10}$ keinerlei verläßliche Aussagen zu seinem Bedarf formulieren. Es gibt zwar mittlerweile eine Reihe von Einzelbefunden; diese fügen sich aber noch nicht zu einem schlüssigen Bild zusammen, das seinen Einsatz bei der KHK-Verhütung rechtfertigen würde. Vielmehr gibt es einzelne Befunde, die auf einen defizitären Versorgungszustand ab dem 30. Lebensjahr hinweisen, wobei die Gründe für diese Tatsache nicht genau feststehen.**

## 6.2 Wechselwirkungen von Medikamenten und Vitaminen

Ein Leben ohne Medikamente ist in unserer modernen Zeit undenkbar. Sie spielen nicht nur in der medizinischen Behandlung von Krankheiten oder als therapeutische Hilfsmittel eine große Rolle, sondern sie helfen auch unzähligen Menschen ihr Leid zu lindern und fördern ihren Heilungsprozeß. Gerade diesen körperfremden Verbindungen lassen sich jedoch auch Wechselwirkungen mit nicht-energieliefernden (z. B. Vitaminen) und energieliefernden Nahrungsbestandteilen nachweisen, welche den Nährstoffversorgungsgrad des Organismus negativ beeinflussen können. Die Einnahme von Medikamenten kann abhängig von Art und Dauer ihres Konsums, ihres(r) Wirkstoff(e), Erkrankung und Alter des Patienten sowie dem Ernährungszustand mit einer unzulänglichen Nährstoffversorgung verbunden sein. Diese wird meist wenig oder gar nicht beachtet, obwohl sie den Heilungsprozeß und das Wohlbefinden beeinträchtigen kann. Es soll jedoch einschränkend betont werden, daß nicht jede Einnahme eines Medikaments auf jeden Fall mit derartigen Folgen verbunden sein muß.
Nachfolgend soll ein kurzer Überblick über die Wirkung ausgewählter phar-

mazeutischer Wirkstoffgruppen bzw. Präparateklassen gegeben werden, bei denen mit einem negativen Einfluß auf die Versorgung mit Nährstoffen, besonders der KHK-relevanten, gerechnet werden kann. Ferner werden Folgen des Arzneimittelkonsums auf die Versorgung mit Nährstoffen erörtert, die nicht mit einem Medikament, sondern mit den Betroffenen selbst bzw. ihrer Ernährung in Zusammenhang stehen.

### 6.2.1 Prinzipien und Mechanismen

Arzneimittel sind prinzipiell ebenso wie Nährstoffe in der Lage, jeden Stoffwechselbereich des Körpers zu erreichen. Daher ist es einleuchtend, daß sie auch auf verschiedenen Ebenen mit Nährstoffen in Wechselwirkung treten können und in Stoffwechselprozesse des Körpers eingreifen. Hierbei sind Verdauungsprozesse, die Verteilung und der Umsatz der Nährstoffe im Körper in gleicher Weise betroffen wie ihre Ausscheidung. Daneben sind direkte Veränderungen der Nährstoffwirkung am Zielgewebe belegbar. Schließlich kann über die Einnahme von Medikamenten die Steuerung der Nahrungszufuhr (Hunger-Sättigungs-Regulation) verändert werden, die sich z. B. in Appetitlosigkeit, Übelkeit oder in dem Widerwillen gegen bestimmte Speisen ausdrückt.

Je nach der Art und Eigenschaften eines Medikaments sind vielfältige Einflüsse auf den gesamten Verdauungstrakt möglich. Sie hemmen entweder die Verdauung und Aufnahme einzelner Nährstoffe oder erschweren die Nährstoffversorgung insgesamt. Da Pharmaka nach deren Einnahme in Darmzellen in relativ hohen Konzentrationen vorliegen können, wächst die Chance widriger Nebenwirkungen, welche die Nährstoffverfügbarkeit und -versorgung begrenzen können. Darüber hinaus gelangen manche pharmazeutische Präparate über den Leber-Darm-Kreislauf erneut zur Leber, was ihre Einwirkungszeit verlängert und deren Ausscheidung verzögert.

▷ Dies steigert wiederum die Chance arzneimittelabhängiger, unerwünschter Nebeneffekte.

**Tab. 19**
**Einwirkungen von Pharmaka auf verschiedene Stoffwechselbereiche mit Folgen für die Nährstoffversorgung**

| | |
|---|---|
| Hunger-Sättigungs-Regulation | Verteilung der Nährstoffe im Körper |
| Nährstoffwirkung am Wirkort | Ausscheidung der Nährstoffe über die Niere und den Darm |
| Metabolisierung der Nährstoffe | Resorption und Verdauung der Nährstoffe |

Oft geht die Einnahme bestimmter Medikamente, insbesondere von **Zytostatika** (Stoffe, welche die Zellteilung bremsen oder ganz stoppen und in der

Krebstherapie eingesetzt werden) oder **Antibiotika** (Sammelbegriff für Substanzen, welche z. B auf Bakterien und Pilze hemmend oder tödlich wirken) mit *Erbrechen* einher. Hierbei ist eine kurzfristige Medikation von untergeordneter Bedeutung, während auf lange Sicht nicht nur weniger Nährstoffe vom Organismus resorbiert werden können, sondern auch noch zusätzlich Verluste im Wasser- und Elektrolythaushalt (Mineralstoffhaushalt) möglich sind. Meist schränken daraufhin die Patienten aus eigenem Willen ihre Nahrungszufuhr ein, um weitergehenden Beeinträchtigungen ihrer Lebensqualität aus dem Wege zu gehen.
Bestimmte Antibiotika, Laxantien (Abführmittel) und Zytostatika beschleunigen den Transport des Nahrungsbreis durch den Darm. Daher ist die Kontaktzeit des Speisebreis mit den Zellen der Darmwand herabgesetzt, was komplexe Verdauungsvorgänge erschwert und somit den Umfang der Nährstoffaufnahme reduziert. Im besonderen Maße ist davon die Fettaufnahme und mithin auch die Resorption von fettlöslichen Vitaminen betroffen. Bei *massiven Durchfällen* sind ferner Wasser-, Mineralstoff- und auch Eiweißverluste unumgänglich.
Medikamente, die gegen bestimmte Krankheitserreger, wie z. B. Bakterien, verschrieben werden **(Sulfonamide)**, harntreibend wirken **(Diuretika)**, Krämpfe lösen bzw. verhindern **(Antikonvulsiva)**, oder die **»Pille«** können Störungen von Verdauungsprozessen hervorrufen, welche die Bioverfügbarkeit aller Nahrungsstoffe beeinträchtigen. Einige Arzneimittel lösen Funktionsstörungen der *Bauchspeicheldrüse* (Pankreas) aus, indem sie ihre Abgabe von Verdauungsenzymen (sie bringen die Nährstoffe in eine resorbierbare Form) behindern. Andere inaktivieren Verdauungsenzyme, die bereits vom Pankreas in den Darm abgegeben worden sind oder sich auf der Oberfläche von Darmzellen befinden. Ferner können bestimmte pharmazeutische Präparate die *Darmzellen* direkt schädigen und sie außer Funktion setzen. Somit kann die Nährstoffverwertung in jeder Phase gestört sein.

▷ Ein Musterbeispiel stellt der Einfluß von Pharmaka auf die Aufnahme von **Folsäure** dar.

Darmständige Enzyme *(Konjugasen)* können den »Folsäureschwanz« entweder gar nicht oder nur in geringerem Ausmaß kürzen, weshalb das Vitamin nicht in normalem Umfang vom Organismus aufgenommen werden kann. Die ohnehin relativ geringe Aktivität dieser »Folsäure-Designer« wird durch Arzneimittel, die zur ärztlichen Behandlung von entzündlichen Erkrankungen des Darms eingesetzt werden (z. B. **Sulfasalazin**) oder einige **Antiepileptika** (syn. Antikonvulsiva) sowie der »Pille« herabgesetzt. Die eigentliche Resorption der »Stummelschwanz-Folsäure« ist hingegen nicht gestört.
**Arzneimittel,** welche in die Prozesse der **Gallensäureproduktion,** -verwertung und -ausscheidung eingreifen und zur Behandlung von **Fettstoffwechselstörungen** eingesetzt werden (Ionenaustauscherharze), stellen ein anderes Beispiel für den medikamentösen Einfluß auf die Resorption und Versorgung mit

Vitaminen dar. Sie binden Gallensäuren, legen ihre Wiederverwertung im Darm-Leber-Kreislauf lahm und erhöhen somit ihre Ausscheidungsrate. Um die Lücke im Gallensäurenhaushalt zu schließen, reagiert die Leberzelle mit einer Erhöhung der Gallensäurensynthese aus ihrer Muttersubstanz, dem Cholesterin. Da jedoch auch diese vermehrt produzierten Gallensäuren nicht recycelt werden, sinkt der Cholesterinspiegel im Blut ab; allerdings stehen dann auch weniger Gallensäuren zur normalen Fettresorption zu Verfügung. Deshalb könnten als Nebenwirkung bei der Einnahme dieser cholesterinsenkenden Medikamente Störungen der Fettaufnahme durch die Darmzellen auftreten und im Extremfall *Steatorrhoen* (hoher Fettgehalt im Stuhl) verursachen. Dies führt dann zu einer reduzierten Resorption von fettlöslichen Substanzen, wie Vitaminen (Beta-Carotin, Vitamin E). Daneben ist es möglich, daß Vertreter aus der Gruppe der Ionenaustauscherharze auch die Resorption des Vitamins $B_{12}$ verhindern, indem sie mit dem »Cobalamin-IF-Paket« unlösliche Komplexe bilden und somit die Resorption des Vitamins $B_{12}$ verhindern. Mit dem Einsatz von Präparaten aus der Gruppe der Statine zur Cholesterinsenkung wird gleichzeitig die Synthese der Mevalonsäure, dem Grundbaustein der Coenzym Q-Seitenkette, gedrosselt, so daß im Rahmen der medikamentösen Behandlung hoher Cholesterinwerte im Blut als Nebenwirkung eine unzureichende Biosynthese des Coenzym Q die Folge sein könnte.
Resorptionsverluste an fettlöslichen Vitaminen und anderen Nährstoffen treten auch nach der Einnahme von mineralöl- bzw. paraffinhaltigen **Abführmitteln** auf. Sie werden als »Weichmacher« des Stuhls und zur Verbesserung der Gleitfähigkeit eingesetzt, um seine Absetzung zu erleichtern. Mineralölhaltige Präparate sind in der Lage, fettlösliche Vitamine zu lösen, d. h. an sich zu »binden«, und sie dadurch der Resorption zu entziehen, so daß diese ungenutzt bleiben und ausgeschieden werden.
**Medikamente,** welche die Ausschüttung (Sekretion) der **Magensäure** verhindern ($H_2$-Blocker) oder nur ihre Wirkung beeinträchtigen, wie z. B. *Antazida,* verschlechtern die Vitamin $B_{12}$- und Folsäureresorption.
Die Freisetzen des Cobalamins aus der Nahrung und seine spätere »Vermählung mit seinem Traumpartner« (Formation des Cobalamin-IF-Komplex) ist an ein bestimmtes »Ambiente« (niedrige pH-Werte) geknüpft, das nur die Magensäure schaffen kann. Bei hohen pH-Werten wird Vitamin $B_{12}$ sogar geschädigt. Deshalb wird jeder arzneimittelbedingte Einfluß, der entweder die Sekretion der Magensäure behindert oder ihre Qualität verschlechtert, d. h. eine Verschiebung ihres pH-Werts verursacht, die Vitamin-$B_{12}$-Resorption beeinträchtigen.
Die »Wesensveränderungen« der Magensäure wirken sich insbesondere auf die Folsäureresorption aus. Sie »vergiftet« die »Atmosphäre« im Darm und verdirbt damit den Folsäuretransportern (Carriern) das »Arbeitsklima«. Daraufhin verlieren sie ihre »Arbeitsmoral«, was sich in einer niedrigeren Folsäureresorptionsquote niederschlägt. Vor allem Medikamente, welche die Wirkun-

gen der Magensäure einschränken **(Antazida)**, begrenzen die Aufnahme der Folsäure, während $H_2$-Blocker in dieser Hinsicht eine geringere Wirkung zeigen.

Eine Reihe von Medikamenten greift auch unmittelbar an den Darmzellen an und löst Störungen der Nährstoffresorption aus. Sie beruhen einerseits auf Wechselwirkungen des Präparats mit Bestandteilen der Darmzellen, ohne daß sich ihr Aussehen erkennbar verändert. Sie schränken aber Funktionen der Darmzelle ein (primäre Störungen). Andererseits können sich Effekte einstellen, die als Folge einer veränderten Struktur der gesamten resorbierenden Fläche des Darms verstanden werden müssen, d. h. auf der Schädigung der Darmzellen (sekundäre Störungen) beruhen.

Die Wechselwirkungen von manchen Medikamenten mit einzelnen Strukturen der Darmzellen basieren zum Teil auf ihrem chemischen Aufbau. Wenn dieser dem von Nährstoffen ähnlich ist, können sie mit den Nährstoffen um deren spezifischen Carrier (Transportsystem) an einer Darmzelle konkurrieren und damit die Nährstoffaufnahme vermindern. So kann z. B. ein Vertreter der Arzneimittelfamilie der **Antibiotika (Trimethoprim)** die Aufnahme von **Folsäure** hemmen oder **Acetylsalicylsäure (Aspirin)** die Aufnahme von **Vitamin C**.

Schädigungen an resorbierenden Darmabschnitten, welche mit einem weitgehenden Verlust der Resorptionskapazität für Nährstoffe einhergehen und entsprechende Nebenwirkungen (z. B. Durchfall) erzeugen, werden in erster Linie von Substanzen hervorgerufen, welche die Zellteilung beeinflussen. Darmzellen (Enterozyten) teilen sich sehr schnell, um abgeschilferte Enterozyten zu ersetzen (sie gehen mit dem Kot verloren). **Zytostatika** bremsen ihre Regeneration, d. h. ihre Neubildung und blockieren dadurch zumindest teilweise die Resorptionsprozesse an Darmzellen. Störungen der Resorption können aber auch durch die Einnahme von einigen (nicht-steroidalen) Antiphlogistika ausgelöst werden. Unter diesen finden sich zum Teil frei verkäufliche Medikamente mit bekannten Wirkstoffgruppen (**Acetysalicylsäure, Ibuprofen** u. a.), welche in großem Umfang zur Fiebersenkung und Entzündungshemmung oder als Schmerzmittel eingesetzt werden. Sie entfalten ihre Wirkung, indem sie die Produktion entzündungsfördernder Substanzen (Prostaglandine) lahmlegen. Einige Vertreter dieser Stoffklasse sind aber nicht nur für die Vermittlung von Entzündungen, Schmerzen oder die Entstehung von Fieber zuständig, sondern sie erfüllen auch Funktionen im Magen-Darm-Trakt, welche die Vorbedingungen für eine optimale Nährstoffausnutzung schaffen. Beispielsweise sind sie an der Regulation der Darmtätigkeit beteiligt oder schützen Organe vor der aggressiven Magensäure. Fällt die körpereigene Synthese dieser Stoffe durch den Einfluß der genannten Arzneimittelwirkstoffe aus, kann sich die Passagezeit des Darminhalts durch den Darm verkürzen, was nicht nur zu Resorptionsverlusten, sondern in einigen Fällen auch mit unangenehmen Nebenwirkungen (Durchfälle) verbunden sein kann. Obwohl dabei grundsätzlich die gesamte Nährstoffverwertung betroffen sein kann, ist in der Praxis in erster Linie die Fettverdauung und mithin die Resorption von fettlöslichen Vitaminen (z. B. Vitamin E, Beta-Carotin) sowie einiger Mineralstoffe beeinträchtigt.

Die verstärkte Säurebildung im Magen gefährdet in unterschiedlichem Umfang die zelluläre Ordnung im Magen-Darm-Trakt, d. h. sie bedroht die Funktion und den Bestand von Magen- und Darmzellen. Selbst wenn diese Zellen absterben, ist in der Regel die kurzfristige Einnahme der (nicht-steroidalen) **Antiphlogistika** so gut wie folgenlos. Teilweise, vor allem bei längerer und hochdosierter Anwendung, können jedoch Schäden am Verdauungskanal auftreten (im schlimmsten Fall bildet sich ein Geschwür im Bereich des Magens und des Dünndarns), die zu Blutungen im Magen-Darm-Trakt führen sowie die Betriebsamkeit von Nährstofftransportsystemen (inkl. der von KHK-relevanten Vitaminen) und somit die Nährstoffversorgung negativ beeinflussen können.

▷ Gerade die hemmende Wirkung der **Acetylsalicylsäure** (**Aspirin** oder **ASS**) auf die Prostaglandinsynthese eröffnete der Substanz aber auch ein neues Anwendungsgebiet, nämlich in der ärztlichen Behandlung des **Herzinfarkts.**

Mit der Unterbrechung der Bildungsprozesse von Prostaglandinen geht zugleich die vollständige Funktionstüchtigkeit der Blutplättchen verloren, was in der Folge die Blutgerinnungsprozesse beeinträchtigt. Dies erschwert die Entstehung von Blutgerinnseln, die Gefäße verstopfen können.

**Tab. 20**
**Wirkungen und Folgen einer arzneimittelbedingten Hemmung der Prostaglandinsynthese auf den Magen-Darm-Trakt**

| Wirkung der Prostaglandine | Effekt des Medikaments | Folgen der Medikation |
|---|---|---|
| Hemmung der Magensäuresekretion | Magensäure-sekretion ↑ | Schäden an der Magen- und Darmwand bis hin zum Geschwür |
| Zellschutzfunktionen | Schutzfunktion entfällt | Widerstandsfähigkeit von Magen-und Darmzellen gegen Säure geschwächt |
| Reduktion der Darmtätigkeit | Darmtätigkeit ↑ | Durchfall |
| Funktionen bei der Blutgerinnung | Hemmung der Blutgerinnung | erhöhte Blutungsneigung |

- ▶ Deshalb wird diskutiert, ASS bei der Behandlung des Herzinfarkts zu nutzen. Allerdings sind die eingesetzten Aspirindosen wesentlich geringer als bei der Therapie von Schmerzen und Entzündungen (< **0,5 g**).

Dennoch bleibt die Gefahr von Blutungen bestehen, weshalb immer wieder vor dem großzügigen ASS-Konsum gewarnt wird. Des weiteren ist noch offen, ob **Acetylsalicylsäure** auch bei jenen Menschen wirksam ist, die bisher noch keinen Herzinfarkt erlitten haben. Sicher ist nur, daß ASS die Infarkthäufigkeit bei Menschen zu senken vermag, die bereits einen Herzinfarkt überlebt haben. Eben diese Personen profitieren nach derzeitiger Erfahrung scheinbar von KHK-präventiven Vitaminspiegeln, insbesondere von hohen Vitamin-E-Konzentrationen im Blut. In hohen Dosierungen wurde es bereits in einer Studie (CLAS-Studie) eingesetzt, um seine protektive Wirkung in Verbindung mit niedrigen Cholesterinspiegeln vor einem zweiten Herzinfarkt zu testen. In dieser Studie waren tägliche Zufuhren von über 100 mg Vitamin E notwendig, um bei Herzoperierten die atherosklerotischen Prozesse an Gefäßwänden zu bremsen.

- ▶ Dies unterstreicht die Forderung nach einer Stabilisierung hoher Antioxidantienspiegel im Blut (wenigstens für Vitamin E) sowie einem kontrollierten und maßvollen Umgang mit diesem Wirkstoff (ASS), der heute als Hausmittel schlechthin gilt.

Verschiedene Arzneimittel können auch als Anti-Vitamine wirken, d. h. sie heben die eigentliche Wirkung des Vitamins auf. Sie können entweder die Überführung des jeweiligen Vitamins in seine Wirkform als Coenzym verhindern oder die Aktivität des entsprechenden Enzymsystems zu seiner Umwandlung in die aktive Vitaminverbindung reduzieren.

- ▶ Als Folge dieser Arzneimittel-Vitamin-Wechselwirkung muß die Vitaminzufuhr gesteigert werden, um den Bedarf zu decken.
- ▶ Ein Paradebeispiel stellt hier das *Zytostatikum* **Methotrexat** dar.

Es blockiert einen wichtigen Schritt in der Synthese der aktiven Folsäure und verhindert auf diese Weise die Synthese von DNA-Bausteinen. Auf der Hemmung des gleichen Enzyms beruht der Einsatz von **Trimethoprim** zur Behandlung von bakteriellen Infektionen. In aller Regel wird aber davon ausgegangen, daß durch diesen Wirkstoff der Folsäurestoffwechsel des Menschen nicht beeinflußt wird. Dennoch sind Zeichen eines Folsäuremangels beobachtet worden, die durch eine entsprechende Zufuhr verschwinden ohne daß die Arneimittelwirkung eingeschränkt wird.

Die Einnahme von Medikamenten kann sich auf unterschiedliche Weise auf die Nährstoffverteilung im Organismus auswirken. Nährstoffe, die als »Verkehrsmittel« im Blutkreislauf Proteine benutzen, können sich als Folge der Arzneimittelwirkung nicht mehr auf diesen »bequemen Fortbewegungsmitteln« halten und machen dem pharmazeutischen Präparat Platz. Somit bleibt ihnen ihr Transport zu den Zielzellen verwehrt, der Nährstoff wird verstärkt ausgeschieden. Dieses Schicksal teilen sich Vitamin C und Folsäure, wenn z. B. **Aspirin** eingenommen wird. Sie werden aus ihrer Bindung zu den Trägerproteinen ver-

Tab. 21
Einwirkungen von Pharmaka auf den Magen-Darm-Trakt

| Mechanismus | Nährstoff | Arneimitteltyp |
|---|---|---|
| veränderte Darmtätigkeit bzw. Diarrhoen/Erbrechen | alle Nährstoffe bes. Mineralstoffe | **Abführmittel Antibiotika, Anticholinergika, Zytostatika** |
| Hemmung bzw. Inaktivierung von Verdauungsenzymen | Proteine, Fette, Kohlenhydrate, Folsäure | **Sulfonamide, Antikonvulsiva, Diuretika, »Pille«** |
| Bindung von Gallensäuren | Fette, fettlösliche Vitamine | **Cholestyramin** |
| Bildung schwerlöslicher Komplexe | Mineralstoffe, einige Vitamine (z. B. Cobalamin) | **Tetracycline, Antazida, Ionenaustauscher-harze** |
| Lösung der Nährstoffe | fettlösliche Vitamine | **mineralölhaltige Abführmittel** |
| pH-Wert-Verschiebung | Folsäure, Cobalamin | **Antazida, $H_2$-Blocker** |
| Schäden an der Darmschleimhaut | alle Nährstoffe | **ASS, Colchicin, Methotrexat** |
| Störungen im Stoffwechsel von Darmzellen | Folsäure | **Methotrexat, Sulfasalazin** |

drängt, und über die Niere vermehrt ausgeschieden. Dieser Effekt ist aber generell nicht so dramatisch, daß dabei ernste Mangelerscheinungen zu erwarten wären; ob aber ein KHK-präventiver Vitamin C- oder Folsäure-Spiegel unter langfristigem Aspirineinfluß erreicht bzw. aufrecht erhalten werden kann, auch wenn die Ernährung optimal gestaltet wird, dürfte zu bezweifeln sein.

▷ Die Einnahme der »Pille« (Sexualhormone) ist ebenso mit niedrigeren Ascorbin- und Folsäurespiegeln im Blut verbunden.

Ihr Östrogenanteil erhöht vermutlich die Konzentrationen eines kupferhaltigen Transportproteins im Blut, das die unvorteilhafte Eigenschaft hat, Ascorbinsäure zu oxidieren und so für seine Funktion als Antioxidans unbrauchbar

zu machen. Corticosteroide verstärken ebenfalls die Oxidation. Daneben geht die Östrogeneinnahme mit einer Steigerung der Ausscheidungsraten von Folsäure einher.
Alle Arzneimittel, welche sich in die Regulation der Nahrungsaufnahme einschalten, haben verständlicherweise auch einen indirekten Einfluß auf die Nährstoffversorgung. Viele **Psychopharmaka** wirken auf die Steuerung übergeordneter Zentren ein, welche das Hunger- und Sättigungsgefühl vermitteln. Vielfach führt eine zeitlich ausgedehnte Einnahme der Wirkstoffe zu einer gesteigerten Nahrungsaufnahme. Umgekehrt können Medikamente eine verminderte Nahrungsaufnahme zur Folge haben. Dies ist aber lediglich in Sonderfällen erwünscht, nicht nur weil die Vitaminspiegel absinken, sondern weil die Nährstoffversorgung insgesamt beeinträchtigt wird. Gewöhnlich wird die Nahrungsaufnahme vermindert, da die Einnahme dieser Präparate Nebenwirkungen, wie *Übelkeit, Erbrechen*, Veränderungen des *Geschmacksempfindens* oder eine *unzureichende Speichelbildung* verursacht.

Tab. 22
Gründe für arzneimittelabhängige Einschränkungen des Appetits

| Auswahl von Wirkstoffgruppen | Ursache |
|---|---|
| diverse Substanzklassen<br>diverse Substanzklassen | Übelkeit<br>Erbrechen |
| Antibiotika, Analgetika<br><br>Sulfonamide, Antibiotika, Zytostatika | Geruchs- und Geschmacks-<br>empfinden ↓<br>Widerwillen gegen bestimmte<br>Speisen |
| Sedativa, Hypnotika, Anticholinergika<br>nichtsteroidale Antiphlogistika<br>wie ASS; Zytostatika, | verringerte Speichelsekretion<br>Schädigung von Zellen<br>des Magens und des Darms |

**Eine optimale ärztliche Versorgung der Bevölkerung ist ohne den Einsatz von Arzneimitteln nicht möglich. Gerade diese enthalten aber auch Wirkstoffe, welche unter Umständen eine bestmögliche Versorgung mit bestimmten Nährstoffen, wie z. B. Vitaminen beeinträchtigen können. Hierbei spielen ihre Eigenschaften sowie die Art und Dauer des Medikamentenkonsums eine gewichtige Rolle. Sie werden ebenso wie Nährstoffe umgesetzt und greifen auf mehreren Ebenen in verschiedene Stoffwechselbereiche ein. Dabei können einerseits die räumlich und zeitlich aufeinander abgestimmten Abläufe einzelner Verdauungsvorgänge gestört sowie der Transport der Nährstoffe zu den Zielgeweben und deren dortiger Umsatz sowie ihre Ausscheidung beeinträchtigt werden; andererseits sind Abweichungen im Wirkungsspektrum der Nährstoffe am Wirkort beweisbar. Letztlich kann sich der Arzneimittelkonsum mit seinen möglichen Nebenwirkungen negativ auf die Regulation der Nahrungsaufnahme auswirken. Die beschriebenen Einflußmöglichkeiten der Arzneimittel auf die Versorgung mit Nährstoffen beschränken sich dabei nicht nur auf die KHK-relevanten Vitamine.**

### 6.2.2 Einflußfaktoren und Konsequenzen

Ob die beispielhaft dargestellten arzneimittelbedingten Veränderungen in den verschiedenen Stoffwechselbereichen tatsächlich Defizite in der Nährstoffversorgung verursachen und das Erreichen bzw. die Stabilisierung KHK-präventiver Vitaminspiegel erheblich erschweren, ist auch von einer ganzen Reihe anderer Einflußfaktoren abhängig. In dieser Hinsicht spielen Patientenmerkmale, die Grunderkrankung und Ernährungsweise bzw. -zustand sowie die Art und die Dauer der Arzneimitteltherapie eine gewichtige Rolle.

Die Diagnose einer arzneimittelbedingten, unzulänglichen Versorgung mit Nährstoffen läßt sich mit endgültiger Sicherheit nur sehr schwer feststellen, da sie weder sofort noch unmittelbar als solche augenfällig wird. In ihrer klinischen Ausprägung unterscheidet sie sich generell nicht von Versorgungsdefiziten aus anderen Gründen. Diese Maxime behält auch dann ihre Gültigkeit, wenn erst im Zuge der medikamentösen Therapie Versorgungsmängel offenbar werden.

Wie schon erwähnt, sind in den modernen westlichen Industriestaaten wegen der aktuellen Ernährungssituation unmißverständliche Zeichen eines echten Nährstoffmangels – auch eines arzneimittelbedingten – eher selten anzutreffen. Unabhängig davon, ob eine zu geringe Zufuhr, ein erhöhter Bedarf oder eine zu geringe Verwertung des jeweiligen Nährstoffs die Ursache eines Mangels ist, gleichen sich die einzelnen Stadien seines Verlaufs. Die Ausprägung und Zeitdauer, in der die Mangelstadien durchlaufen werden, unterscheiden sich jedoch abhängig von der Person und dem betrachteten Nährstoff erheblich. Der Organismus verfügt nämlich über ausgeprägte Speicherkapazitäten für verschiedene Nährstoffe, die es ihm problemlos ermöglichen, auch Perioden unzureichender oder fehlender Zufuhr zu überbrücken.

▷ Daher sind z. B. typische **Vitamin $B_{12}$-Mangelerscheinungen,** gleich welcher Ursache, erst nach Jahren (**< 2–5 Jahre**) wahrnehmbar.

Somit muß sich der Effekt eines Medikaments auf die Vitaminversorgung während der Therapie nicht in jedem Fall bemerkbar machen. Dennoch muß die Forderung nach einer zumindest bedarfsgerechten Nährstoffzufuhr während und nach der Therapie weiter bestehen bleiben, weil die gesamten Körperreserven anderer Vitamine (inkl. KHK-relevanter Vitamine) relativ gering sind und im Falle einer unzureichenden Aufnahme mobilisiert werden.

Für **Vitamin E** sind sie spätestens nach zwölf Monaten aufgebraucht, wobei allerdings bedacht werden muß, daß die Vitamin E-Blutspiegel im Falle einer unzulänglichen Zufuhr sehr schnell abfallen und der Nachschub aus den Geweben sehr langsam vonstatten geht. Somit ist zumindest ein vorübergehendes **Vitamin E-Defizit** im Blut denkbar.

Bei der Beurteilung des Beta-Carotin-Reservoirs sind neben der **Vitamin A-Versorgung** (Beta-Carotin ist die Vorläufersubstanz von Vitamin A) auch andere, teilweise personenspezifische Einflußfaktoren maßgebend, die genaue Angaben zur Qualität der Beta-Carotin-Speicher schwierig machen. Im Gegensatz dazu ist bekannt, daß die **Ascorbinsäure-** und **Pyridoxindepots** bereits nach zwei bis sechs Wochen erschöpft sind, während die Folsäurevorräte drei bis vier Monate ausreichen. Aber auch das dauerhafte Fehlen eines Nährstoffs in der Nahrung kann Konsequenzen für die übrige Nährstoffversorgung nach sich ziehen. So kann ein **Folsäuremangel** Fehlfunktionen des Darms auslösen, was die Versorgung des Organismus mit anderen Nährstoffen gefährden kann.

Gehen die Lagerbestände von Nährstoffen langsam zur Neige, werden Sparmechanismen wirksam, welche entweder die Ausscheidung des jeweiligen Nährstoffs oder seiner Stoffwechselprodukte einschränkt. Gleichzeitig verlangsamen sich biochemische Reaktionsketten oder Reaktionen, die nur in Gegenwart des jeweiligen Nährstoffs optimal ablaufen können (verminderte Aktivität vitaminabhängiger Enzyme). In diesem Stadium ist der unzulängliche Versorgungszustand in aller Regel nur mittels biochemischer Methoden feststellbar. Im folgenden Mangelstadium entwickeln sich erste Symptome der unbefriedigenden Nährstoffzufuhr. Sie sind zumeist psychischer Natur (*Antriebslosigkeit, Unwohlsein, Depressionen* u. a.) und werden so gut wie nie mit der Nährstoffversorgung in Verbindung gebracht. Dies ist die Folge des leider nur gering ausgeprägten Bewußtseins für die Wechselwirkungen von Arneimitteln und Nährstoffen. Doch selbst wenn sich Beziehungen zu der Einnahme eines pharmazeutischen Präparats erkennen lassen, werden diese Gegebenheiten als direkte und unausweichliche Nebenwirkungen eines Medikaments abgetan. Auf dieser Stufe lassen sich gottlob die klinischen Anzeichen einer Mangelsituation noch durch entsprechende Maßnahmen völlig beseitigen. Gewöhnlich wird vor dem Übergang in das Endstadium einer dürftigen Versorgunglage mit einem bestimmten Nährstoff keine Ursachenforschung nach den »Nebenwirkungen« (Mangelsymptomen) betrieben. Dann werden nämlich die Anzeichen eines Nährstoffmangels sehr deutlich sichtbar. Allerdings sind diese Fälle glücklicherweise nicht die Regel.

▶ Inwiefern Arzneimittel in die Nährstoffversorgung eingreifen und das Auftreten von eventuellen Mangelerscheinungen begünstigen oder geringstenfalls einen nicht optimalen Versorgungszustand begründen können, ist – wie eingangs schon dargelegt -nicht etwa alleine von dem jeweiligen Medikament, sondern ebenso vom betroffenen Patienten und seiner Ernährung abhängig.

Die Einflußnahme eines Medikaments auf den Versorgungsgrad mit bestimmten Nährstoffen beruht hauptsächlich auf seiner Art mit Nährstoffen in Wechselwirkung zu treten, d. h. es muß aufgrund seiner Struktur oder seines Wirkmechanismus imstande sein, mit Nährstoffen zu interagieren. Eine einzige oder nur kurzfristige Einnahme eines Medikaments wird sich wohl kaum auf die Nährstoffversorgung auswirken und mit einer Entleerung der Nährstoffreserven einhergehen können, auch wenn massive Nebenwirkungen auftreten. Andererseits gewinnen Langzeittherapien mit geringen Nebenwirkungen und Effekten auf den Nährstoffversorgungsgrad zunehmend an Bedeutung, wenn es dadurch zum allmählichen Verbrauch der Nährstoffspeicher kommt. Das Risiko von Nebenwirkungen steigt mit die wachsender Dosis des Arzneimittels und dessen Zusammensetzung. Ferner können sich mit der gleichzeitigen Einnahme mehrerer verschiedener Präparate die Nebenwirkungen auf die Nährstoffversorgungslage, die für sich genommen eigentlich unbedeutend sind, gegenseitig verstärken.

Auch die persönlichen Eigenschaften eines Menschen sind für die Entwicklung eines arzneimittelbedingten Nährstoffmangels von Belang. Hierbei spielt der individuelle Ernährungszustand eine wichtige Rolle. Dieser entscheidet erfahrungsgemäß über das Auftreten möglicher Mangelsymptome. Sofern »unkritische« Nährstoffe betroffen sind, d. h. Nährstoffe, die in ausreichendem Maße zugeführt wurden, ist der komplette Verlust der natürlich angelegten Nährstoffdepots und das Auftreten von Anzeichen eines Mangels während der ärztlichen Behandlung höchstens bei starken Nebenwirkungen eines Medikaments möglich. Ist bereits zu Erkrankungsbeginn die Nährstoffversorgung nicht optimal und sind die Nährstoffspeicher nicht restlos aufgefüllt, besteht die Gefahr, daß schon geringe Nebenwirkungen eines pharmazeutischen Präparats eine Mangelsituation herbeiführen können. Daraus läßt sich ableiten, daß alle Patienten mit einer schlechten Nährstoffversorgung einem besonders hohen Risiko ausgesetzt sind, eine Mangelsymptomatik zu entwickeln.

Tab. 23
**Altersbedingte Stoffwechselveränderungen, die sich auf die Arzneimittelwirkung und Nährstoffversorgung auswirken**

| Veränderung | Konsequenz |
|---|---|
| Anstieg des Körperfettgehalts bei gleichzeitiger Reduktion des Körperwassers | Veränderungen in der Verteilung der Medikamente und deren Wirkspiegel im Körper |
| Kau- und Schluckstörungen, verminderte Speichelsekretion | Nahrungsaufnahme ↓, einseitige Ernährung |
| Störungen der Darmtätigkeit Resorptionsfunktionen des Darms ↓ | Verdauungsstörungen und Resorptionsverluste |
| Ausscheidungsfunktionen der Niere ↓ | Verzögertes Ausscheiden von Arzneimitteln |
| Abnahme der Leberdurchblutung | verzögerter Arzneimittelabbau |
| Aktivität der Leberenzyme | verzögerter Arzneimittelabbau |
| geringere Anzahl von Trägermolekülen für Arzneimittel | Bindung von Medikamenten an Trägerproteinen reduziert, was die Spiegel der Wirkstoffe als freie Substanzen ansteigen läßt |

Die Ernährungssituation eines Menschen ist auch in anderer Hinsicht für den Gefährdungsgrad durch Nebenwirkungen von Bedeutung.

▷ Je nach Alter der Person variiert seine Fähigkeit, Arzneimittel und Nährstoffe zu verarbeiten.

Infolgedessen reagieren in erster Linie Senioren (auch Kinder) auf manche Arzneimittelwirkstoffe sehr empfindlich.

▷ Daneben nimmt das Geschlecht Einfluß auf die Häufigkeit von Nebenwirkungen.

Sowohl der im Vergleich zu Männern höhere Körperfettgehalt der Frauen, als auch die mit dem Alter zunehmende Fettmasse begründen Unterschiede in der Verteilung der Medikamente im Körper. Für fettlösliche Pharmaka nimmt der Verteilungsraum zu, für wasserlösliche entsprechend ab. Dadurch erreichen Arzneistoffe trotz identischer Dosierung je nach Körperzusammensetzung ungleich hohe Wirkkonzentrationen im Blutkreislauf und in Geweben, was das unterschiedlich häufige Auftreten von Nebenwirkungen ein und desselben Medikaments bei verschiedenen Personen begründet. Außerdem legen Erbfaktoren individuelle Abweichungen im Abbau von Arzneimitteln fest. Sie entscheiden ebenfalls über die Dauer und das Ausmaß möglicher Nebenwirkungen.

Das Zusammenwirken der vorgenannten Bestimmungsgrößen für das Auftreten von Nebenwirkungen muß nicht gezwungenermaßen zur Entstehung eines mangelhaften Nährstoffversorgungsstatus und mithin auch zu grenzwertigen Vitaminspiegeln führen. Ist die Nahrung auf die Bedürfnisse des Patienten abgestimmt, d.h. in ihrem Gehalt an Eiweiß, Fett und Kohlenhydraten ausreichend und enthält auch entsprechende Mengen Mikronährstoffe (alle Vitamine und Mineralstoffe) – eventuell auch durch Nahrungsergänzungsmittel angereichert –, ist ein Optimum in der Nährstoffversorgung auch in Problemphasen zu verwirklichen; also auch in Zeiten, in denen der Konsum von Medikamenten die bestmögliche Verfügbarkeit von Nahrungsinhaltsstoffen zu verhindern vermag. Leider ist diese Forderung gerade in der Krankenhauskost nicht immer erfüllt. Sie ist manchmal nicht geeignet, eine bedarfsgerechte Ernährung sicherzustellen, und erst recht nicht bereits bestehende Defizite im Vitaminhaushalt auszugleichen.

Die nachfolgende Skizze umreißt, auf welchen Ebenen der Arneimittelkonsum in die Vitaminversorgung des Menschen eingreifen kann (Abb. 45).

Trotz der an dieser Stelle angeführten negativen Auswirkungen eines Medikaments auf die Nährstoffversorgung ist ihr begründeter Einsatz in der Therapie von Erkrankungen als Preis für eine möglichst schnelle Genesung zu verstehen. Dennoch kann gerade der Versorgungsstatus mit bestimmten Nährstoffen für den Heilungsprozeß von Bedeutung sein oder zumindest im positiven Sinne auf die Lebensqualität Einfluß nehmen. Hierbei muß jedoch von Fall zu Fall, d.h. abhängig von der jeweiligen Erkrankung, den Beschwerden und dem Ernährungszustand entschieden werden, ob eine Korrektur der Nährstoffversorgung von Nutzen ist.

## Wechselwirkungen von Vitaminen und Arzneimitteln und deren Folgen für die Vitaminversorgung

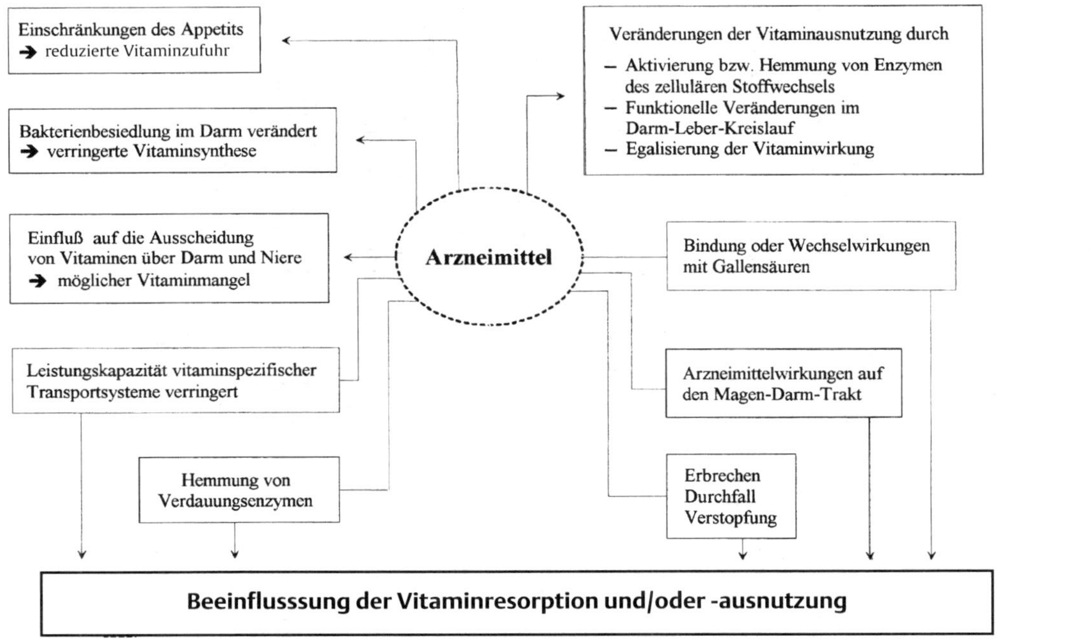


**Abb. 46**

Das Auftreten möglicher arzneimittelbedingter Nebenwirkungen mit negativen Folgen für die Nährstoffversorgung ist von

- der jeweiligen Dosierung und Rezeptur des Medikaments
- der Art und Dauer der Arzneimitteltherapie
- der Grunderkrankung,
- der Ernährungsweise bzw. dem Ernährungszustand
- den personengebundenen Eigenschaften des Anwenders (z. B. Erbanlagen)
- den altersbedingten Stoffwechseländerungen abhängig.

Im Gegensatz zur langfristigen Arzneimitteltherapie spielt der kurzzeitige Einsatz von Medikamenten zur Behandlung von Krankheiten für eine unzureichende Nährstoffversorgung infolge von Nebenwirkungen eine untergeordnete Rolle. Das Risiko von Nebenwirkungen steigt mit wachsender Dosierung des Arzneimittels und ist von dessen Zusammensetzung abhängig. Häufig läßt sich ein unzulänglicher Nährstoffversorgungsgrad aber nur sehr schwer belegen, weil er sich ebenso wie Versorgungslücken aus anderen Gründen weder sofort noch unmittelbar klinisch ausprägt. Dies gilt auch, wenn sich erst im Rahmen der medikamentösen Behandlung Versorgungsdefizite abzeichnen. Erschwerend kommt hinzu, daß sich der Zeitraum bis zur Ausprägung einzelner Mangelstadien an der Qualität der Speicherkapazitäten des Körpers für den jeweiligen Nährstoff orientiert. Diese wird nachhaltig von der Ernährungsweise bzw. -zustand vor und während der Erkrankung sowie von der Erkrankung selbst bestimmt. Schließlich legen altersbedingte Veränderungen im menschlichen Stoffwechsel (z. B. das Vermögen, Arzneimittel zu verarbeiten) und der Körperbau den Gefährdungsgrad durch Nebenwirkungen fest.

Das Zusammenwirken dieser Faktoren kann mit Nebenwirkungen einhergehen. Diese müssen aber nicht in eine Mangelsituation führen. Wenn vor bzw. während der Arzneimitteltherapie eine Ernährung praktiziert wird, welche die Zufuhr aller Nährstoffe sichert, sind Vitamindefizite bis hin zu Mangelzuständen auch in Problemphasen während des Arzneimittelkonsums eigentlich nicht zu erwarten.

## 6.3 Risikogruppen für eine unzureichende Versorgung mit Vitaminen

Eine Bilanz der bisherigen Ergebnisse zahlreicher epidemiologischer, klinischer und experimenteller Studien zur KHK, läßt mit einiger Sicherheit behaupten, daß die **Antioxidantien** und die Wirkung **freier Radikale** ebenso wie **Folsäure, Vitamin $B_6$** und **$B_{12}$** Einfluß auf die Entwicklungsprozesse der KHK nehmen.

Deshalb ist es sinnvoll, aus der Bevölkerung Personenkreise (sog. Risikogruppen) herauszufiltern, die entweder niedrige Antioxidantiengehalte im Blut aufweisen oder vermehrt der Wirkung von freien Radikalen ausgesetzt sind bzw. einen nicht optimalen Versorgungsstatus der drei genannten B-Vitamine aufweisen. Die Frage nach der präzisen Bestimmung dieser Risikogruppen ist zum gegenwärtigen Zeitpunkt allerdings noch nicht erschöpfend zu beantworten, da exakte und zuverlässige Ergebnisse aus Humanstudien (Studien am Menschen) noch in zu geringer Anzahl vorliegen und die Folgen der grenzwertigen Antioxidantienversorgung wie bei anderen Vitaminen nicht direkt augenfällig werden und sich nicht einer definitiven Ursache zuordnen lassen.

Einer der möglichen Gründe, weshalb in unserer heutigen Gesellschaft bei manchen Bevölkerungsgruppen mit einer teilweise dürftigen Versorgung mit Vitaminen gerechnet werden kann, liegt wohl in der *Ernährungserziehung* und dem daraus resultierenden falschen *Ernährungsverhalten* (ungünstige Kostwahl, d. h. falsche Gewichtung von Art und Menge der »richtigen« Lebensmittel). Denn bereits in frühen Lebensjahren, im Kinder- und Jugendlichenalter werden wichtige Weichen gestellt, die einen prägenden Einfluß auf das spätere Ernährungsverhalten haben. In den beiden ersten Lebensjahrzehnten wird gewissermaßen das Fundament für die meisten späteren Ernährungsgewohnheiten gelegt, welche sich zwar mit zunehmendem Lebensalter durch andere Einflüsse (Umwelt, Gesundheitsbewußtsein, psychische Verfassung usw.) verändern können, aber normalerweise in Grundzügen erhalten bleiben. Werden in diesen Lebensabschnitten *Ernährungsfehler* erlernt, ist es kein Wunder, daß Teile der Bevölkerung ihre Ernährung nicht ausgewogen und vitaminreich gestalten können oder wollen. In dieser Hinsicht sind vor allem ältere Menschen betroffen. Sie werden ihre gewohnte Ernährungsweise auf lange Sicht wohl nur unwesentlich oder oft nur sehr zögerlich ändern, es sei denn, die Konsequenzen ihres Fehlverhaltens machen sich akut bemerkbar.

## Senioren

Oft begründen sie ihre Einstellung mit ihrem bisher erreichten Alter. Sie erliegen dabei dem Trugschluß, daß ihr in früherer Zeit erworbenes Ernährungsverhalten gar nicht so schlecht sein könne. Sie bedenken aber nicht, daß der Grundstein für spätere chronische »Alterserkrankungen« praktisch immer in der ersten Lebenshälfte gelegt wird. Nicht nur antioxidativ wirksame Vitamine, sondern auch solche mit anderen Wirkungen können aller Voraussicht nach den Alterungsprozeß beeinflussen. Oft ist es aber sehr schwierig, zwischen dem Alterungsprozeß und altersbedingten Krankheitsprozessen zu unterscheiden. Diese erfordern meist eine medikamentöse Therapie, welche, wie bereits ausgeführt, den Ernährungsstatus potentiell verschlechtern können.

Senioren zählen aber auch aus anderen Gründen zu einer besonders gefährdeten Risikogruppe mit ungenügender Antioxidantien- bzw. Vitaminversorgung. Zum einen sind sie normalen altersabhängigen Stoffwechselveränderungen ausgesetzt, zum anderen bestehen ohnehin Schwierigkeiten, ältere Menschen ausreichend mit Nährstoffen versorgen. Ihr Energiebedarf sinkt, wohingegen ihr Bedarf an Protein und nicht-energieliefernden Nahrungsbestandteilen gleich bleibt oder zunimmt. Die Anforderungen an eine situationsgerechte Kostzusammenstellung und -zubereitung werden in der Praxis in vielen Fällen nicht erfüllt, da z. B. eine verringerte Speichelsekretion, Kau- und Schluckschwierigkeiten und ein reduziertes Geschmacksempfinden den Verzehr vitaminreicher Lebensmittel erheblich erschweren können. Infolgedessen werden küchentechnische Verfahren (z. B. lange Kochzeiten) als Hilfsmittel zur »Konsistenzverbesserung«, d. h. als »Weichmacher« der Kost eingesetzt. Bei dieser scheinbaren Steigerung der Lebensmittelqualität bleiben die Vitamine der Lebensmittel leider »auf der Strecke«. Sie werden, abhängig von der Zubereitungsart und der Garzeit, in verschiedenem Ausmaß während des Garprozesses zerstört; je nach Zubereitungverfahren können die Vitaminverluste bis zu 90 Prozent (z. B. Folsäure) der ursprünglichen Konzentrationen betragen. Auch das soziale Umfeld oder finanzielle Probleme können eine einseitige Ernährung oder einen unbefriedigenden Ernährungszustand zur Folge haben.

## Junge Frauen

Junge Frauen, welche ständig Reduktionsdiäten praktizieren, oder Anhänger von *Außenseiterdiäten* sind, weisen manchmal ebenfalls einen nicht optimalen Ernährungsstatus auf. Reduktionsdiäten können nicht in jedem Fall die Zufuhr aller Vitamine gemäß den DGE-Empfehlungen sicherstellen oder gar KHK-präventive Vitaminspiegel garantieren. Dies gilt sowohl für Diäten, die einen

Energieträger bevorzugen (z. B. Fett im Falle der *Atkins-Diät*) ebenso wie für Mischkostdiäten (z. B. *Brigitte-Diät*). Dabei spielt der variable Einsatz verschiedener Lebensmittelgruppen eine große Rolle. Gewöhnlich werden diese Diätvarianten aber nicht lange genug praktiziert oder deren Richtlinien nicht konsequent befolgt, so daß einschlägige Anzeichen einer unzureichenden Vitaminversorgung nicht faßbar werden können, sondern bestenfalls unspezifische Symptome. Um dem aktuellen Schlankheitsideal nahe zu kommen, quält sich das »schwache Geschlecht« mit einer Vielzahl von Diätformen, deren langfristiger »Therapieerfolg« nicht nur fraglich ist, sondern auch ein Gesundheitsrisiko darstellen können. Sind diese Frauen auch noch sportlich aktiv und rauchen, ist bei einigen Vitaminen, inklusive der KHK-relevanten, mit Versorgungsdefiziten zu rechnen.

## Außenseiterdiäten

Hinsichtlich einer adäquaten Nährstoffzufuhr und eines optimalen Vitaminversorgungsgrades bergen **einige, nicht alle Außenseiterdiäten** gesundheitliche Risiken in sich, insbesondere, wenn sie als lebenslange Dauerkost ohne entsprechendes Ernährungswissen praktiziert werden. Außenseiterdiäten sind Kostformen mit sehr unterschiedlichem Nährstoffgehalt, welche aus medizinischen, kosmetischen oder ökologischen Gründen empfohlen und verzehrt werden. Ihre ernährungswissenschaftliche Beurteilung fällt aufgrund ihrer Vielfalt sehr unterschiedlich aus. Manche eignen sich unter Anleitung einer qualifizierten Fachkraft durchaus zur Dauerernährung, während andere Außenseiterkostformen aus der Sicht der Ernährungswissenschaft nicht für alle ihre Anhänger (Erwachsene und Kinder bzw. Säuglinge) günstig, teilweise sogar als sinnlos, abwegig und gefährlich einzustufen sind. Insbesondere Diäten mit ideologischem Hintergrund oder mit Heilversprechen fallen in diese Kategorie.

- ▶ Keine Ernährungsform oder Diätvariante vermag auch nur in Ansätzen eine Erkrankung zu heilen oder eine Arzneimitteltherapie zu ersetzen.

Oft werden diese Diäten nur in der Laienpresse veröffentlicht und bleiben meist den wissenschaftlichen Beweis ihrer Wirksamkeit schuldig. Stattdessen werden Erfolge mit den positiven Erfahrungen von Einzelpersonen begründet. In vielen Fällen ist der Diätbegründer selbst durch die Diät »geheilt« worden. Richtig ist, daß eine ausgewogene und bedarfsgerechte Ernährung eine Chance zur Verhütung von Krankheiten bietet, diese aber nicht in jedem Fall verhindern kann. Hat sich eine Erkrankung bereits etabliert, ist es möglich (in Abhängigkeit vom jeweiligen Erkrankungsstadium sogar wahrscheinlich), daß sie den Einsatz von Medikamenten zur ärztlichen Therapie reduzieren kann und Behandlungskosten dämpft.

## Schwangere, Stillende

Die Gefahr einer kritischen Versorgung von Schwangeren und Stillenden mit Vitamin $B_{12}$, Vitamin $B_6$ und Folsäure neben antioxidativ wirksamen und anderen Vitaminen erwächst aus dem zusätzlichen Bedarf während dieser Lebensabschnitte einer Frau. Am stärksten betroffen sind Frauen mit rasch aufeinanderfolgenden Schwangerschaften oder Mehrlingsschwangerschaften. Daneben weisen auch Frauen mit erhöhten Genußmittelkonsum ebenso einen unzulänglichen Vitaminstatus auf wie jene aus sozial schwachen Schichten.

**Tab. 24**
**Risikogruppen mit ungenügender Antioxidantienversorgung aufgrund falscher Ernährungsgewohnheiten**

| | |
|---|---|
| alte Menschen | Kinder/Jugendliche |
| Personen mit ständigen Reduktionsdiäten | Schwangere |
| Anhänger von Außenseiterdiäten* | Stillende |

* ohne Ernährungswissen

## Spezielle Krankheitsformen

Völlig andere Bedingungen als bei den vorgenannten Personengruppen sind bei einer Reihe von angeborenen oder erworbenen Krankheiten sowie Verletzungen anzutreffen. Je nach Art der Krankheit und ihrer therapeutischen Behandlung (Arzneimittel) kann der Bedarf an Vitaminen in unterschiedlichem Ausmaß betroffen sein und eine mangelhafte Versorgung mit Vitaminen des Organismus hervorrufen bzw. deren Bedarf erhöhen. In diesen Fällen kann der Einsatz von Antioxidantien nur von Nutzen sein. Krankheiten können auf vielfältige Weise auf den Vitaminstatus (Vitaminversorgung) Einfluß nehmen, unter anderem über

- eine Verringerung der Nahrungsaufnahme, wie sie bei *Schmerzen, Appetitlosigkeit* oder *nach Magen-Darm-Operationen* auftreten
- verminderte Aufnahme durch den Organismus, welche durch *Störungen der Magen-Darm-Funktionen* hervorgerufen werden
- einen erhöhten Vitaminverbrauch, wie beispielsweise bei *Fieber, Streß* und *Infektionen*
- Organerkrankungen *(Leber, Bauchspeicheldrüse, Darm, Magen)*
- *hochdosierte Chemo- und Strahlentherapie* (Bildung freier Radikale)

- Vermehrte Vitaminverluste, die im Rahmen von *Durchfällen* oder *Dialyse* zutage treten.

Jüngere Forschungsergebnisse deuten darauf hin, daß **Zuckerkranke** (Diabetiker) vermehrt vom oxidativen Streß betroffen sind. Dies läßt sich aus tierexperimentellen und epidemiologischen Untersuchungen ableiten. Permanent hohe Blutzuckerspiegel scheinen hierbei an der übermäßigen Produktion freier Radikale beteiligt zu sein, die eventuell das Auftreten (Manifestation) diabetestypischer Spätkomplikationen begünstigen. Diese drücken sich u. a in der vorgezogenen Entstehung und raschen Entwicklung arteriosklerotischer Plaques an großen Arterien und kleinsten Blutgefäßen (Makro- und Mikroangiopathie) aus. Arteriosklerotische Gefäßveränderungen an großen Gefäßen können das Auftreten einer KHK (z. B. als Herzinfarkt) hervorrufen, während sie an kleinen Blutgefäßen (Kapillaren) beispielsweise Störungen der Nierenfunktion auslösen oder das Augenlicht gefährden können. Aus diesem Grunde werden Diabetiker auch oft beim Augenarzt vorstellig.

Antioxidativ wirksame Vitamine stärken nicht nur die Resistenz (Widerstandsfähigkeit) von Lipoproteinen, insbesondere der LDL, gegenüber oxidativen Einflüssen, sie reduzieren auch die Bindung von Blutzucker-Einheiten (Glucose) an LDL-Lipoproteine (Glycolisierung) und andere biologische Feinstrukturen, wie z. B. Eiweißbestandteilen der Gefäßwand (Glycierung), und zwar unabhängig von der Qualität des Blutzuckerhaushalts. Dies ist insofern wichtig, da mit Glucose »markierte« LDL anfälliger gegenüber den Angriffen von freien Radikalen als »unmarkierte« LDL sind. »Glucose-markierte« LDL werden ebenso wie oxidierte LDL vermehrt von Makrophagen aufgenommen und tragen zur Bildung von Schaumzellen, den »Keimzellen« von arteriosklerotischen Plaques, bei. Möglicherweise sind Antioxidantien auch imstande, in die Kontrollmechanismen zur Einstellung des Gefäßdurchmessers einzugreifen und den ungestörten Blutfluß in den Arterien zu gewährleisten. Sie verhindern sowohl die Bildung von oxidierten LDL, die »Gefäßkrämpfe« verursachen, als auch die Bildung von freien Radikalen, die sich im Rahmen der Zusammenlagerung von Komplexen aus Eiweißbestandteilen der Gefäßwand und Glucose bilden. Dabei soll Ascorbinsäure eine wichtige Rolle als »Abfangjäger« dieser Radikale wirken. Daneben besteht auch die Möglichkeit, daß Vitamin E Einfluß auf die Funktion der »Heftpflasterzellen« (Thrombozyten) nimmt. Es könnte deren Arbeitseifer, d. h. deren Bereitschaft zum »Abdichten« von »Arterienlecks« bremsen.

Scheinbar entfalten Antioxidantien auch Wirkungen, welche die Entwicklung von mikroangiopathischen Veränderungen verhindern. Allerdings ist ihr protektives Potential noch nicht endgültig bewiesen. Niedrige Vitamin-C-Spiegel sind bei Diabetikern oft zu beobachten.

▷ Die Gefahr einer unzureichenden Vitamin-C-Versorgung für den Diabetiker besteht darin, daß die Gefahr einer »Brüchigkeit« von Kapillaren wächst.

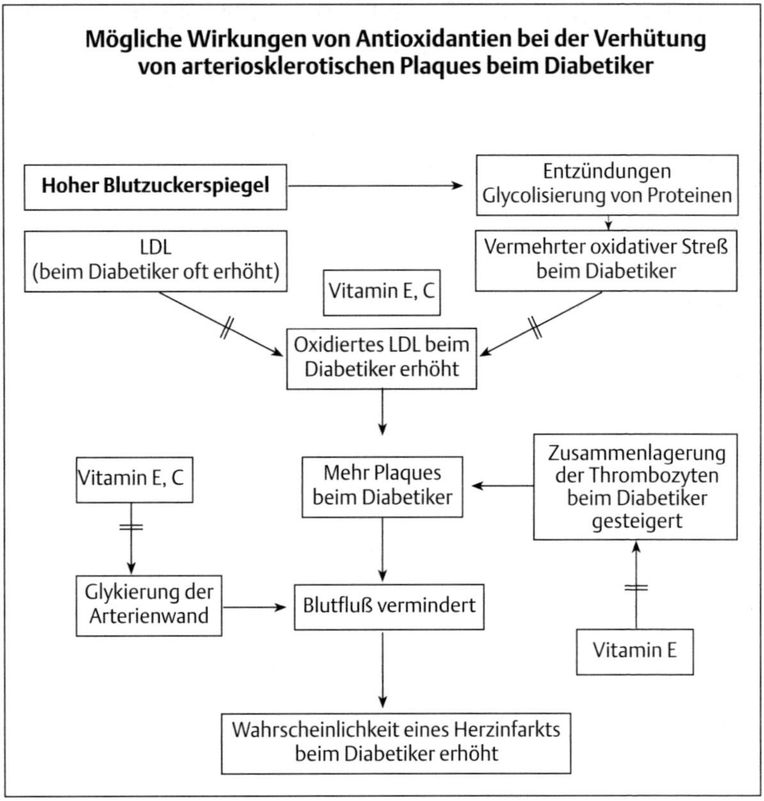


**Abb. 47**

## Alkoholkonsum

Wie viele Verhaltensweisen des Menschen, wird auch die Art und Höhe des Alkoholkonsums von seinem sozialem Umfeld (z. B. Kulturkreis) sowie von einer Reihe anderer Faktoren bestimmt. Pro Kopf und Jahr – vom Baby bis zum Greis – verbraucht die deutsche Bevölkerung seit Jahren etwa elf Liter reinen Alkohols. Aus gesundheitspolitischer Sicht ist der unkritische Umgang mit alkoholischen Getränken von einen ganzen Bündel negativer Folgen begleitet, wobei kurz- und langfristige Konsequenzen zu unterscheiden sind.
Bei den meisten Menschen, die in unseren Breiten größere Alkoholmengen konsumieren, werden Zeichen einer Mangelernährung erst im Endstadium

alkoholbedingter Organerkrankungen beobachtet. Gesundheitheitliche Probleme können allerdings auch beim »sozial verträglichen Trinkverhalten«, d. h. bei mäßigem Alkoholkonsum (< 140 g Alkohol pro Woche ≈7 Flaschen Bier á 0,5 l) auftreten. Besonders gefährdet sind etwa 2,5 Millionen Menschen, wobei Frauen scheinbar ein größeres Risiko tragen als Männer. Das Auftreten und die Ausprägung gesundheitlicher Probleme infolge der Alkoholzufuhr ist individuell sehr verschieden und nicht nur von der Dauer und der Menge des konsumierten Alkohols, sondern auch von seinem Anteil an der Gesamtenergiezufuhr abhängig. Dieser kann unter Umständen im Extremfall mehr als 50 Prozent betragen. Epidemiologischen Untersuchungen zufolge zeigen Alkoholiker nährstoffmangelbedingte klinische Zeichen einer Erkrankung, welche auf ihrer nicht bedarfsgerechten Ernährung (Alkoholiker verzehren große Mengen fast food und vernachlässigen die Aufnahme von Obst und Gemüse) und auf alkoholbedingten Funktionsstörungen des Verdauungssystems basieren. Diese äußern sich oftmalig in Beschwerden wie Übelkeit, Erbrechen und Durchfällen. Daneben sind viele Personen mit hoher Alkoholzufuhr gleichzeitig starke Raucher, was zu Störungen der Nahrungsaufnahme führt.
Als Folge eines hohen Alkoholkonsums können sich **Pankreas-** und **Lebererkrankungen** entwickeln. Sie können mit Verwertungsstörungen zahlreicher Nahrungsbestandteile einhergehen, welche auf einer beschränkten Aktivität der Resorptionssysteme im Dünndarm beruhen und somit den geregelten Ablauf der Verdauung negativ beeinflussen. Funktionsstörungen des Pankreas betreffen die Nährstoffaufnahme insgesamt, der fortschreitende Untergang von Lebergewebe erschwert zusätzlich die Fettverdauung. Daneben büßt die Leber einerseits zunehmend ihre Fähigkeit zum Aufbau von Transportproteinen für Vitamine und andere Nährstoffe ein, andererseits vermag sie auch nicht mehr, in ausreichendem Maße essentielle Nährstoffe zu speichern, sie bedarfsgerecht freizusetzen oder in ihre »Funktionsform« zu überführen.
Die Verarbeitung des Alkohols zur Energiebereitstellung erfordert eine höhere Zufuhr an B-Vitaminen, insbesondere an **Vitamin $B_6$** und **Folsäure.** Außerdem sind vielfach Defizite in der Versorgung mit **Antioxidantien** zu beobachten. Der Mangel an Vitamin $B_6$ läßt sich u. a. durch Störungen des Leberstoffwechsels erklären. Er kann als Zeichen für die verbliebene Restaktivität der Leber dienen, denn sein Umsatz wird durch Alkohol wenigstens vermindert oder gar blockiert. Die unzulängliche Vitamin $B_6$-Versorgung steht im Verdacht die Funktion des Nervensystems zu herabsetzen. Die minderwertige Versorgung mit Folsäure läßt sich auf Störungen der Folsäureresorption im Dünndarm zurückführen. Sie basieren auf der unzureichenden Aktivität der Konjugasen, welche den »Schwanz« der Folsäure in der Nahrung kürzen und sie für ihre Aufnahme in den Organismus »vorbereitet«. Hinzu kommen Probleme bei ihrer Speicherung, Verteilung und Verwertung im menschlichen Organismus. Ein folsäurearmes Nahrungsangebot hat eine verringerte Resorption von Flüssigkeit, Elektrolyten (Mineralstoffen), Glucose und von Vitaminen der

B-Gruppe sowie der Folsäure selbst zur Folge. Niedrige Vitamin-C- und Vitamin-E-Spiegel sind wahrscheinlich das Ergebnis ihrer geringen Zufuhr, zum Teil sicherlich auch der gestörten Resorption.

## Arzneimittel-Mißbrauch

Eine Risikogruppe wird als solche wohl den wenigsten auffallen, nämlich diejenigen Menschen, die zu ihrer Leistungssteigerung oder zur Therapie ihrer geringfügigen »Wehwehchen« hemmungslos freiverkäufliche Medikamente konsumieren. Nach einem Ergebnis einer früheren repräsentativen Erhebung geben hochgerechnet etwa drei Millionen Bundesbürger (altes Bundesgebiet) an, regelmäßig Abführ-, Verdauungs-, oder Schmerzmittel einzunehmen. Etwa die gleiche Anzahl der Befragten behauptete, ohne Beruhigungs- oder Schlafmittel nicht mehr auszukommen. Nach dieser Umfrage griff fast jeder fünfte zu leistungssteigernden Medikamenten. Bis heute dürften sich diese »beeindruckenden« Zahlen noch weiter erhöht haben.
Als Ursache für diesen hohen Arzneimittelverbrauch ist in erster Linie die stetige Zunahme des Lebensstandards verantwortlich zu machen, der offenkundig mit unabdingbaren Begleiterscheinungen, wie höherem Genußmittelverbrauch, falscher Ernährung und unverändert hoher Nahrungsenergieaufnahme bei drastisch reduziertem Energieverbrauch und zunehmendem Umweltstreß einhergeht. Die »freiwillige« und unkontrollierte Selbstmedikation dieser Personen mit Abführmitteln, Antazida und Analgetika kann – wie an anderer Stelle erschöpfend dargestellt – mit einer ungenügenden Versorgung mit KHK-relevanten Vitaminen einhergehen. Auch die dauerhafte Einnahme der »Pille«, die nicht als Selbstmedikation im urprünglichen Sinne zu betrachten ist, hat eine gleichgerichtete Wirkung. Dieser Tatbestand wird wohl den wenigsten Betroffenen bekannt sein. Hier bestehen erhebliche Informationsdefizite, die es über entsprechende Aufklärung aus der Welt zu schaffen gilt.

In der heutigen Gesellschaft gibt es Bevölkerungsgruppen, die aus verschiedenen Gründen der Gefahr einer unzureichenden Vitaminversorgung ausgesetzt sind. Sie ist oft das Ergebnis eines falschen Ernährungsverhaltens, das schon von Kindesbeinen an praktiziert bzw. durch soziale und finanzielle Probleme geprägt wird. Aber auch die Praxis einiger, nicht aller, Außenseiterdiäten oder die ständige Realisierung von Reduktionsdiäten birgt die Gefahr einer einseitigen Ernährung oder eines unbefriedigenden Ernährungszustands in sich. Dies wiegt umso schwerer, wenn physiologische Belastungen (z. B. Schwangerschaft) zusätzliche Anforderungen an die Ernährung stellen.
Bei Erkrankungen oder Verletzungen kann sich der Bedarf an Vitaminen aufgrund ihrer Therapie (Arzneimittel) und aus anderen Gründen in unterschiedlichem Ausmaß erhöhen. Dies gilt insbesondere für Personen, die an einer chronischen Krankheit (z. B. Diabetes) leiden und aufgrund dessen höheren Belastungen durch freie Radikale und seinen Konsequenzen ausgesetzt sind.
Weiterhin stellen Lebensstilfaktoren wie der Alkoholkonsum besondere Ansprüche an die Vitaminversorgung dar. Er wirkt sich nicht nur auf die Funktionen des Magen-Darm-Trakts negativ aus, sondern auch auf einzelne Prozesse der Nährstoffverwertung. Er kann einerseits Organerkrankungen hervorrufen und ist oft mit unvorteilhaften Nebenwirkungen vergesellschaftet, welche in die Ernährung insgesamt eingreifen.
Letztendlich beeinflußt in ähnlicher Weise auch der Mißbrauch freiverkäuflicher Medikamente den Nährstoffversorgungsgrad. In dieser Hinsicht bestehen erhebliche Informationsdefizite bei den Konsumenten.

## 6.4 Vitaminisierte Lebensmittel und Vitaminpräparate – »geeignete Hilfsmittel für ein gesundes Leben«?

Ernährungsbedingte Mangelkrankheiten sind normalerweise bei gesunden Personen in unserer Überflußgesellschaft bestenfalls noch bei gesellschaftlichen Randgruppen vorstellbar. Diese Erfahrung hat zu der Annahme geführt, daß Menschen in wohlhabenden Industrienationen durch das vielseitige Angebot hochwertiger Lebensmittel gut mit Nährstoffen versorgt sind. Dieser Umstand gilt in erster Linie für die Grundnährstoffe Kohlenhydrate, Fette und Eiweiße, doch werden mehr oder weniger automatisch auch Vitamine mit eingeschlossen, zumal typische Erscheinungsbilder eines Vitaminmangels kaum noch auftreten. Sie entstehen erst dann, wenn die Zufuhr des Vitamins (Ausnahme: Vitamin A und $B_{12}$) über einen langen Zeitraum (wenige Tage bis Wochen) sehr gering ist oder ganz ausbleibt. Dies ist aber auch bei einer nicht optimal zusammengesetzten Nahrung der Fall.

▷ In unserer Gesellschaft spielt der diskrete (leichte) Mangel eine Rolle. Wahrscheinlich sind aus verschiedenen Gründen bis zu zehn Prozent der Bevölkerung mit Vitaminen und Mineralstoffen nicht ausreichend versorgt, was anhand moderner biochemischer Nachweismethoden belegt werden konnte.

Ob die übrigen Bevölkerungsgruppen tatsächlich Vitamine in optimaler Dosierung zu sich nehmen, wird nach aktueller Auffassung von Experten bezweifelt. Die meisten Menschen erkennen latente Mangelsymptome (unspezifische Anzeichen von Mangelerscheinungen, wie z. B. Leistungsschwäche, Reizbarkeit, Antriebslosigkeit, Müdigkeit Depressivität) nicht; deshalb können sie auch nicht als typische Vitaminmangelzustände wahrgenommen werden. Sie treten folglich »versteckt« auf und lassen sich nicht eindeutig auf eine Ursache zurückführen. Ferner wird eine ungenügend aufgenommene Vitaminmenge wohl nicht ausreichen, gerade die Chancen der Vitamine – wie etwa für die Verhütung (Prävention) von Erkrankungen – zu nutzen. Dies gilt hauptsächlich für einzelne Teile der Bevölkerung, welche weder die von Arterioskleroseforschern empfohlenen Tagesdosierungen für Vitamine zur Prävention von Gefäßwandveränderungen, noch die niedriger angesetzten DGE-Zufuhrempfehlungen erreichen.

Trotz umfangreicher Bemühungen ist es anscheinend manchmal nicht möglich, die Vitaminaufnahme insgesamt zu optimieren. In solchen Fällen oder bei erzwungener einseitiger Diät, bei längeren Phasen unter Reduktionsdiät oder in Situationen eines erhöhten Bedarfs empfiehlt es sich (nicht nur im Hinblick auf die KHK-Prophylaxe), neben der Auswahl günstig zusammengesetzter Lebensmittel in bestimmten, besser in regelmäßigen Abständen eine Substituierung (Extra-Zulage) der antioxidativ wirksamen Vitamine, Folsäure, Vitamin $B_{12}$ und $B_6$ vorzunehmen. Hier bietet sich die Einnahme von vitaminisierten Nahrungsmitteln und Multivitaminpräparaten geradezu an. Leider sind einzelne vitaminangereicherte Lebensmittel und Multivitaminpräparate nicht zweckmäßig zusammengesetzt und/oder sehr teuer.

▷ Dennoch ist durch die ergänzende Vitaminaufnahme mit vitaminisierten Lebensmitteln bzw. Präparaten prinzipiell die Möglichkeit gegeben, eine optimale Versorgung unabhängig von der Zufuhr bestimmter Lebensmittel zu sichern.

Bei Werbehinweisen auf ein oder mehrere Vitamine in vitaminisierten Lebensmitteln oder Lebensmitteln mit natürlichem Vitamingehalt muß in der vom Hersteller angegebenen Tagesverzehrsmenge mindestens ein Drittel der von der DGE pro Tag empfohlenen Vitaminzufuhr enthalten sein, wobei gewöhnlich auf den Bedarf der jüngeren Frau Bezug genommen wird. Bei einem Hinweis auf einen hohen Vitamingehalt eines Nahrungsmittels muß auf jeden Fall die angegebene Tagesverzehrsmenge der empfohlenen Vitaminzufuhr entsprechen, sie darf aber nicht die dreifache Dosis der DGE-Zufuhrempfehlung überschreiten. Diese Deklarationspraxis zum Vitaminzusatz zu Lebensmitteln dürfte sich jedoch zukünftig im Rahmen der EU-Nährwertkennzeichnung ändern.

Grundsätzlich ist es richtig, eine unzureichende Versorgung gleich welcher Ursache, mit Vitaminen durch Substitution auszugleichen. So wünschenswert eine erhöhte Zufuhr von Vitaminen auch ist, manche vitaminisierte Lebensmittel sind trotzdem nicht ohne Vorbehalte zu empfehlen. So enthalten manche Produkte für Kinder unabhängig von der Anreicherung mit essentiellen Nährstoffen auch Zuckerzusätze. Somit werden ernährungsphysiologisch weniger empfehlenswerte Lebensmittel durch den Zusatz essentieller Nährstoffe nicht nur scheinbar aufgewertet, sondern schon in der Kindheit der Grundstein für falsches Ernährungsverhalten gelegt. Teilweise wird die Empfehlung des Produkts hinsichtlich ihres Vitamingehalts auch mit den derzeit geltenden DGE-Empfehlungen in Verbindung gebracht und abgedruckt (Wortlaut: »Mit dem Verzehr dieses Lebensmittels ist der tägliche Bedarf oder x Prozent an Vitamin xy gedeckt«), so daß bei den Eltern der Eindruck entsteht, sie würden mit dem Kauf dieser Produkte ihrem Kind nur Gutes tun. Beispielsweise verliert auf diese Weise ein süßes Kakaogetränk (viel Vitamin E) oder das Bonbon (viel Vitamin C) sein negatives gesundheitliches Image und verwandelt sich in ein gesundes Lebensmittel. Hier wird buchstäblich »die Lizenz zum Lutschen« erteilt.

Neben der vielfältigen Art der angereicherten Lebensmittel findet sich auch eine große Vielfalt in Bezug auf die Art und Anzahl der zugesetzten Nährstoffe (Vitamine und Mineralstoffe) sowie die Höhe der Anreicherung, die innerhalb der Lebensmittelgruppen pro verzehrsüblicher Portion stark streuen kann, und zwar von Produkt zu Produkt und von Nährstoff zu Nährstoff. Eine Begründung für diese Anreicherungspraxis ist aus der Sicht der Ernährungswissenschaft nicht erkennbar. Wenn eine nicht ausgewogene Ernährung praktiziert wird, ist aber gegen ein Favorisieren von vitaminangereicherten Obst- und Gemüsesäften oder Frühstücksflocken nichts einzuwenden. Sie tragen zweifellos zur Ergänzung der Vitaminversorgung bei. Allerdings stellen sie keinen geeigneten Ersatz für eine abwechslungsreiche und gesunde Ernährung dar, sondern nur einen »zweckmäßigen Notbehelf«.

▷ Es stellt sich die Frage, ob Vitaminpräparate in Form von Tabletten, Kapseln, Pulver oder flüssigen Präparationen als **Nahrungsergänzung** als **»Monotherapie«** eine sinnvolle Lösung darstellen.

Hier muß betont werden, daß Nahrungsergänzungsmittel den deutschen Markt geradezu überschwemmen und dem Verbraucher inzwischen den Eindruck vermitteln, daß eine ausgewogene Ernährung mit den üblichen und vertrauten Lebensmitteln ergänzungsbedürftig sei. Die Mehrheit der Bevölkerung meint inzwischen, daß »im Grunde nie genug Vitamine aufgenommen werden können«, was natürlich nicht der Wahrheit entspricht. Entsprechend entwickelte sich auch ein Markt, der fast die Milliarden-Grenze erreicht. Einen besonderen Stellenwert erwarb sich in letzter Zeit der Markt durch die Einführung der Gesundheitsreform. Die Verbraucher sind – ob zurecht oder nicht – der Auffassung, daß mit der Abgabe an Arzneimitteln gespart werde und versuchen daher, mehr als noch vor kurzem üblich, auf dem Weg der Selbstmedikation einen Beitrag für die eigene Gesunderhaltung zu leisten. Tatsache ist jedoch, daß die Natur den Menschen nicht so unvollkommen geschaffen hat, daß er sich zur Bewahrung seiner Gesundheit sein ganzes Leben lang regelmäßig mit Vitaminpräparaten zu seiner Nahrungsergänzung bzw. Gesunderhaltung versorgen muß. Unseren Vorfahren standen auch keine Vitaminpräparate als Nahrungsergänzungsmittel zur Verfügung. Trotzdem nahmen sie, ganz im Gegensatz zu unserer heutigen Ernährungsweise, mehr als das dreifache der aktuell von der DGE empfohlenen Vitaminmengen zu sich.

> Bei der Produktgruppe der Nahrungsergänzungsmittel handelt es sich um Lebensmittel des allgemeinen Verzehrs, deren typische Merkmale gesetzlich im LMBG (**L**ebens**m**ittel- und **B**edarfsgegenstände**g**esetz) verankert sind und demzufolge überwiegend zur Ernährung und zum Genuß dienen.

Der Begriff »Ernährung« umfaßt die Zufuhr der Nährstoffe Kohlenhydrate, Fett, Eiweiß, Vitamine, Mineralstoffe, Spurenelemente und Wasser. Sie dienen in erster Linie nur allgemeinen Ernährungserfordernissen, nicht einem bestimmten Ernährungszweck. Diesen erfüllen diätetische Lebensmittel. Vitaminpräparate, die als Lebensmittel im Handel erhältlich sind, dürfen zum Schutze des Verbrauchers nicht mit krankheitsbezogenen Aussagen und Wirkversprechen beworben werden. In diesem Punkt ergeben sich teilweise rechtliche Konflikte bei der Einordnung der Präparate als Lebensmittel oder Arzneimittel, die erwartungsgemäß pharmakologische Wirkungen haben. Gerade bei

Vitaminen ist aber **ab der dreifachen Dosis der DGE-Empfehlung** nicht generell davon auszugehen, daß sie pharmakologische Wirkungen entfalten. Bei der heute üblichen Verbrauchersituation haben solche Feinheiten allerdings eher einen formalen Charakter, obwohl die Erwartungen der Nutzer hoch gesteckt sind. Nach der deutschen Gesetzgebung haben Nahrungsergänzungsmittel den Sinn, mögliche jahreszeitlich bedingte Schwankungen natürlicher Vitamingehalte von Lebensmitteln auszugleichen, oder als geeignete Mittel zur Deckung eines situationsbedingten erhöhten Vitaminbedarfs von Personen beizutragen, d. h. – wie der Name verrät – die Nahrung zu ergänzen.
**Nahrungsergänzungsmittel** sind nicht gebrauchsfertige Lebensmittel im üblichen Sinne, sondern sie enthalten besondere Nahrungsbestandteile, meist Nährstoffe (Vitamine, Mineralstoffe, essentielle Fettsäuren, bestimmte Eiweißstoffe und Kohlenhydrate) in konzentrierter Form als Einzelnährstoff, meist jedoch als Kombination. Zum anderen sind die Rezepturen mancher Präparate durchaus nicht ausgewogen, d. h. sie enthalten einige Vitamine in unbegründet hohen Mengen, während andere im Vergleich zu den DGE-Empfehlungen zu spärlich kalkuliert sind. Während der Zweck von Höherdosierungen von Vitamin C aufgrund aktueller Ernährungsdaten und seiner mutmaßlichen KHK-präventiven Wirkung angehen mag, ist dies bei Vitamin $B_{12}$ nicht ohne weiteres begreiflich, da ein Vitamin-$B_{12}$-Mangel sehr selten auftritt. Dagegen ist die niedrige Dosierung gerade von Folsäure weniger nachzuvollziehen. Des weiteren ist die Vielfalt und der Ideenreichtum bei der Zusammenstellung immer neuer Rezepturen für Nahrungsergänzungsmittel fast grenzenlos. Fraglich ist der Nutzen von einigen in Präparaten zusätzlich enthaltenen Substanzen wie **Lezithin,** dem sog. **Vitamin $B_{15}$**. Es handelt sich hierbei um einen Nährstoff, welcher vom menschlichen Organismus selbst produziert werden kann. Schließlich finden sich in Nahrungsergänzungsmitteln zum Teil in Europa weniger bekannte pflanzliche Bestandteile, welche in der Arzneimittelherstellung Anwendung finden. Der immer wieder ins Feld geführte Vorwurf, »künstlich« hergestellte Vitamine würden andere Wirkungen im Organismus entfalten als ihre natürlichen Pendants, kann heute getrost zurückgewiesen werden. Nach den heute eingesetzten Verfahren zur großtechnischen Produktion von Vitaminen sind Unterschiede in ihrem Aufbau und ihrer Wirkung entweder gar nicht oder kaum noch festzustellen. Für den Beitrag der Vitamine zur Gesundheit ist ihre Herkunft eher unerheblich.

- ▶ Obwohl sich in Deutschland das Angebot und das Sortiment an Vitaminpräparaten und vitaminangereicherten Lebensmitteln (teilweise auch »schlechter« Qualität) über Jahrzehnte permanent erweitert hat, ist bisher kein Fall einer Gesundheitsgefährdung durch den Konsum von Vitaminen bekannt.

Trotzdem wird der Konsument teilweise recht medienwirksam mit »halbwissenschaftlichen« Erkenntnissen von Pseudoexperten versorgt, welche auf die **wissenschaftlich nicht bewiesenen Gefahren einer zu hohen Vitaminauf-**

**nahme hinweisen** und den Laien mehr verunsichern als ausführlich informieren. Nach den Ergebnissen der **N**ationalen **V**erzehrs**s**tudie (NVS), welche im Auftrag der Bundesregierung durchgeführt wurde, werden Vitaminpräparate oder vitaminisierte Lebensmittel in der Regel zur Nahrungsergänzung sinnvoll eingesetzt, d. h. als gelegentliche Ergänzung ihrer Ernährung oder zum Ausgleich zeitweiliger ungenügender Vitaminaufnahme. Zu begrüßen und zu fördern ist die zielgerechte Vitaminaufnahme zur Prävention von Erkrankungen oder in bestimmten Lebensabschnitten bzw. -situationen (z. B. Schwangerschaft und Stillzeit).

▶ Es ist nach bisherigen Erkenntnissen fast sicher, daß eine in Grenzen reichliche Zufuhr von Vitaminen **mit Ausnahme von Vitamin A und D** nicht schädlich ist.

Dem kann aber entgegengehalten werden, daß über eine unnötige Überversorgung mit Antioxidantien nach dem Motto **»viel hilft viel«** eine Sättigung der Gewebe erreicht wird. Allerdings besteht momentan noch Unklarheit darüber, ob die volle Sättigung der Gewebe zur Erhaltung von Leistungsfähigkeit und »optimaler Gesundheit« überhaupt notwendig ist. Noch ist wenig über die optimale Zufuhr von Antioxidantien und anderen Vitaminen bekannt, die ihren absolut sicheren nebenwirkungsfreien Einsatz zur Prävention ermöglicht. Deshalb ist bei ihrer Einnahme, welche die physiologische Aufnahme um ein Vielfaches überschreitet (Megadosierungen), *grundsätzlich* ein bestimmter *Sicherheitsspielraum* einzuhalten. Die nachfolgende Tabelle gibt zwar eine Übersicht über die Sicherheitsspannen für die derzeit Arterioskleroserelevanten Vitamine; allerdings sind derzeit keine Daten aus präventiven Langzeitstudien verfügbar, welche die **generelle Unbedenklichkeit, d. h. die langandauernde nebenwirkungsfreie Anwendung von sehr hohen Dosen (weit über den DGE-Empfehlungen) beweisen.**

**Tab. 25**
**Sicherheitsspannen für die tägliche Vitaminaufnahme (Erwachsene)**

| Vitamin | DGE-Empfehlung | mit Sicherheit | Faktor |
|---|---|---|---|
| Ascorbinsäure | 75 mg | 5000 mg | 67 |
| Tocopherol | 12 mg | 800 mg | 67 |
| Beta-Carotin | 2 mg | 180 mg | 90 |
| Vitamin $B_{12}$ | 0,003 mg | 1 mg | 333 |
| Vitamin $B_6$ | 1,8 mg | 200 mg | 111 |
| Folsäure | 0,150 mg | 8–16 mg | 53–106 |

Die regelmäßige Einnahme von Vitaminen mit einem Präparat bzw. vitaminangereicherten Lebensmitteln kann aber keinesfalls die Zufuhr von Vitaminen durch die Nahrung ersetzen, d. h. eine ausgewogene Ernährung erfüllt gesund-

heitserhaltende Funktionen, die sich über die Zufuhr von Vitaminpräparaten nicht erkaufen lassen. Lebensmittel sind nämlich nicht nur wertvolle Träger antioxidativer und anderer Vitamine, sie enthalten auch Bestandteile, die ein »Vitaminkonzentrat« nicht bieten kann. Beispielsweise enthalten diese keine Ballaststoffe oder bioaktive Substanzen (sekundäre Pflanzenstoffe; Phytochemicals), die bisher nur wenig beachtet wurden und derzeit noch erforscht werden. Beide Substanzgruppen besitzen zwar keinen nennenswerten Nährwert, sie können aber im Organismus Wirkungen entfalten, die möglicherweise in der Prävention der KHK von Bedeutung sind. Während sich Ballaststoffe abhängig von ihrer chemischen Zusammensetzung sowohl direkt als auch indirekt positiv auf die Konzentrationen der LDL-Lipoproteinfraktion auswirken, wird von Phytochemicals vermutet, daß sie den Cholesterinstoffwechsel von Körperzellen beeinflussen. Bisher wurden nicht weniger als vierzehn Substanzklassen in Lebensmitteln pflanzlichen Ursprungs entdeckt, von denen vermutet wird, daß sie im positiven Sinne auf die Stoffwechselvorgänge des menschlichen Organismus Einfluß nehmen. Daneben besteht der begründete Verdacht, daß sie wenigstens teilweise antioxidativ wirksam sind und somit ebenfalls die Oxidation von LDL-Lipoproteinen verhindern. Dies würde zum Teil erklären, weshalb Franzosen trotz ihres schlechteren Lebensstils (hoher Nikotin- und Fettkonsum, Bewegungsarmut) weniger häufig an einem Herzinfarkt sterben als Nordamerikaner. Dieses als *»French Paradox«* bezeichnete Phänomen läßt sich möglicherweise mit dem **Rotweinkonsum** in Frankreich erklären. **Rotwein** enthält anscheinend in relevanter Dosis Substanzen, sog. sekundäre Pflanzenstoffe, die kardioprotektiv (herzschützend) wirken sollen. Somit gibt es also auch Stoffe, welche in Einzelfällen als Nicht-Vitamine in ihrer Bedeutung nicht zu unterschätzende Wirkungen entfalten. Mit dem Verzehr von Obst und Gemüse bzw. von Lebensmitteln, die viel sekundäre Pflanzenstoffe enthalten, können demzufolge auch Wirkungen verbunden sein, welche über die Einnahme handelsüblicher Mono-oder Kombinationspräparate mit verschiedenen Antioxidantiengehalten hinausgehen.
Die weit verbreitete Meinung vieler Konsumenten von »Vitaminpillen«, der menschliche Organismus sei eine Art Behälter, in den alles nur nach dem »Gießkannen-Prinzip« hineingeschüttet werden müsse, dann würde schon alles seinen richtigen Platz finden und seine vorbestimmte Funktion erfüllen, ist *nicht* richtig. Isolierte Nahrungsbestandteile müssen nicht in jedem Fall und schon gar nicht in dem erwarteten Ausmaß die in sie gesetzten Erwartungen erfüllen. Dies betrifft etwa die *Bioverfügbarkeit*. Dieser Begriff charakterisiert die Bedingungen und die Größenordnung, womit die zugeführten Nahrungsstoffe aufgenommen und am Wirkort (Organ) verfügbar werden. Das heißt mit anderen Worten, nicht alles, was der Mensch in seinen »Behälter« füllt, kommt auch in der beabsichtigten Menge an der gewünschten Stelle an.
Die Aufnahmerate von Vitaminen in einem »Konzentrat« ist von einer ganzen Reihe von Faktoren abhängig, die eine absolut genaue Aussage zur der tatsäch-

lich im Organismus verfügbaren Vitaminmenge unmöglich machen. Die Einflußfaktoren werden im wesentlichen vom Konsumenten selbst,

- von der Art des Präparats und
- den Bedingungen der Einnahme bestimmt (z. B. Aufnahmekapazität des Körpers, aktuelle Vitaminversorgung, Höhe der zugeführten Vitamindosen).

Beispielsweise wird bei der Einnahme von Beta-Carotin oder Vitamin E in Form von Kapseln mit Recht darauf hingewiesen, sie während oder nach der Nahrungszufuhr zu schlucken, da fettlösliche Vitamine – wie schon erwähnt – nur zusammen mit Nahrungsfetten aufgenommen (resorbiert) werden. Das Ausmaß ihrer Aufnahme wird u. a. durch die augenblickliche Vitaminversorgungssituation des menschlichen Organismus reguliert. Dies wird im besonderen bei Beta-Carotin deutlich. Als Vorläufersubstanz von Retinol (Vitamin A) wird es im Organismus abhängig von der Vitamin-A-Versorgunglage in Vitamin A umgewandelt, weshalb von der Zufuhr von Beta-Carotin keinesfalls auf die Resorptionsquote und die Verfügbarkeit von antioxidativ wirksamem Beta-Carotin in Geweben geschlossen werden kann. Darüber hinaus spielt die Dosierung von Vitaminen in einem Präparat eine Rolle. Je höher ihre Konzentration in einem Mono- oder Kombinationspräparat ist, desto weniger effizient arbeiten die Resorptionsmechanismen im Darm für das(die) betreffende(n) Vitamin(e) und entsprechend höher fallen die Resorptionsverluste aus. Das heißt, eine überproportionale Zufuhr antioxidativer und anderer Vitamine hat eine entsprechend niedrigere Aufnahmequote zur Folge. Um diesen Resorptionsverlusten zu begegnen, ist als grobe Richtlinie eher die mehrmalige Aufnahme relativ niedrig dosierter Präparate zu den Hauptmahlzeiten zu empfehlen. Niemand kann aber mit Bestimmtheit vorhersagen, ob bestimmte Wechselwirkungen der Vitamine mit anderen natürlichen Nahrungsbestandteilen oder Fremdstoffen in Lebensmitteln (Verunreinigungen und Kontaminanten der Nahrung, Lebensmittelzusatzstoffe, technische Hilfsstoffe) stattfinden, die in der Folge ihre Aufnahme behindern könnten und/oder die verschiedenen Phasen des Vitaminstoffwechsels beeinflussen. Es ist auch denkbar, daß bei solchen Interaktionen Verbindungen entstehen, die keinen Vitamincharakter mehr haben oder aber die ursprüngliche Wirksamkeit als Vitamin behindern, und so ein Teil der Vitamin-Extra-Zulagen zusätzlich verloren geht. Trotzdem kann auch eine schlechte Aufnahme von antioxidativen Vitaminen Vorteile bieten, die nicht gleich offensichtlich sind. Nicht aufgenommene Vitamine können in unteren Darmabschnitten, wo sie normalerweise nur in geringer Konzentration vorkommen nach aktueller Ansicht die Entwicklung eines Tumors verhindern.

Bei manchen Bevölkerungsgruppen kann voraussichtlich nicht von einer optimalen Vitaminbedarfsdeckung ausgegangen werden. Eine minimale Grundversorgung verhindert zwar Mangelerscheinungen, sie kann aber, wie schon betont, kaum die diversen Zusatzfunktionen zufriedenstellend erfüllen. Da diese Zusatzfunktionen aber bis heute nur zum Teil ausreichend erforscht sind, lassen sich auch keine uneingeschränkt sicheren Aussagen zur jeweils bestmöglichen Vitaminversorgungslage einer einzelnen Person machen.

> Die Ergebnisse von KHK-Studien, die eine unzureichende Antioxidantienversorgung als einen vermeidbaren Risikofaktor für die arteriosklerotischen Prozesse nahe legen, zeigen, daß zumindest bei **Risikogruppen** die Anwendung maßvoller *»Vitamin-Extra-Portionen«* als Nahrungsergänzung, gewissermaßen als KHK-vorbeugende Maßnahme, in Erwägung gezogen werden sollte.

Auch wenn damit alleine nicht ein »KHK-Schutzschirm« aufgebaut werden kann (die KHK-Risikofaktoren wurden vorgestellt), so ist doch wenigstens ein minimaler Beitrag zur Gesundheitserhaltung geleistet, d. h. ein klitzekleiner Schritt getan, die Entwicklung arteriosklerosebedingter Gefäßwandveränderungen zu verschleppen. Angesichts ihrer langfristigen Enstehung darf auch nicht erwartet werden, daß eine späte Intervention (zusätzliche Aufnahme von Vitaminen) innerhalb einer kurzen Zeit (ein bis zwei Jahre) arteriosklerotische Plaques vollkommen beseitigen kann. Ab einer gewissen Entwicklungsstufe der Arteriosklerose mit ausgeprägten Veränderungen der Gefäßwand ist es sogar unwahrscheinlich, daß ihre Rückbildung überhaupt noch möglich ist. Da die Arteriosklerose ein multifaktorielles Geschehen (Einfluß von Risikofaktoren!) ist, ist auch nicht davon auszugehen, daß der Einsatz von Vitaminen als einziger Faktor das Krankheitsbild insgesamt beeinflussen kann. Maßnahmen der Prävention müssen dieser Tatsache Rechnung tragen und schlußendlich das gesamte Spektrum der Risikofaktoren einschließen. Daher ist anzustreben, zu einem möglichst frühen Zeitpunkt unvorteilhafte Lebensgewohnheiten abzulegen, d h. auch Risikofaktoren wie das Rauchen auszuschalten, und schlechte bzw. einseitige Ernährungsweisen schrittweise zu ändern.
Zusammenfassend sind nach den bisherigen Erfahrungswerten für den **gesunden, unbelasteten** Menschen, d. h. Menschen, welche einen *gesunden Lebensstil* praktizieren und *nicht erhöhtem oxidativem Stress* ausgesetzt sind, zusätzliche Vitaminzulagen mithilfe von vitaminisierten Lebensmitteln oder Vitaminpräparat als »Mittel zum Leben« **zur Dauerernährung nicht erforderlich**. Durch ihre ausgewogene und abwechslungsreiche Kost mit ausreichend Obst und Gemüse und einer »normalen« Lebensweise ist die Möglichkeit einer grenzwertigen oder ungenügenden Versorgung mit Antioxidantien (antioxidativ wirksame Vitamine) und der B-Vitamine eher gering. Sie dürfte nach heutiger Auffassung der Arterioskleroseforscher als »Verteidigungssystem« zur Bekämpfung freier Radikale und der KHK ausreichen. Aber nicht nur der Vitaminbedarf dürfte gedeckt sein. Eine befriedigende Zufuhr pflanzlicher Lebensmittel ($>$ 250 g/Tag, besser mehr) garantiert auch die Resorption von Substanzen, die als Nicht-Vitamine günstige Wirkungen auf den Cholesterin-

haushalt entfalten können und/oder antioxidative Vitamine in ihren Effekten ergänzen, und somit deren kardioprotektives Wirkungsspektrum unterstützen. Daneben ist die Praxis eines gesunden Lebensstils mit einer Ausschaltung einzelner KHK-Risikofaktoren verbunden, so daß einer frühzeitigen Entwicklung arteriosklerotischer Plaques mit der Folge eines KHK-Ereignisses die Grundlage weitgehend entzogen wird.

Im Gegensatz dazu kann im Falle von bestehenden klassischen KHK-Risikofaktoren (z. B. Rauchen) von einer grenzwertigen Versorgung mit Antioxidantien und der homocysteinbeeinflussenden B-Vitamine ausgegangen werden, weshalb der möglichst frühzeitige Griff (weit vor dem Zeitpunkt der KHK-Manifestation) nach vitaminangereicherten Lebensmitteln oder Vitaminpräparaten zur Nahrungsergänzung durchaus sinnvoll ist. Somit ist zwar niemals ein Ausgleich zur Reduktion von KHK-Risikofaktoren oder ein gleichwertiger Ersatz zu einer gesunden Ernährung geschaffen, aber wahrscheinlich zumindest ein in engen Grenzen wirksamer Schritt zur KHK-Prävention getan. Diese Aussage berücksichtigt, daß die Wirkungsprofile der Antioxidantien zwar möglicherweise in gewissem Umfang die oxidative Belastung durch freie Radikale einschränken können und Homocysteinspiegel auf einem niedrigen Niveau halten, sie stellen jedoch nur einen Baustein im »Puzzle« der KHK-Risikofaktoren dar. Beispielsweise können die angesprochenen Vitamine der B-Gruppe nur einen KHK-Risikofaktor (z. B. Homocysteinspiegel) beeinflussen, antioxidativ wirksame Vitamine allein nach den aktuellen Kenntnissen lediglich die Stabilität der Lipoproteine gegen oxidative Angriffe stärken. Ihr günstiger Einfluß auf andere KHK-Risikofaktoren ist noch nicht endgültig abgesichert. Ihre Effekte können jedoch auch nur, falls überhaupt, in beschränktem Umfang wirksam werden, wenn das Profil persönlicher KHK-Risikofaktoren weiter in vollem Umfang bestehen bleibt. Insofern ist die konsequente und regelmäßige Einnahme von Vitaminpräparaten, sozusagen als »Sicherheitsdiät«, mit einem negativen psychologischen Effekt verknüpft, der nur das Gewissen des ungesund Lebenden beruhigt und ihn ermutigen könnte, weder den Lebensstil noch das Ernährungsverhalten zu ändern. In dieser Hinsicht ist auch der Sinn einer Zufuhr von Vitaminpräparaten oder vitaminangereicherter Lebensmittel weitgehend verfehlt.

▷ Wenn wertvolle Vitamine ihre optimalen Wirkungsspektren entfalten sollen, müssen die Vorbedingungen ihrer Nutzung von ihrem Anwender erfüllt werden.

Ernährungsbedingte Mangelkrankheiten sind in den modernen Industriegesellschaften so gut wie ausgestorben. Vielmehr spielt der »unterschwellige« Mangel eine bedeutsame Rolle, der sich wohl nicht auf eine einzige Ursache gründet. Er äußert sich in nur unspezifischen Symptomen und läßt sich nur mit biochemischen Nachweismethoden belegen, weshalb er kaum erkannt wird.
Scheinbar ist es nicht immer möglich, die Ernährung optimal zu gestalten. Deshalb bietet sich eine Nahrungsergänzung mit vitaminisierten Lebensmitteln und/oder Multivitaminpräparaten an. Beim Erwerb vitaminisierter Lebensmittel empfiehlt sich deren wohlüberlegte Auswahl, da die Vitaminanreicherungen von Produkt zu Produkt oder von Vitamin zu Vitamin oft erheblich streuen. Teilweise dienen manche Anreicherungen mehr als Zugpferd der Werbung. So verlieren manche Lebensmittel ihren aus der Sicht der Ernährungswissenschaft ungünstigen Charakter und »verwandeln« sich in eine »gesundes« Nahrungsmittel.
Reine Nahrungsergänzungsmittel, d. h. Vitaminpräparate in Form von Kapseln, Tabletten oder Pulver unterliegen dem LMBG. Danach dürfen diese Produkte nur jahreszeitliche Schwankungen in der Vitaminzufuhr oder einen situationsbedingt erhöhten Vitaminbedarf (z. B. Krankheit) ausgleichen und keinesfalls rechtlich geregelte Vitaminkonzentrationen überschreiten. Aber auch hier gibt es Anlaß zur Kritik, da ihre Rezepturen zum Teil nicht ausgewogen sind oder sie enthalten Substanzen, welche der Körper selbst in ausreichendem Maße herstellen kann. Ferner finden sich in manchen Präparaten »exotische« Stoffe, die in Europa fast unbekannt sind und in der Arzneimittelherstellung Anwendung finden. Trotz mancher Unzulänglichkeiten einzelner Produkte ist jedoch bisher kein Fall einer Gesundheitsgefährdung durch den Konsum von Vitaminen bekannt. Fraglos ist es zu befürworten, wenn die Vitaminzufuhr insgesamt ergänzt wird, gerade im Hinblick auf die Prävention der KHK und anderer ernährungsbedingter Krankheiten. Dennoch ist ein Vitaminpräparat *kein* Allheilmittel zur Vorbeugung von Erkrankungen. Sie enthalten weder Ballaststoffe noch andere Substanzgruppen, die mit einer gesunden Ernährung zugeführt werden und zur Verhütung von Krankheiten beitragen. Daneben ist es ein Trugschluß zu glauben, daß die gesamte aufgenommene Extra-Zulage auch wirklich überall dort in der beabsichtigten Menge ankommt und verfügbar ist, wie es wünschenswert wäre.
Die Ergebnisse von KHK-Studien legen nahe, daß mit der Einnahme von Vitaminen dem Krankheitsbild nur in gewissen Grenzen vorgebeugt werden kann. Sie sind nicht in der Lage, bestehende Risikofaktoren in ihrer Wirkung zu egalisieren. Daher ist anzuraten, neben einer optimalen Ernährung auch möglichst frühzeitig KHK-Risikofaktoren auszuschalten.

Hat sich ein Krankheitsbild bereits manifestiert, ist auch der Einsatz von freiverkäuflichen Vitaminpräparaten eher von geringem Nutzen.
Eine vermehrte Vitaminzufuhr über Vitaminpräparate oder die Auswahl vitaminisierter Nahrungsmittel ist im allgemeinen nicht erforderlich, sofern die Ernährung eines Menschen ausgewogen und er keinen besonderen Belastungen ausgesetzt ist. Sie verleitet ihn oft zu einer ungesunden Ernährungsweise und wiegt den Menschen in trügerischer Sicherheit. Sollte aber der Verdacht bestehen, daß Vitamin-Extra-Zulagen benötigt werden, sollte der Kaufentscheidung eine eingehende Beratung vorangehen

# 7. Essen nach Herzenslust

Im Laufe der Industrialisierung stellten sich tiefgreifende Änderungen im Lebensmittelverzehr ein, welche teilweise den genetisch vorgegebenen Bedürfnissen des menschlichen Organismus nicht mehr entsprechen. Unsere Ahnen praktizierten eine für den Menschen artgerechte Ernährung, d. h. sie bevorzugten eine Kost, bei der pflanzliche Lebensmittel (kohlenhydrat- und ballaststoffreiche Vitaminträger) eine große Rolle spielten. Außerdem war Fleisch als Nahrungsquelle eher von untergeordneter Bedeutung, so daß ein großes Nahrungsvolumen und eine geringe Fett- und Energieaufnahme die Regel war. Heute beherrschen »veredelte« (stark industriell bearbeitete), pflanzliche und tierische Nahrungsmittel den zeitgemäßen Speiseplan, wobei der Fleischverzehr erheblich angestiegen ist. Entsprechend ist nicht nur der Fett- und Energieanteil der Nahrung angewachsen, sondern im Gegenzug auch aufgrund einzelner Produktionsschritte und -techniken in der Lebensmittelindustrie der Gesundheitswert (u. a. Vitamin- und Ballaststoffgehalt ↓) pflanzlicher Lebensmittel gesunken. Daher ist es nicht verwunderlich, daß die menschliche Ernährung im Atomzeitalter den genetisch festgelegten Ansprüchen nicht mehr genügt und die gewaltige Anpassungsfähigkeit des Menschen an ein verändertes Nahrungsmittelangebot in manchen Fällen überfordert. Hier liegt nach aktueller Ansicht ein Grund für die stetig wachsende Zahl an Zivilisationskrankheiten.

Eine ganze Anzahl von Hinweisen spricht dafür, daß die Ernährung ein nicht zu vernachlässigender Faktor im Entwicklungsgeschehen der Gefäßwandveränderungen ist. In dieser Hinsicht ist nach neueren Erkenntnissen neben dem übermäßigen Fettverzehr und dem hohen Kohlenhydratverbrauch (Zucker) auch eine geringe Ballaststoffzufuhr und ein zu geringer Gemüse- und Obstkonsum verantwortlich. Die Folge davon ist ein hoher Cholesterin- und Triglyceridspiegel im Blut und eine Antioxidantienversorgung, die höchstwahrscheinlich als Waffe für einen »präventiven Erstschlag« gegen Krankheiten, bei denen freie Radikale beteiligt sind (»free radical diseases«), wie die Arteriosklerose, nicht geeignet ist. Ferner sind Versorgungslücken bei B-Vitaminen feststellbar (Ausnahme: Vitamin $B_{12}$), die für hohe Bluthomocysteinspiegel verantwortlich sind. Derzeit verdichten sich sogar die Hinweise, daß die gegenwärtig gültigen »Normalwerte« für Homocystein eine nicht optimale Zufuhr der betreffenden Vitamine widerspiegeln. Deshalb sollte zur Gestaltung einer vernünftigen Ernährung die Steigerung der Ballaststoff- und Vitaminzufuhr sowie eine Verbesserung der Fettqualität zweifellos im Vordergrund stehen, wobei gleichzeitig der Verzehr von tierischem Protein und Fett generell einzuschränken ist. Nach neueren Studienergebnissen darf der Anteil mehrfach ungesättigter Fettsäuren (z. B. Linolsäure) aufgrund von zahlreichen potentiellen Nebenwirkungen nicht über zehn Prozent der Gesamtfettzufuhr

liegen, während Ölsäure (einfach ungesättigte Fettsäuren!) zu mehr als einem Zehntel zur gesamten aufgenommen Fettmenge beitragen soll.
Mit der Verwirklichung dieses Ernährungskonzepts wird einmal die Ballaststoffzufuhr und die Aufnahme von ungesättigten Fettsäuren erhöht. Beides senkt nachweislich den Gesamtcholesterinspiegel. Außerdem ist eine ausreichende Zufuhr von antioxidativen Vitaminen gewährleistet, deren KHK-protektives Wirkungsspektrum in der Zukunft wohl kaum mehr bezweifelt werden kann. Schließlich werden die Homocysteinkonzentrationen im Blut günstig beeinflußt. Allerdings sei betont, daß dies nur zutrifft, soweit diese Ernährungsregeln konsequent und dauerhaft eingehalten werden. Somit kann die Ernährung tatsächlich als echte präventive antiatherogene Maßnahme aufgefaßt werden, deren Praxis kein »Zu-spät« kennt.

## 7.1 Der Weg zu einer vitaminreichen und cholesterinarmen Ernährung

Mittlerweile gibt es genügend Hinweise, die nahe legen, daß der Boden für eine spätere Arterioskleroseentwicklung und insofern auch der KHK bereits im Kindesalter bereitet werden kann. Somit spielt auch die Ernährung im Kindesalter für die Entstehung von Veränderungen der Gefäßwände eine sehr wichtige Rolle; nicht nur weil in den frühkindlichen Lebensabschnitten eines Menschen ein nachteiliges Ernährungsverhalten vermittelt werden kann, das nicht erst mit zunehmendem Alter fatale Folgen hat, sondern bereits im Kindesalter Wirkung zeigt.

▷ Grundsätzlich kann davon ausgegangen werden, daß bis zu 20 Prozent aller Kinder einen Cholesterinspiegel aufweisen, der unter Umständen behandlungsbedürftig ist.

Zwischenzeitlich häufen sich auch die Hinweise, welche den Cholesterinspiegel in jungen Jahren mit dem späteren KHK-Risiko im Alter in Verbindung bringen. Unklar ist jedoch, ob und inwiefern die Entwicklung einer KHK gebremst oder verhindert werden kann, wenn der Cholesterolspiegel im frühen Erwachsenenalter gesenkt wird.
Unsere Erbfaktoren bestimmen unsere Schwächen für Süßes und die Vorlieben für Salziges oder Milch. Diese scheinen auch für das Faible für verschiedenartige, besonders intensiv schmeckende Lebensmittel und bis zu einem gewissen Grad für die Ablehnung von bitteren Substanzen verantwortlich zu sein. Mit zunehmendem Alter verändert sich das Spektrum der bevorzugten Nahrungsmittel, was vielleicht eine direkte Folge des abnehmenden Geschmacksempfindens ist oder mit den altersbedingten, veränderten Ansprüchen an die Ernährung zusammenhängt.
Welchen persönlichen Stellenwert der Mensch einem Nahrungsmittel zuord-

net, ist auch von den individuellen Erfahrungswerten mit den verschiedenen Lebensmittelgruppen abhängig. Scheinbar ist der bloße Kontakt mit einem Nahrungsmittel oder die Konsequenz aus seinem Verzehr, d. h. der spezifische Erfahrungsschatz (z. B. Geschmack) ein nicht zu ignorierbarer Gesichtspunkt bei der Lebensmittelauswahl.
Veränderungen des Ernährungszustands scheinen den Umfang der Mahlzeiten zu regulieren und die Zusammenstellung der Kost zu beeinflussen. Unsere Ahnen verstanden es über Jahrhunderte sehr gut, hochwertige Energieträger von niedrig-kalorischen zu unterscheiden und trotzdem alle Nährstoffe in möglichst großen Mengen und in einem ausgewogenen Verhältnis zu sich zu nehmen. Das heute üppige Lebensmittelangebot hebt das frühere Ernährungsverhalten ohne **direkte** Folgen auf. Es verleitet den Menschen zu überreichlichem Konsum, der gerade das Gegenteil bewirkt, was er leisten könnte, nämlich eine optimale Versorgung mit **allen** Nährstoffen. Insofern stellt die große Auswahl an Lebensmitteln eher ein Problem dar, dessen Auswirkungen erst nach Jahren sichtbar wird, die **Krankheit**.
Positive bzw. negative Folgeereignisse scheinen ebenfalls die Nahrungsaufnahme zu beeinflussen. Ist der Verzehr eines bestimmten Nahrungsmittels mit dem Ausführen einer Tätigkeit verbunden, die mit einer angenehmen Gegenleistung vergütet wird, steigt die persönliche Wertschätzung dieses Lebensmittels (Belohnung!).
Bei der Nahrungsaufnahme des Einzelnen spielt das direkte soziale Umfeld (Familie, Freunde usw.) ebenso eine bedeutsame Rolle wie indirekte soziale Kontakte (z. B. Werbung und Kultur). Diese werden wohl in Zukunft in ihrer Bedeutung zunehmen, da die Werbebranche unsere Jüngsten als Zielgruppe entdeckt hat und vor dem Mißbrauch elterlichen Verantwortungsgefühls wohl kaum zurückschreckt.
Die Ernährungserziehung liegt in den ersten zwei Lebensjahren meist vollständig in der Hand der Eltern. Schon in dieser Zeit lassen sich richtungweisende Rahmenbedingungen für das Ernährungsmuster und die Nahrungsmittelauswahl schaffen. Diese muß allerdings den spezifischen Besonderheiten des Stoffwechsels von Kindern angepaßt sein. Beispielsweise faßt der Magen von Ein- bis Dreijährigen kaum mehr als 200–300 ml pro Mahlzeit, so daß die Praxis einer gesunden Ernährung (großvolumige Speisen) Probleme bereiten kann.

- Salzige oder scharf gewürzte Lebensmittel, falls sie überhaupt akzeptiert werden, sind genauso wie fettreiche, süße bzw. gezuckerte sehr sparsam in den Speiseplan einzustreuen. Sie haben einen hohen Sättigungswert und können den Appetit auf die nächste »normale« Mahlzeit nehmen. Hierzu gehört auch, daß der Besuch von Freunden und Verwandten nicht immer mit Mitbringseln »versüßt« wird.

- Es grenzt an Ignoranz, wenn zum Trösten der Kinder oder zur Lösung von Konfliktsituationen Eßbares oder Süßigkeiten angeboten werden. Auf diesem Prinzip basiert so manches Übergewicht eines »Problemfressers«.

- Wenn eine süße Mahlzeit Bestandteil eines Menüs ist, stellt die Kombination mit reifem Obst eine sinnvolle Lösung dar. Schwer verdauliche oder kaubare Speisen (Kohl, Hülsenfrüchte, Pommes frites usw.) eignen sich nicht für Kinder in diesem Alter. Dagegen ist gegen das Knabbern z. B. an Brotkanten, Brötchen, rohen Möhren und Äpfeln nichts einzuwenden.

- Besteht gegen ein bestimmtes Lebensmittel ein Widerwillen, ist das Erzwingen seines Verzehrs nicht ratsam. Eine veränderte Zubereitung oder ein geschicktes Anrichten kann hier Wunder bewirken. Zudem mag der erzwungene Verzehr lebensmitteltypische Aversionen noch verstärken, was in künftigen Lebensphasen von Fall zu Fall mit weitreichenden Folgen (z. B. Ablehnung mancher Obst- und Gemüsesorten) verküpft sein kann.

Mit dem Besuch einer Kindertagesstätte und der Schule erweitern sich die sozialen Kontakte, welche gleichzeitig den elterlichen Einfluß auf die Ernährung schwinden lassen. Hierbei wird sich quasi notgedrungen der Konsum an Leckereien erhöhen. Somit wird es auch nicht möglich sein, Süßigkeiten aus dem Ernährungskonzept vollständig zu verbannen. Dies ist aber auch **nicht unbedingt** notwendig. Wenn in den ersten Lebensjahren der »richtige« Umgang mit Süßigkeiten vermittelt wird, bleibt der Süßigkeitenkonsum im Jugendlichen- und Erwachsenenalter auf einem relativ niedrigen Niveau. Dennoch muß in der Zeit des Heranwachsens auch an die Vorbildfunktion der Eltern und pädagogischen Fachkräfte appelliert werden. Es nützt nichts, die Richtlinien einer gesunden Ernährung zu predigen, um dem Kind Gutes zu tun, und im gleichen Atemzug selbst ihre Grundsätze zu verletzen. Einem Kind bleibt nämlich nicht verborgen, daß mit der jeweiligen Eßkultur ein Wohlbehagen verbunden ist, welches zwar nicht der Gesundheit dient, aber ein gewisses Maß an Lebensfreude vermittelt. Daneben sind Gespräche mit den Kleinen über die Zielsetzung von Werbekampagnen oder Werbung allgemein hilfreich, die Prinzipien einer gesunden Ernährung einzuhalten.
Eingefahrene Ernährungstraditionen sind als gegeben anzusehen, die sich auch durch noch so gut gemeinte Empfehlungen kaum außer Kraft setzen lassen, selbst dann nicht, wenn durch Krankheit oder soziale Veränderungen ein gewisser Zwang ausgeübt wird. Die enorme Anpassungsfähigkeit des Menschen an ein ungünstiges Nahrungsmittelangebot läßt jede Eigenkritik an

einer schlechten Ernährungsweise verstummen, sofern das Bewußtsein für diese Problematik nicht ausgeprägt ist. Somit ist das Erlernen und die Einhaltung gesunder Ernährungsgewohnheiten nicht ein ausgesprochen wissenschaftliches Problem, sondern basiert trotz der zunehmenden Bemühungen in der Aufklärungsarbeit namhafter Organisationen auf dem noch kümmerlichen Ernährungswissen breiter Bevölkerungskreise. Eine Änderung ihres »zweitklassigen« Ernährungsverhaltens ist nur über breit angelegte Informationskampagnen zu erreichen, welche auch die persönlichen Belange der Betroffenen mitberücksichtigen. Dieser Aspekt erfordert einerseits von den jeweiligen Informationsbedürftigen eine gewisse Offenheit und Selbstbeobachtungsgabe, andererseits setzt er die Eignung der Informationsquelle zur Bewältigung dieser Aufgabe voraus. Auf diese Weise kann eine »Sprache« entwickelt werden, welche das Interesse an einer gesundheitserhaltenden Kost und den Lerneifer zum Managen einer gesunden Lebensführung anspornt. Denn jeder Rat und jede Empfehlung stellt faktisch einen Eingriff in die persönliche Freiheit eines Menschen dar, deren Sinn durch »taktvolle« Überzeugung vermittelt werden muß. Deshalb ist es kein Wunder, daß Fehler in der Verbreitung von Ernährungswissen oder »menschliche Schwächen« die Umsetzung von gut gemeinten Ratschlägen von Zeit zu Zeit erschweren oder ganz ins Leere gehen lassen.

Erlernte und jahrzehntelang praktizierte Ernährungsfehler, die zum Teil von Mitmenschen in gleicher Weise gemacht werden, lassen sich nicht von einem auf den anderen Tag ausmerzen. Dieser Grundsatz gilt insbesondere für ältere Menschen. Bei empfindlichen Personen ist eine kurzfristige Ernährungsumstellung hin und wieder mit körperlichen, aber nicht dramatischen Beschwerden verbunden, die erst allmählich abklingen. Kranken Menschen ist generell anzuraten, vor einer Umgestaltung des Ernährungsverhaltens einen Arzt zu Rate zu ziehen, da im Krankheitsfall Veränderungen in der »normalen« Ernährung eines Patienten gegebenenfalls den Krankheitsverlauf und die medikamentöse Therapie beeinflussen können. Schon diese kleine Argumentenauswahl läßt erahnen, daß die Anpassung der Ernährung an die physiologischen Gegebenheiten des Menschen dessen Einsicht und eventuell eigene Mühen »kostet« und seine Selbstkontrolle auf die Probe stellt.

Bevor der Vorsatz für eine Ernährungsumstellung gefaßt wird, ist die Entwicklung einer attraktiven und vor allem einer **realistischen** Wunschvorstellung von den persönlichen Vorteilen des Entschlusses von großem Nutzen. Dies hilft »menschlichen Widrigkeiten« aus dem Wege zu gehen. Es lohnt sich, ein bestimmtes, höchsteigenes Hauptziel abzustecken (z. B. **Zielgewicht**) und dieses in kleineren Etappen zu erreichen. Zu Anfang ist es am besten, sich von Gewohnheiten zu trennen, die einem am leichtesten fallen. Es ist für den Einstieg in die »freiwillige« Ernährungsumstellung auch zulässig, in einem gewissen Rahmen »nicht faule« Kompromisse zu schließen, wie z. B. Schweinefleisch gegen Rindfleisch austauschen, und seine persönlichen Vorlieben sowie

Unverträglichkeiten zu berücksichtigen. Eine liberale Speiseplangestaltung erhöht die Motivation und steigert das Durchhaltevermögen bei eventuellen situationsbedingten Krisen. Ferner bereitet sie den Auftakt folgender Phasen vor, die nicht eher eingeleitet werden dürfen als die Praxis der bis zu diesem Zeitpunkt vorgeschriebenen Ernährungsrichtlinien nicht völlig »in Fleisch und Blut übergegangen ist«. Dies reduziert die Gefahr von Rückschlägen und läßt Frustrationen erst gar nicht aufkommen. Diese wiegen nämlich doppelt schwer, da sie sehr schnell das alte Ernährungsschema wieder aufleben lassen und die Bereitschaft zur Fortsetzung eines gesunden Ernährungsprogramms beträchtlich herabsetzen können. Es muß jedem klar sein, daß das Ablegen liebgewonnener Ernährungsfehler ein Prozeß ist, der **Monate,** ja sogar **Jahre** andauern kann. Somit ist das Auftreten eines Rückfalls wegen seiner möglichen Nachwirkungen zwar nicht wünschenswert, aber scheinbar nie ganz auszuschließen. Daher sind bei Rückfällen Selbstvorwürfe oder gar Schuldgefühle fehl am Platz. Im Gegenteil, in dieser Lage ist Aufgeben sicherlich der größte »Ernährungsfehler«. Solange das Bewußtsein für Rückschläge zugänglich ist, d. h. die Probleme erkannt und kontrollierbar sind bzw. sinnvoll bewältigt werden, stellen sie eben **keinen** »tragischen Beinbruch« dar. Sie »lehren« vielmehr, wie auf Versuchungen in Zukunft reagiert werden kann. Die Erfahrung zeigt, daß aus dem konsequenten Einhalten bestimmter und sicherlich gesunder Ernährungsrichtlinien keine unumstößliche Grundregel gemacht werden sollte. Dies könnte nämlich zur Folge haben, daß einem der »Spaß« am Essen gehörig vergeht und unter Umständen die Lebensfreude erheblich leidet. Obendrein könnte der Wandel zum »Gesundheitsapostel« nicht nur Schwierigkeiten für einen selbst, sondern auch für Konfliktstoff mit dem direkten sozialen Umfeld sorgen. Denn oft führt missionarischer Eifer zu intolerantem Verhalten gegenüber anders denkenden oder handelnden Personen.

**Das Ernährungsverhalten eines Menschen wird unter anderem von Erbfaktoren festgelegt und gemäß seiner positiven oder negativen persönlichen Erfahrungswerte in frühen Lebensphasen beträchtlich beeinflußt. Letztere liegen zunächst in erheblichem Umfang in der Hand der Eltern. Sie vermitteln ein Reaktionsmuster auf Alltagssituationen, das in seiner Ausprägung meist erst mit der Ausdehnung des sozialen Umfelds und im Rahmen des Erwachsenwerdens als Fehlernährung deutlich werden kann.**
**Ein »zweitklassiges« Ernährungsverhalten ist in der Regel als gegeben anzusehen. Seine Änderung erfordert nicht nur ein gehöriges Maß an Selbstdisziplin und Fingerspitzengefühl, sondern setzt auch das Festlegen eines realistischen und vor allem attraktiven Ziels voraus, dessen Sinn überzeugt. Seine Realisierung ist am besten in kleinen Schritten zu erreichen, wobei Rückschläge nicht ausgeschlossen sind.**

## 7.2 Wie sieht eine vitaminreiche und cholesterinarme Ernährung aus?

Um die Ernährung gesundheitsfördernd auszurichten und in der Praxis zu realisieren, sind mehrere **Regeln** zu berücksichtigen. Eine Ernährungsweise, welche den menschlichen Organismus reichlich mit Vitaminen versorgt, den Cholesterinspiegel auf einem vertretbaren Niveau hält und sich auch auf andere KHK-Risikofaktoren günstig auswirkt, erfordert zwar – wie im letzten Abschnitt beschrieben – ein gewisses Maß an Selbstdisziplin, ist aber beileibe keine »Folter«. Eine Gegenüberstellung der »Mühen« mit den Erfolgsaussichten erübrigt jegliche Diskussion.

Allein über eine gezielte Veränderung der Nahrungsmittelauswahl läßt sich ganz automatisch der Fettanteil der Kost verringern, gleichzeitig die Fettqualität steigern wie auch eine größere Ballaststoff- und Vitaminzufuhr erreichen. Dabei müssen Nahrungsergänzungsmittel oder Diätprodukte nicht unbedingt in den täglichen Speiseplan aufgenommen werden.

### Vegetarische Ernährung

Ein ganz herausragendes Beispiel für eine gesundheitsbewußte Ernährung sind **Ovo-Lacto-Vegetarier** (Eier-Milch-Pflanzen-Köstler). Sie meiden nicht nur Fleisch, sondern reduzieren auch den Haushaltszucker weitgehend in ihrem Speiseplan. Sie konsumieren aber große Mengen an Gemüse und Obst und decken ihren Proteinbedarf über Hülsenfrüchte, Eier und Milchprodukte. Die wenigsten Ovo-Lacto-Vegetarier sind übergewichtig, ihr Arterioskleroserisiko ist nach heutigem Wissen geringer als im Bevölkerungsdurchschnitt und dennoch müssen sie ganz bestimmt nicht am Hungertuch nagen oder an Mangelerscheinungen leiden. Das heißt aber nicht, daß wir alle Ovo-Lacto-Vegetarier werden müssen, um gesund zu bleiben. Ganz im Gegenteil, im allgemeinen sind zur gesundheitsbewußten Ernährung nur kleine, aber in ihrer Wirkung bedeutende Veränderungen der althergebrachten Eßgewohnheiten notwendig. Dies klingt zwar sehr einfach, ist jedoch im Alltag manchmal sehr schwer umzusetzen.

## Fleisch-Gericht

Zweifellos sind **Fleisch, Fleischwaren und Wurst** für den Menschen sowohl relativ gute Vitamin $B_{12}$- und $B_6$-Lieferanten als auch wertvolle Proteinquellen. Leider verbergen sich in diesen Lebensmitteln unsichtbare, sog. »versteckte Fette«, die einen hohen Anteil gesättigter Fette und Cholesterin enthalten und den Blutcholesterinspiegel in die Höhe treiben können. Deshalb ist es ratsam, im Gegensatz zu den heute üblichen Verzehrsgewohnheiten der deutschen Bevölkerung, den Fleischkonsum auf etwa zwei- bis dreimal pro Woche einzuschränken (besser seltener) und den Wurstverzehr zu begrenzen, wobei *magere Fleisch- und Wurstsorten* zu bevorzugen sind. Damit alleine ist schon ein Beitrag zur Reduktion des Cholesterins und der Blutfettwerte bzw. zu deren Vorbeugung geleistet.

- Falls sich der Cholesterinspiegel im Normbereich bewegt, dürfte der **wöchentliche Verzehr** von **zwei Volleiern** (Eigelb und Eiklar), der gelegentliche Konsum von **Innereien** (z. B. Leber) und **Hirn** auf den Blutcholesterinspiegel wohl »folgenlos« bleiben.

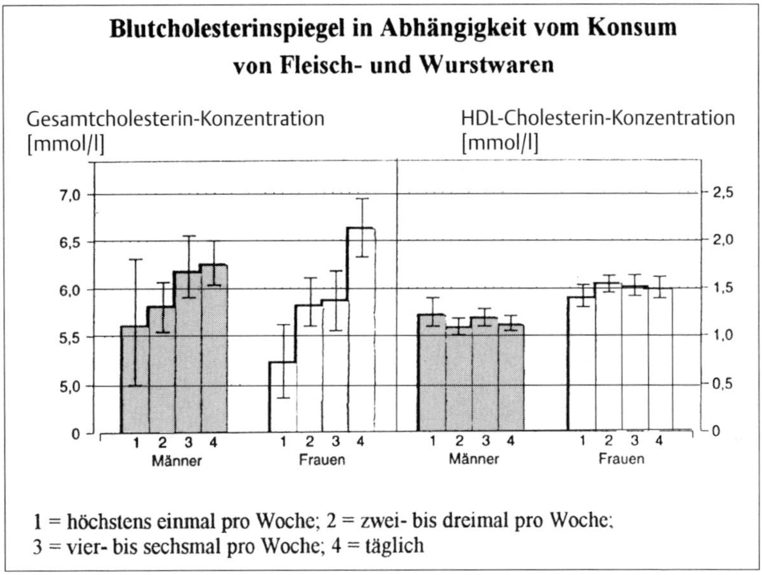


Abb. 48

Die Kombinationen Vollei/Milch, Vollei/Getreide und Vollei/Kartoffeln übertreffen sogar die biologische Wertigkeit von Fleisch, d. h. sie liefern lebenswichtige Aminosäuren (Eiweißbaustoffe) in einem so günstigen Verhältnis, das selbst Fleisch nicht bieten kann. Der Begriff *»Biologische Wertigkeit«* ist eine Maßzahl. Sie gibt an, wieviel Gramm Körpereiweiß der Mensch aus 100 g eines Nahrungseiweißes produzieren kann. Die Konsequenz davon ist, daß der menschliche Organismus aus der gleichzeitigen Zufuhr der vorgenannten Lebensmittelkombinationen mehr körpereigenes Eiweiß aufbauen kann und somit mehr Nutzen zieht als aus dem Fleischkonsum.

◀◀ Lassen sich indessen Regulationsstörungen des Cholesterinspiegels und/ oder grenzwertige Cholesterinkonzentrationen im Blut belegen, sollten *Eigelb, Innereien* und *Hirn* eher vom Speisezettel verschwinden. Diese Nahrungsmittel enthalten nämlich sehr viel Cholesterin, so daß mit dem Meiden dieser Lebenmittel eine weitere Cholesterinquelle »gestopft« wird. Ferner scheint eine Einschränkung des Fleischkonsums auf einmal pro Woche oder der gänzliche Verzicht sinnvoll.

## Fisch

▶ Ein vernünftiger 7-Tage-Speiseplan sollte mindestens zwei, besser mehrere **Fischmahlzeiten** enthalten.

Die Begründung für den Verzehr von Fisch ist darin zu sehen, daß sie ebenfalls relativ hohe Cobalamin- und Pyridoxingehalte aufweisen und reich an unge-

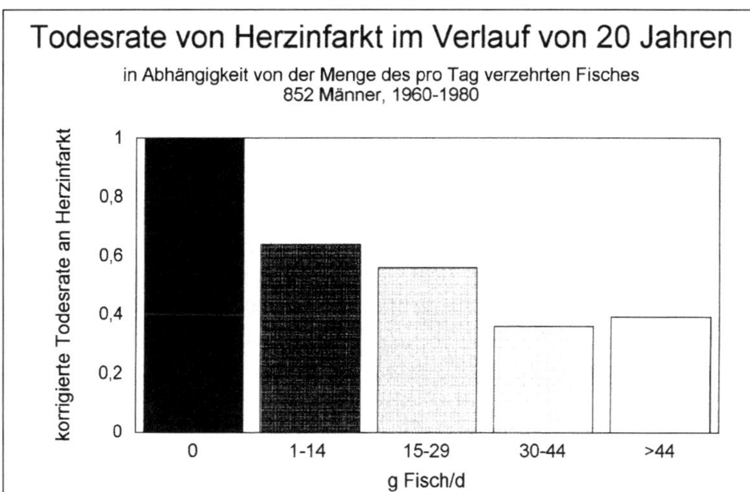


**Abb. 49**

sättigten Fettsäuren sind. Diese wirken sich positiv auf den Cholesterinspiegel aus, indem sie die Cholesterinsynthese hemmen, die Aktivität der LDL-Rezeptoren anregen und die Ausscheidung des Cholesterins steigern. Daneben reduzieren sie auch die Triglyceridspiegel. Hier liegt ein entscheidender Vorteil gegenüber pflanzlichen ungesättigten Fettsäuren, deren Wirkung sich allein auf den Blutcholesterinspiegel beschränkt.

## Meeresfrüchte, Wild

Ferner sollten zeitweilig **Meeresfrüchte und *ungespicktes* Wildfleisch** im wöchentlichen Speiseplan enthalten sein. Sie sind im allgemeinen bescheidene Fettquellen.

## Geflügel

Aber auch **Geflügelfleisch** (Ausnahme: Gans und Ente) ohne Haut kann als Ersatz für rotes Fleisch dienen.

## Milchprodukte

**Milch und Milchprodukte** sind in unserer Ernährung wichtige Calcium-und Vitamin $B_{12}$-Träger. Sie stehen meist in mehreren Fettgehaltsstufen zur Verfügung, so daß das Ausweichen auf magerere Milchprodukte nicht schwer fallen dürfte. Fettarme Produkte liefern im wesentlichen dieselben Nährstoffe wie Vollmilchprodukte, enthalten aber viel weniger gesättigte Fette und Cholesterin.

## Pflanzliche Fette

Stellvertretend für den Einsatz tierischer Fette (sie enthalten stets mehr gesättigte als ungesättigte Fettsäuren) als Koch- und Streichfett sollten Fette pflanzlichen Ursprungs verwendet werden (**Ausnahme: Kokosöl, Palmkernöl, Palmöl**). Sie enthalten kein Cholesterin, wirken durch ihren höheren Gehalt an einfach und mehrfach ungesättigten Fettsäuren cholesterinsenkend und sind bedeutende Vitamin-E-Quellen (Oliven-, Weizenkeim-, Sonnenblumenöl). Mit dem Austausch gesättigter Fettsäuren gegen Linolsäure und Ölsäure läßt sich nach derzeitigem Wissen eine Senkung des Gesamtcholesterins erreichen, wobei jedoch gleichzeitig betont werden muß, daß die Spiegel des antiatherogenen HDLs ebenfalls geringer werden können und sich demzufolge auch der atherogene Index insgesamt nur geringfügig positiv verändert.

**Tab. 26**
**Fettsäurenzusammensetzung von Nahrungsfetten (%)***

| Fettsäuren | Gesättigte Fettsäuren | Monoenfettsäuren | Polyenfettsäuren |
|---|---|---|---|
| Rindertalg | 53 | 42 | 4 |
| Schweineschmalz | 43 | 49 | 8 |
| Hühnerschmalz | 30 | 49 | 21 |
| Olivenöl | 17 | 73 | 10 |
| Maiskeimöl | 16 | 28 | 56 |
| Sojaöl | 17 | 23 | 60 |
| Sonnenblumenöl | 12 | 24 | 61 |
| Distelöl | 10 | 15 | 75 |

* Durchschnittswerte

Die Kenntnis der Fettsäurezusammensetzung eines Nahrungsfetts ermöglicht es, über ein kompliziertes rechnerisches Verfahren eine theoretische Aussage über die Wirkungen eines qualitativ hochwertigen Nahrungsfetts auf das Lipoproteinprofil zu formulieren. Dabei wird davon ausgegangen, daß der Normalbürger durchschnittlich 9600 kJ pro Tag (4,18 kJ = 1 kcal) mit der Nahrung aufnimmt und seinen Fettbedarf (ca. 100 g/Tag) nur durch **ein bestimmtes Nahrungsfett bzw. -öl** deckt.

Natürlich werden die ermittelten Größenordnungen der LDL- und HDL-Reduktion dem Alltag *nicht* gerecht. Sie stellen aber eine Orientierungshilfe für die im Mittel zu erwartenden Wirkungen bei Veränderungen der Nahrungsfettauswahl dar, da fettsäuretypische Effekte auf die Lipoproteinspiegel vermutlich dosisabhängig sind.

▷ Der Austausch von Butter und Schmalz gegen eine **hochwertige Pflanzen-** bzw. **Diätmargarine** (sie ist weder fett- noch energieärmer) und Pflanzenöle (Sonnenblumenöl, Olivenöl, Weizenkeimöl) dürfte eigentlich niemandem Probleme bereiten.

Der Hinweis »rein pflanzlich« macht Margarinen jedoch **nicht** hochwertig. Entscheidend ist ihre Fettsäurezusammensetzung. Sie enthalten zwar kein Cholesterin, aber gesättigte Fettsäuren, welche den Cholesterinspiegel scheinbar ebenso negativ beeinflussen wie die aus Butter. Deswegen ist für Personen mit hohen Cholesterinwerten eine Margarine, welche zum großen Teil aus gesättigten Fettsäuren besteht, als Ersatz für ein tierisches Streichfett lediglich unter Vorbehalt geeignet. Ein Blick auf die klein gedruckte Zutatenliste und ein Preisvergleich lohnt sich.

Die richtige Wahl eines pflanzlichen Fetts ist auch aufgrund dessen möglichen Gehalts an Transfettsäuren sinnvoll. Diese haben eventuell nicht nur gleichartige Wirkungen wie gesättigte, sondern sollen ferner auch noch andere

Effekte entfalten, wie z. B. die Erhöhung der Lp (a)-Spiegel im Serum oder die Senkung der Aktivität des LDL-Rezeptors. Deshalb ist es ratsam, aufgrund der bisher noch unklaren Datenlage transfettsäurenhaltige Margarine zu meiden.

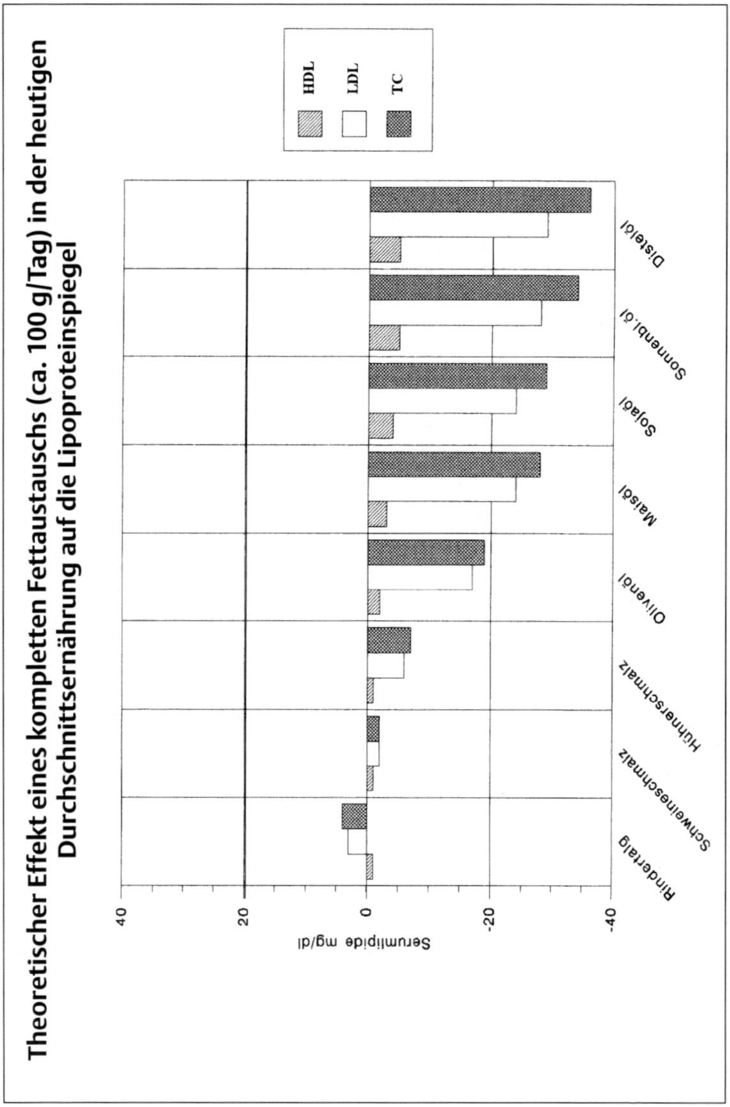


**Abb. 50**

▷ Für die richtige Auswahl flüssiger Fette ist die Entscheidung für den Kauf **kaltgepreßter** und **naturbelassener Pflanzenöle** nur zu begrüßen.

Sie enthalten natürliche Fettbegleitstoffe wie Vitamin E, Carotinoide und weisen meist eine günstige Fettsäurezusammensetzung auf. Doch nicht nur die Substitution tierischer Fette durch Fette pflanzlicher Herkunft ist von entscheidender Bedeutung, sondern auch der sparsame Umgang mit diesen Fettquellen. Für die Entwicklung von Übergewicht ist es gleichgültig, ob pflanzliches oder tierisches Fett zugeführt wird. Ihre Energiegehalte unterscheiden sich nur unwesentlich.

## Nüsse, Samen

Der Energiegehalt von Knabbereien in Form von **Nüssen** und **Samen** ist in vielen Fällen oft größer, als erwartet. Trotzdem muß auf sie nicht ganz verzichtet werden. Sie sind nämlich gute Eiweißquellen, besitzen eine günstige Fettsäurezusammensetzung (hohe Anteile ungesättigter Fettsäuren), enthalten kein Cholesterin dafür jedoch Vitamin E.

▷ Deshalb ist gegen einen Verzehr in kleinen Mengen (z. B. in Salat) nichts einzuwenden.

## Obst, Gemüse

**Obst** und **Gemüse** sind wertvolle Lebensmittel in der menschlichen Ernährung und nicht zu ersetzen. Als wichtige Kohlenhydratträger enthalten sie in der Regel reichlich Ballaststoffe, Vitamine sowie Mineralstoffe. Zudem sind viele Obst- und Gemüsearten fett- und energiearm. Aber auch hier gibt es Sonderfälle. *Avocados* und *Oliven* sind sehr fettreich, ihre Fettqualität ist aber eher hoch einzuschätzen. Trotzdem handelt es sich hierbei um sehr energiereiche Lebensmittel, weshalb sie nur in mäßigen Mengen verzehrt werden sollten. Es spricht aber nichts dagegen, in unregelmäßigen Abständen eine *Avocadocreme* als Brotaufstrich zu verwenden oder *Oliven* im Salat zu verarbeiten.

▷ Salate und Rohkostgerichte sind ohnehin zu empfehlen. Sie bieten nicht nur die Möglichkeit naturbelassene Pflanzenöle einzusetzen, sie bieten auch den Vorteil, wenn als Dressing Magerjoghurt, Magerquark oder Buttermilch akzeptiert werden, erhebliche Energiemengen einzusparen.

Als Gemüse- und Obstmuffel tut sich der Durchschnittsbürger keinen Gefallen. Wenn die Forderungen nach einer höheren Ascorbinsäure- und Beta-Carotinzufuhr und der B-Vitamine erfüllt werden sollen, dürfen vegetabile Lebensmittel (hierzu gehört auch die *Kartoffel;* sie ist **kein** Dickmacher) in der täglichen Ernährung nicht fehlen. Gerade sie enthalten antioxidativ wirksame

Vitamine (Beta-Carotin, Vitamin C). Besonders *dunkelgrüne, tiefgelbe* und *rote Gemüse* sind gute Quellen für Beta-Carotin. Die meisten dunkelgrünen Gemüsesorten sind genauso wie Zitrusfrüchte auch viel ascorbinsäurereicher, wenn sie nicht zu lange gegart werden.
Ähnliches gilt für die B-Vitamine (vor allem Folsäure), die nachweislich den Homocysteinspiegel senken. Eine mit Obst und Gemüse angereicherte Diät scheint auch positive Wirkungen auf den Blutdruck zu haben. Vegetarier weisen in der Regel geringere Blutdruckwerte auf als Nicht-Vegetarier – nicht nur weil sie meist schlanker sind, sondern vermutlich auch, weil ihre Ernährung mehr Ballaststoffe enthält. Scheinbar sind in Obst und Gemüse auch sogenannte »bioaktive Substanzen« vertreten, welche die Wirkungen antioxidativ wirksamer Vitamine zu ergänzen scheinen.

▶ Deshalb ist es aus ernährungswissenschaftlicher Sicht nur zu begrüßen, wenn die Gemüse- und Obstmengen pro Tag wesentlich üppiger ausfallen (auf das drei- oder vierfache ansteigen) als es bis heute üblich ist.

Natürlich ist dieses Ziel nur dann zu erreichen, wenn entweder Obst oder Gemüse, am besten beides, bei jeder Mahlzeit verzehrt werden und reine Obst- bzw. Gemüsegerichte, z.B. als Zwischenmahlzeit die Speisekarte bereichern. Aber auch ein Stück rohes Obst oder Gemüse als Jause verfehlt nicht seinen Zweck.
Mit einer obst- und gemüsebetonten Ernährung lassen sich Zufuhren essentieller Vitamine erreichen, wie etwa die antioxidativ wirksamen, die selbst die Empfehlungen der DGE um ein mehrfaches übertreffen. Es wird wohl niemand ernsthaft bestreiten wollen, daß ein Salat aus Möhren, Paprika und Gurke sowie fein gehackter Walnuß und/oder Sonnenblumenkernen, angerichtet mit Essig/Öl-Marinade aus Weizenkeimöl und frischem Zitronensaft mit reichlich frischer Petersilie und anderen Kräutern verfeinert, gut schmeckt. Wenn dazu noch ein Stück Vollkornbrot (trocken oder belegt) verzehrt wird, ist jeder Hunger gestillt. Auch andere Lebensmittelkombinationen versprechen einen Vitaminstatus, der durchaus geeignet ist, den körpereigenen »Verteidigungsapparat« gegen die Wirkungen freier Radikale zu stärken. Steht eine weitere »Vitaminbombe« auf dem Speiseplan, wie z.B. ein Kartoffelgratin mit Broccoli, Champignons mit einer Tomatensoße, einem grünen Salat als Beilage und einer Aprikose oder Kiwi als Nachspeise, dürfte der individuelle Vitaminbedarf eines Menschen gedeckt sein (s. Anhang).

▶ Dies macht deutlich, daß ein Erreichen der geforderten Vitamindosen zur Prävention der KHK mit einer bewußten, d.h. einer frischkostreichen und vielseitigen Ernährung mit entsprechender Nahrungsmittelauswahl nicht ausgeschlossen ist.

Schon seit Jahren wird mit unterschiedlichem Erfolg versucht, den Zusammenhang zwischen Obst- und Gemüsekonsum und dem KHK-Risiko zu belegen. Nach derzeitiger Datenlage ist davon auszugehen, daß die Häufigkeit des Obst- und Gemüseverzehrs tatsächlich einen Einfluß auf den Gefährdungsgrad durch KHK ausübt. Karotten, grüne Gemüse und frische Früchte fallen in dieser Hinsicht besonders positiv auf.

- Je größer ihre Rolle im Speiseplan war, d. h. je mehr Obst- und Gemüseportionen verzehrt wurden, desto geringer waren die Zahl der KHK-Fälle. Eine Erklärung für diese Ergebnisse liegt unter anderm sicherlich in der höheren Vitaminzufuhr.

## Vollkorn-Nahrung

Vollkornnährmittel (Brot, Nudeln, Reis) sind in der menschlichen Ernährung ernährungsphysiologisch sehr wertvolle Lebensmittel. Dadurch, daß Vollkornprodukte alle Bestandteile des Korns (Ausnahme: Spelze = äußerste Schale eines Getreidekorns) enthalten, sind sie ausgezeichnete Lieferanten von Ballaststoffen, Vitaminen und Mineralstoffen. Deshalb sind sie als Sättigungsbeilagen oder als Hauptkomponente einer Mahlzeit geeignet. Die Energiewerte von Vollkornprodukten liegen meist geringfügig niedriger als ihre entsprechenden Weißmehlprodukte. Außerdem wirken sie durch ihren Ballaststoffgehalt als natürliche »Appetitzügler« und helfen so das Körpergewicht zu kontrollieren. Doch damit nicht genug. Einige vermögen sogar das im LDL transportierte Cholesterin zu senken. Einerseits läßt sich dieser Effekt auf eine verringerte Energiedichte der Mahlzeiten zurückführen, wobei gleichzeitig das Sättigungsgefühl früher eintritt, andererseits besteht die Möglichkeit, daß fett- und cholesterinhaltige Lebensmittel verlangsamt oder nur eingeschränkt resorbiert werden. Darüber hinaus heften sich – wie im ersten Teil des Buchs beschrieben – Gallensäuren an Ballaststoffe, so daß sie nicht per entero-hepatischem Kreislauf zur Leber zurückkehren können und ausgeschieden werden. Um den Verlust an Gallensäuren auszugleichen, wird die Cholesterinsynthese der Leber und die Aktivität der LDL-Rezeptoren angeregt, was in der Folge zu verminderten Cholesterinspiegeln im Blut führt.

- Somit erzielen diese unscheinbaren und oft verschmähten Ballaststoffe auf einfachste Weise Wirkungen, die durch kein Arzneimittel oder ungesättigte Fettsäuren erreicht werden.

## Konditorei-Produkte

Backwaren und Süßwaren (Torten, Kuchen, Kekse und Bonbons) sind im Rahmen einer Umstellung der Ernährungsweise, die der KHK vorbeugen soll, nur vertretbar, wenn nicht bereits Anzeichen erhöhter Blutfettwerte auszumachen sind. Besser ist es sie zu meiden. Sie sind typische »Kalorienbomben«, die verhältnismäßig wenig Vitamine aber ausgesprochen viel Energie enthalten, da zu ihrer Herstellung meist erhebliche Fett- und Zuckermengen sowie Eier verwendet werden.

## Knoblauch

Der Nutzen von Knoblauch zur Verhütung von Arteriosklerose und KHK wird schon seit langem vermutet. Aufgrund der großen Vielfalt seiner Inhaltsstoffe ist jedoch eine genaue Zuordnung der einzelnen Wirkstoffe im Knoblauch sehr schwierig. Zudem werden sie abhängig von der Zubereitungstechnik zu anderen Substanzen umgesetzt. Es besteht aber der Verdacht, daß sie ebenso wie bioaktive Substanzen atherosklerotische Prozesse bremsen können. Eventuell blockieren die Knoblauchinhaltsstoffe verschiedene Schritte der Cholesterinsynthese. Ferner senken sie die Triglyceridspiegel, hemmen das »Verkleben« der Blutplättchen und erweitern die Gefäße. Schwefelhaltige Substanzen im Knoblauch vermögen die Umwandlung der Arachidonsäure in Eicosanoide zu regulieren und als Antioxidans Radikale unschädlich zu machen. Trotz der ermutigenden Befunde ist die Datenlage noch zu unsicher, um den Verzehr von Knoblauch uneingeschränkt zu empfehlen. Stoffwechselgesunde Knoblauchliebhaber können allerdings weiterhin ihre Speisen mit der potentiell wertvollen Knolle »krönen«.

## Energiefreie Getränke

Gegen energiefreie Getränke (z. B. Mineralwasser, Tee) oder Gemüsesäfte ist zu jeder Tages- und Nachtzeit aufgrund ihrer Energiearmut bzw. ihres reichhaltigen Vitaminangebots nichts einzuwenden. Gemüsesäfte können durchaus zur Aufwertung von Suppen oder Soßen eingesetzt werden. *Obstsäfte* hingegen (inklusive naturreine) bieten aber ebenso wie *Colagetränke, Limonaden, Obstsaftgetränke* und *Fruchtnektare* wegen ihres meist sehr hohen Zuckergehalts keine Vorteile. Sie können einen erheblichen Beitrag zur Gesamtkalorienzufuhr leisten und wirken sich negativ auf das Sättigungsempfinden aus. Der Körper kann aus überschüssig zugeführtem Zucker vermehrt Triglyceride bilden, die als Körperfett eingelagert werden. Trotzdem sind Obstsäfte nicht vom Speiseplan zu verbannen. Für ihren Konsum bietet sich wegen ihres hohen Ascorbinsäuregehalts eine Kompromißlösung an.

- Für den Fall, daß diese Säfte mit Mineral- oder Leitungswasser im Verhältnis 1:1 gemischt und in Maßen getrunken werden, lassen sich erstrebenswerte Ascorbinsäurezulagen erreichen, ohne daß nennenswert negative Konsequenzen zu erwarten sind. Damit läßt sich auch die Erfüllung der KHK-präventiven Vitamin C-Zufuhrempfehlung von 150 mg pro Tag sehr leicht erfüllen. Diese sind schon in 300 ml Apfelsinensaft enthalten.

## Vitaminsäfte

Vitaminsäfte können zweifellos die Vitaminversorgung insgesamt verbessern. Wenn Vitaminsäfte den Speiseplan ergänzen sollen, ist ihr wohlüberlegter Konsum ratsam. Sie sind nämlich weder Durstlöscher noch ersetzen sie andere Fruchtsäfte. Bei ihrem Kauf ist auf einige Qualitätsrichtlinien zu achten, zumal teure Säfte im Vergleich zu billigeren nicht auf jeden Fall qualitativ hochwertiger sind. In vielen Fällen handelt es sich um Mehrfruchtsäfte, wobei die Auswahl der einzelnen Früchte sehr variabel ist. Jeder **Fruchtsaft** wird aus reifen, frischen oder kältebehandelten Früchten gewonnen. Ferner dürfen zu ihrer Produktion *Saftkonzentrat* (Saft, dem das Wasser entzogen wurde) und Fruchtmark (»flüssige Frucht«) verwendet werden. Durch den Fruchtfleischanteil werden die Säfte dickflüssiger als klare. Da sich die festen Anteile gerne am Boden absetzen, sollten sie vor dem Trinken geschüttelt werden. Nach dem Öffnen empfiehlt es sich, die Flasche möglichst gekühlt aufzubewahren und in wenigen Tagen zu verbrauchen, da einige Vitamine auf Sauerstoffkontakt empfindlich reagieren und Schaden nehmen. Außerdem unterliegen diese vitaminreichen Säfte einem zügigen Verderbnisprozeß, da der Zusatz von Konservierungsmitteln verboten ist. Meist wird das Produkt zur Sicherstellung seiner Qualität nach seiner Pasteurisierung (kurzzeitige Erhitzung über 82° Celsius) unter Luftabschluß in vorgewärmte Flaschen abgefüllt, verschlossen, und sofort gekühlt, so daß beim Öffnen ein typisches »Plopp« zu hören ist. Dies gilt als Beweis für dessen Unversehrtheit.

**Der Tip:** Da im Supermarkt das Öffnen der Flaschen nicht erlaubt ist, empfiehlt es sich, auf eine auf dem Deckel aufgeklebte Papierlasche oder einen Sprengring zu achten. Ist diese(r) nicht schadhaft, sollte auch die Ware enthalten, was das Etikett verspricht.

Manche Vitamine, vor allem Beta-Carotin, Pyridoxin aber auch andere Vitamine wie Ascorbinsäure und Vitamin E werden durch Lichteinwirkung zerstört. Deshalb ist unverständlich, daß manche Multivitaminsäfte noch in unvorteilhaften Weißglas- und nicht Braunglasflaschen angeboten werden. Ihr Vitamingehalt reduziert sich nämlich schneller mit zunehmender Lagerzeit.

Leider geben die Hersteller eine nicht einheitliche oder gar keine Trinkmengenempfehlung zur Deckung des Tagesbedarfs oder sie setzen die Vitamindosierung so niedrig an, daß mehr als 200 ml Saft pro Tag konsumiert werden muß, um den täglichen Vitaminbedarf zu decken. Dies macht sich einerseits am Geldbeutel des Verbrauchers bemerkbar, andererseits wird der Kunde möglicherweise überfordert, oder können Sie sich eben mal genau z. B. 280 ml Saft einschenken?

## Energiehaltige Getränke

Energiehaltige Getränke wie z. B. Milch-Obst-Mix-Getränke oder fettreduzierte Milch, Kaffee mit Milch, Gemüsesäfte und verdünnte Obstsäfte sollten nicht Bestandteil einer jeden Mahlzeit sein. Als Komponente jeder Mahlzeit würden sie einen beachtlichen Anteil zur täglichen Energiezufuhr liefern und nicht zur Sättigung beitragen, im Gegenteil.

## Kaffee

Wie schon beschrieben, kann unabhängig von der Mahlzeitenverteilung Mineralwasser aufgrund seiner Energielosigkeit ohne Beschränkung getrunken werden. Für Kaffee kann diese Empfehlung nicht pauschal gelten. Von verschiedener Seite wurde der Verdacht geäußert, daß Koffein und andere biochemisch aktive Inhaltsstoffe des Kaffees den Gesamtcholesterinspiegel anheben. Tatsächlich ließen sich für einige Substanzen, nicht jedoch zweifellos für Koffein, solche Wirkungen nachweisen. Nach dem bisherigen Stand der Forschung enthalten nur aufgebrühter (z. B. türkischer) Kaffee und Espresso relevante Mengen dieser cholesterinwirksamen Stoffe; Filterkaffee hingegen nicht. Diese werden scheinbar durch das Filtern zurückgehalten. Da in Deutschland zumeist gefilterter Kaffee getrunken wird, dürfte der Kaffeekonsum im Vergleich zu anderen Ernährungsgewohnheiten für die Entstehung und den Verlauf von Gefäßwandveränderungen eher von untergeordneter Bedeutung sein. Dennoch muß im Falle von ungesüßtem, schwarzem Filterkaffee (nicht aufgebrühter Kaffee) und möglicherweise auch bei Tee bei einer mengenmäßig hohen Zufuhr mit einem Anstieg des Cholesterinspiegels im Blut gerechnet werden, während bei mäßigem Konsum dieser Getränke keine oder nur geringe Auswirkungen zu erwarten sind. Dies trifft jedenfalls auf passionierte Kaffeetrinker zu. Bei nicht-koffeingewohnten Personen muß darauf hingewiesen werden, daß bereits die Koffeindosis einer Tasse Kaffee den Blutdruck erhöhen kann. Werden die gleichen Koffeinmengen wiederholt und regelmäßig eingenommen, bleiben die Effekte aufgrund einer Toleranzentwicklung aus.

## Alkoholkonsum

Der Konsum alkoholischer Getränke (Ausnahme: konzentrierter Alkohol, wie z. B. Schnaps) ist in kleinem Rahmen zu vertreten. Besser ist es jedoch auf diesen vitamin- und mineralstofflosen Energieträger, dessen Anteil an der Gesamtkalorienzufuhr meist unterschätzt wird, zu verzichten.

- Der Ausdruck »in kleinem Rahmen« soll so verstanden werden, daß jeweils zu den Hauptmahlzeiten ein **Glas Bier/Wein** vertretbar ist, sofern keine Alkoholproblematik vorliegt.
- Rotwein soll sogar vor Herzinfarkt schützen.

Der positive Effekt des Rotweinkonsums läßt sich vermutlich mit seinem Alkoholgehalt (er verzögert die Blutgerinnung) und seinen relativ hohen Anteilen an antioxidativ wirksamen sekundären Pflanzenstoffen erklären. Dies soll aber nicht darüber hinweg täuschen, daß Alkohol die Aufnahme und die Verwertung von Vitaminen beeinträchtigen kann und die Bildung freier Radikale fördert. Regelmäßiges Trinken führt zum Verlust des Appetits, was die Vitaminversorgung zusätzlich absinken läßt. Da die Forderung nach einer Alkoholabstinenz in der Realität sehr schwer zu verwirklichen ist, muß eindringlich auf die bekannten schädlichen Wirkungen (Suchtproblematik, Leberschäden und andere Krankheiten) des überhöhten Alkoholkonsums hingewiesen werden. Abgesehen vom hohen Energiegehalt alkoholischer Getränke mit seinen Folgen auf das Körpergewicht, sind sie *auf keinen Fall* ein geeignetes Mittel zur Vorbeugung der KHK.

**Der Tip:** Die gute Nachricht für alle jene, die lieber nüchtern bleiben wollen oder nicht bereit sind, eine KHK gegen einen Leberschaden einzutauschen, gibt es eine Ausweichmöglichkeit: Wahrscheinlich ist **roter Traubensaft** ebenso wie Rotwein geeignet, arteriosklerotische Prozesse an Gefäßwänden zu verhindern.

## Kochsalz-Konsum

Oft ist für das Entstehen eines hohen Bluthochdrucks neben anderen Einflußfaktoren (z. B. Körpergewicht, körperliche Aktivität) ein hoher Kochsalzkonsum verantwortlich.

- Heute sind sich die internationalen Experten einig, daß eine Kochsalzaufnahme von **6 g pro Tag** zur *Prävention einer Hypertonie* geeignet ist.

Die Feststellung dieser Zielgröße ist zwar löblich, die Umsetzung dieser Empfehlung ist aber nicht selten schwierig, da die Kochsalzgehalte der Nahrungsmittel nicht nur in den unterschiedlichen Lebensmittelgruppen erheblich variieren, sondern auch von Produkt zu Produkt.

Fleisch- und Wurstwaren, insbesondere geräucherte und gepökelte, sowie diverse Käsesorten weisen die höchsten Kochsalzgehalte auf. Diesen folgen andere industriell gefertigte Lebensmittel (z. B. Suppen, Fertiggerichte). Das heißt, daß eine Einschränkung des Konsums dieser Lebensmittelgruppen nicht unbedingt dramatische Folgen für die Lebensmittelauswahl haben muß und trotzdem die Kochsalzzufuhr stark reduziert werden könnte. Mit anderen Worten: mit der Praxis einer obst- und gemüsebetonten Ernährung, die industriell hergestellte Lebensmittel weniger berücksichtigt, ergeben sich automatisch Vorteile in puncto einer salzärmeren Nahrungsmittelauswahl.

Zusammenfassend läßt sich die Nahrungsmittelauswahl modellhaft etwa in Form eines Dreiecks darstellen. Als Basis zur Gestaltung einer vitaminreichen und relativ cholesterinarmen Ernährung dienen **wenig bearbeitete Getreideerzeugnisse, Sättigungsbeilagen** und **Brot** sowie **Gemüse** und **Früchte,** die durch kleinere Mengen **Leguminosen** und **Knabbereien** wie **Nüsse** ergänzt werden. Diese sollten ebenso wie **fettarme Milch** und **Milchprodukte** ihren festen Platz im täglichen Speiseplan haben. Als tierische Eiweißträger sind **Fisch** und **mageres Geflügel** zu bevorzugen, wohingegen **Fleisch** und **Eier** nicht öfter als **zwei Mal pro Woche** verzehrt werden sollten. Der Konsum von **Alkohol** läßt sich in der Realität kaum vermeiden. Kleinere Mengen sind vertretbar, auch wenn sein Konsum im Hinblick auf die Verhütung der KHK als problematisch zu betrachten ist. Im Gegensatz dazu läßt sich mit dem Bevorzugen **hochwertiger Koch-** und **Streichfette** in einem vernünftigen Rahmen sehr wohl ein Beitrag zur KHK-Prävention leisten.

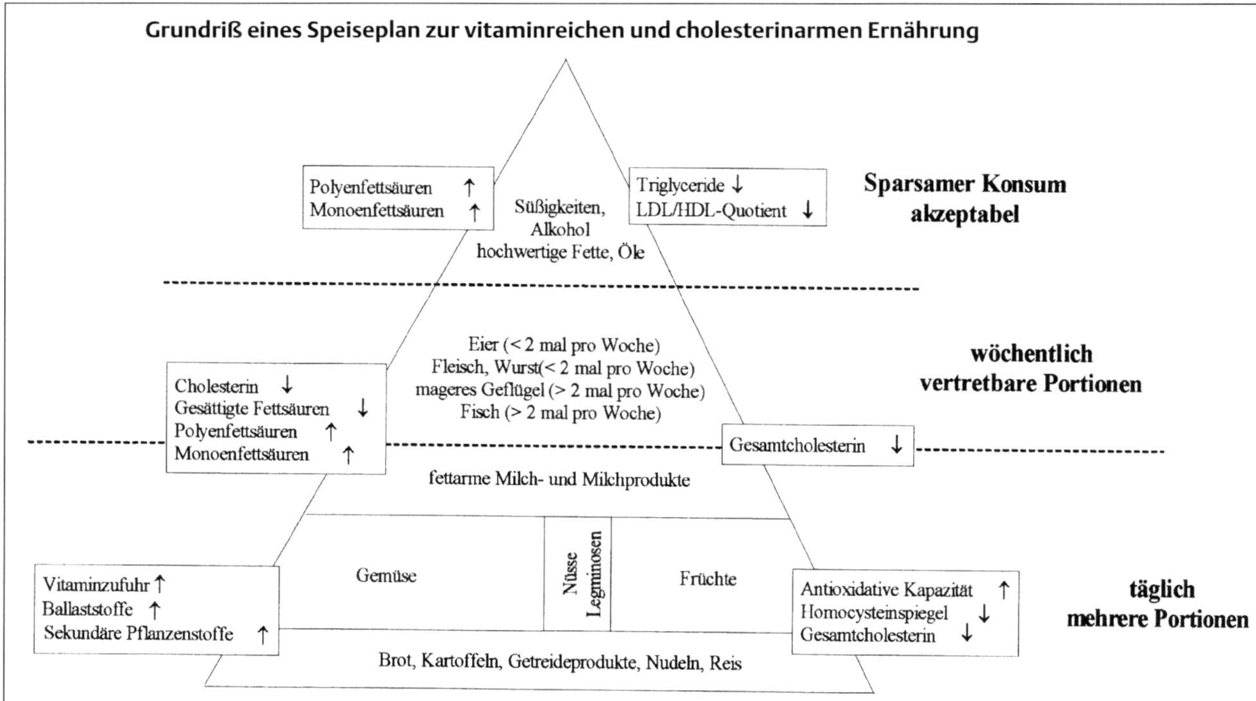
Grundriß eines Speiseplan zur vitaminreichen und cholesterinarmen Ernährung
Polyenfettsäuren ↑
Monoenfettsäuren ↑
Süßigkeiten,
Alkohol
hochwertige Fette, Öle
Triglyceride ↓
LDL/HDL-Quotient ↓
Sparsamer Konsum
akzeptabel
Cholesterin ↓
Gesättigte Fettsäuren ↓
Polyenfettsäuren ↑
Monoenfettsäuren ↑
Eier (< 2 mal pro Woche)
Fleisch, Wurst(< 2 mal pro Woche)
mageres Geflügel (> 2 mal pro Woche)
Fisch (> 2 mal pro Woche)
wöchentlich
vertretbare Portionen
Gesamtcholesterin ↓
fettarme Milch- und Milchprodukte
Gemüse
Nüsse
Leguminosen
Früchte
Vitaminzufuhr ↑
Ballaststoffe ↑
Sekundäre Pflanzenstoffe ↑
Antioxidative Kapazität ↑
Homocysteinspiegel ↓
Gesamtcholesterin ↓
täglich
mehrere Portionen
Brot, Kartoffeln, Getreideprodukte, Nudeln, Reis

**Abb. 51**

Für eine antiatherogene Ernährungsweise sprechen auch zwei entscheidende Argumente, die zunächst wahrscheinlich nicht jedem augenfällig sind:

1. Entgegen der weit verbreiteten Meinung, daß eine gesundheitsbewußte Ernährung mit »leeren Tellern« gleichzusetzen ist, wächst das Nahrungsvolumen (Nahrungsmenge) aufgrund der geringeren Energiedichte (der Energiegehalt der Speisen), so daß bei gleichem Nahrungsvolumen eine geringere Energiemenge aufgenommen werden kann und aufgrund des höheren Ballaststoffgehalts in der Folge das Sättigungsgefühl früher eintritt.
2. Im Gegensatz zum vermehrten Gemüseverzehr kann die Sättigung bei gesteigertem Obstverzehr unter Umständen weniger lange anhalten, doch das ist kein Nachteil. Dieses Eßbedürfnis kann durch Zwischenmahlzeiten befriedigt werden. Zwei Zwischenmahlzeiten (zweites Frühstück, Vesper) am Tag führen zu vermehrter Ausgeglichenheit des Stoffwechsels und lassen das Hungergefühl zu den Hauptmahlzeiten nicht so stark werden. Auf diese Weise dürften »Freßorgien« der Vergangenheit angehören und erfahrungsgemäß die Gefahr einer dauerhaft überenergetischen Ernährung ausschließen.

Besteht die Absicht Vitaminpräparate zur Optimierung der Ernährung einzusetzen, sind mehrere Aspekte zu berücksichtigen, welche die Kaufentscheidung beeinflussen sollten. Die **Darreichungsform** eines Vitaminpräparats (Trinkampullen, Pulver, Dragees, Granulat, Tabletten sowie Hart- oder Weichgelatinekapseln) hat erheblichen Einfluß auf die Qualität und den Preis des jeweiligen Produkts.

Am billigsten sind zwar **pulvrige Vitaminzubereitungen;** sie haben aber das Manko der relativ ungenauen Dosierung, was sich – sofern ein »Mehr« die Regel wird – negativ im Geldbeutel auswirken kann und somit ihr finanzieller Vorteil zumindest teilweise relativiert wird.

Diese qualitative Schwachstelle teilen sich **Vitaminpulver** mit **Granulaten,** auch wenn die Wirkstoffe in diesen Produkten besser gebunden sind und sich besser auflösen.

Der Nachteil der ungenauen Dosierung entfällt bei **Vitamintabletten** und **Dragees.** Diese Erzeugnisse enthalten die Wirksubstanzen in exakt bemessenen Mengen. Sie setzen ihr gesamtes Wirkstoffspektrum langsamer frei, was aus ernährungsphysiologischer Sicht nur als günstig zu bewerten ist (ein Überschreiten der Resorptionskapazität und/oder ein schnelles Absinken der Gewebespiegel eines bestimmten Vitamins wird unwahrscheinlicher). Im Unterschied zu Tabletten lösen sich Dragees erst im Magen auf. Ihre Inhaltsstoffe kommen auch nicht mit den Geschmacksnerven in Kontakt, weshalb der teilweise unangenehme Geschmack einiger Vitamine nicht wahrgenommen werden kann. Dieser führt in Einzelfällen nämlich zu Aversionen gegen bestimmte vitaminhaltige Nahrungsergänzungsmittel. Ein optimales Preis-Leistungsverhältnis bieten **Gelatinekapseln**. Sie sind relativ kostengünstig, ihre

Wirkstoffe bzw. ihre Wirkstoffgemische sind genau dosiert und geschmacksneutral. Sofern genaue Dosierungen eine untergeordnete Rolle spielen, empfiehlt sich der Griff nach einem **Pulver**. In der Regel ist jedoch eine genaue Dosierung wünschenswert.

Die Qualität eines Vitaminpräparats wird aber nicht nur durch die Darreichungsform, sondern auch nach seinem qualitativen und quantitativen **Wirkstoffgehalt** bestimmt. Deswegen ist das Lesen der Produktinformation auf der Verpackung, welche grundsätzlich lichtundurchlässig sein sollte (manche Vitamine sind lichtempfindlich), sinnvoll. Sie orientiert über die prozentuale Zusammensetzung des Präparats, gibt Aufschluß über die Vitamindosierung gemessen an den DGE-Empfehlungen und erteilt Auskunft über Inhaltsstoffe, die nicht in die Kategorie Vitamine fallen. Daneben enthält sie manchmal Regeln für eine optimale Nutzung des Präparats (z. B. Verzehrhinweise, Lagerung).

▷ Das richtige Verständnis der Produktinformation überfordert oft den Laien. Beispielsweise wird er ohne die hilfreichen Ratschläge einer wirklich kompetenten Fachkraft kaum den Unterschied und die Vorteile von freier Folsäure im Vergleich zu konjugierter Folsäure in einem Präparat verstehen oder das präventive Potential antioxidativer Vitamine erfassen können, von den jeweiligen Dosierungen ganz zu schweigen.

▶ Deshalb sollte dem Erwerb von Vitaminpräparaten **immer** eine eingehende Beratung durch einen Fachmann(frau) vorangehen, d. h. sie sollte durch eine Person erfolgen, die ihr Ernährungswissen nicht in »Crash-Kursen« oder per »Persilschein« erworben hat.

Diese »Pseudo-Experten« sind häufig in den unterschiedlichsten Institutionen, wie z. B. Schönheits- und Gesundheitsfarmen, Fitness-Studios oder ähnlichen Einrichtungen tätig. Am besten läßt sich ein sinnvolles und informatives Gespräch mit Angestellten einer Krankenkasse (Ernährungswissenschaftler bzw. Ökotrophologe) oder einer Apotheke führen. Die Produkte aus der Apotheke sind zwar zumeist etwas teurer als im Supermarkt, dafür kann der Apotheker aber ihre Fragen kompetent beantworten. Beratung kostet in unserer heutigen modernen Zeit eben Geld. Im Falle der Ökotrophologen im Sinne eines Ernährungswissenschaftlers liegt der Vorteil darin, daß dieser nicht unter Verkaufsdruck steht, was seine Vertrauensposition natürlich stärkt. Aber auch die Dienstleistungen dieser sachkundigen Personen werden von den Versicherten bezahlt. Beide Anlaufstellen werden die Ratsuchenden auf Wunsch auch mit Informationsmaterial versorgen, das sie schon aus beruflichen Gründen besitzen müssen.

| |
|---|
| Das A und O einer vitaminreichen und cholesterinarmen Ernährung (einer KHK-vorbeugenden Kostform) ist eine gezielte Nahrungsmittelauswahl. Ganz allgemein handelt es sich um eine obst- und gemüsebetonte Kostform, die wenig Fett und Zucker, aber viel Ballaststoffe, reichlich Vitamine, Mineralstoffe und Spurenelemente enthält. Sie zeichnet sich durch den Verzehr relativ magerer tierischer Lebensmittel aus, d. h. der Verbrauch an Fleisch und Wurst sowie deren Erzeugnisse ist eingeschränkt (ein- bis dreimal pro Woche, besser weniger) und fallen somit als Hauptlieferanten sog. »versteckter Fette« aus. Sie werden durch Wild, Geflügel, Meeresfrüchte und Fisch ersetzt. Diese sind gleichwertige Proteinquellen, aber meist cholesterinärmer und magerer oder sie enthalten größere Anteile ungesättigter Fettsäuren. Eier (Vollei) sollten aufgrund ihres Cholesteringehalts mit Zurückhaltung (2 Stück pro Woche) gegessen werden, sofern normwertige Cholesterinspiegel vorliegen. |
| Um der »Dreier-Regel« Rechnung zu tragen, bietet sich der Ersatz tierischer Fette gegen pflanzliche an. Deren sparsamer Einsatz sichert die Zufuhr größerer Mengen ungesättigter Fettsäuren, was sich positiv auf die LDL-Spiegel auswirkt und einen erheblichen Beitrag zur Vitamin-E-Bedarfsdeckung leistet. Bei der Auswahl von Koch- und Streichfetten ist ihr Transfettsäuregehalt und ihre Fettsäurezusammensetzung zu beachten. |
| Pflanzlichen Lebensmitteln kommt eine besondere Bedeutung zu. Obst und Gemüse ist meist sehr vitaminreich (Ascorbinsäure) und relativ fettarm. Je intensiv »farbiger« Obst und Gemüse ist, desto höher ist sein Beta-Carotingehalt einzuschätzen. Mit dem vermehrten Obst- und Gemüseverzehr und etwas Phantasie im Kochtopf lassen sich problemlos die zur KHK-Prävention vorgeschlagenen Vitaminzufuhren erreichen. Dies zeichnet sich nach der derzeitigen Datenlage ab. |
| Gegen den Verzehr kleinerer Mengen an Knabbereien (Nüsse) als »Null-Cholesterinträger« und wertvolle Eiweißlieferanten spricht nichts. Vollkornprodukte sind gegenüber Weißmehlerzeugnissen vorzuziehen. Sie enthalten nicht nur weniger Energie, sie sind zudem vitaminreich und vermögen über ihren Ballststoffreichtum Blutfettwerte zu senken. Typische Back- und Süßwaren können als »Kalorienbomben« vom Speiseplan weitgehend verbannt werden. Dies gilt auch für diejenigen Erzeugnisse, die aus Vollkornmehl hergestellt sind. |

| |
|---|
| Der Nutzen des Knoblauchs zur KHK-Verhütung ist bisher noch nicht wissenschaftlich belegbar. Der Verdacht, daß Inhaltsstoffe des Knoblauchs auf mehreren Ebenen in atherosklerotische Prozesse eingreifen, mag sich wohl in Zukunft bestätigen; dennoch reichen die Hinweise nicht aus, seinen Konsum uneingeschränkt zu empfehlen. Jedenfalls bestehen momentan keine Gründe, gesunden Knoblauchliebhabern ihre Vorliebe zu verbieten. |
| Der Konsum energiefreier Getränke und Gemüsesäfte ist wegen ihrer Energiearmut und ihres Vitaminreichtums zu begrüßen. Gegen einen maßvollen Umgang mit Obstsäften in verdünnter Form ist nichts einzuwenden. Ähnliches gilt für die Auswahl von Vitaminsäften zur Ergänzung der Vitaminzufuhr. Hier sind einfache Regeln zu beachten, die ihren Nutzen für den Verbraucher erhöhen und gleichzeitig unnötige »Finanzlöcher« im Portemonnaie des »Gesundheitsbewußten« vermeiden helfen. Für den Kaffeegenuß ist die derzeitige Datenlage noch undurchsichtig. Sie ordnet nur aufgebrühtem Kaffee eine cholesterinwirksame Rolle zu. Eventuell wird ein Teil seiner Inhaltsstoffe durch das Filtern entfernt, weshalb in der BRD der Kaffeekonsum im Hinblick auf atherosklotische Prozesse im Vergleich zu anderen Ernährungsfaktoren eher von untergeordneter Bedeutung ist. |
| Um die international anerkannten Grenzwerte für Kochsalzzufuhr zur Verhütung hoher Blutdruckwerte zu erreichen, ist eine Einschränkung des Verzehrs industriell hergestellter Lebensmittel empfehlenswert. Damit erwächst dem Verbraucher automatisch ein Nutzen im Hinblick auf eine salzärmere Ernährung. |
| Wenn die Ernährung durch Vitaminpräparate ergänzt werden soll, ist es ratsam, sich vor ihrem Erwerb bei einer sachkundigen Person gründlich zu informieren. Die Beratung ist schon deshalb sinnvoll, da sie das Verständnis der Produktinformationen erheblich erleichtert und »Ammenmärchen« über Vitamine bzw. Mißverständnisse aus der Welt schaffen hilft. |

## 7.3 Wie sollte ein gewöhnlicher Tagesmenüplan aussehen ?

Es ist grundsätzlich **nicht** notwendig, üppige Mahlzeiten zu verzehren, um sich ausreichend zu ernähren. Im Gegenteil, die im Alltag übliche Praxis, drei Mahlzeiten pro Tag zu essen – Frühstück, Mittagessen und Abendessen – berücksichtigt meist nicht die tägliche Leistungskurve des Menschen, so daß am Vormittag und Nachmittag »tote Punkte« auftreten können. In diesen Zwischenzeiten steht dem Körper nicht genügend Energie zur Verfügung. Wird dem Körper durch das regelmäßige Essen (4–6 Mahlzeiten) über den Tag genügend Energie angeboten, können diese zeitweiligen »Todzeitpunkte« umgangen und eine viel konstantere Leistungskurve erreicht werden. Die Zufuhr der Nährstoffe wird zwangsläufig in kleinere Portionen aufgeteilt, weshalb sich die Organe zu ihrer Verarbeitung mehr Zeit lassen können und schneller und regelmäßiger mit Energie versorgt werden. Dies wirkt sich nach aktuellem Wissensstand sowohl auf die körperliche und geistige Leistungsfähigkeit, als auch auf das Niveau der Cholesterinspiegel im Blut nur vorteilhaft aus.
Die Zufuhr zuckerbildender Kohlenhydrate steht mit dem Anstieg des Blutzuckerspiegels in direktem Zusammenhang. Diesen beantwortet der Körper mit einer schlagartigen und massiven Insulinausschüttung, die nach wenigen Minuten ihr Maximum erreicht. Diese Blutzucker- und Insulinkonzentrationsspitzen haben den »traurigen« Nebeneffekt, daß sie bei geringer körperlicher Aktivität eventuell den Fettansatz fördern. Mit der Aufteilung der Kohlenhydratzufuhr in mehrere »Häppchen« werden rasche Blutzucker- und Insulinspiegelerhöhungen vermieden, so daß Übergewichtige oder Personen mit einer Tendenz zu Übergewicht von diesem »Multi-Snack-System« am meisten profitieren dürften. Eine mögliche Begründung für die günstigen Folgen eines verkürzten Mahlzeitenrhythmus auf den Cholesterinspiegel könnte sich aus der Funktion des Insulins bei der Cholesterinbiosynthese ergeben und niedrigere Blutcholesterinwerte begründen.
Wenn die tägliche Mahlzeitenfrequenz wachsen soll, müssen sich im Gegenzug die Portionsgrößen pro Menü ändern. Dies bereitet dem Durchschnittsbürger häufig Schwierigkeiten, da Angaben zu Nahrungsmengen erfahrungsgemäß sehr abstrakt sind. Die wenigsten Normalbürger können sich unter Nahrungsportionen etwas Genaues vorstellen. Das gleiche gilt umgekehrt für die Angabe einer bestimmten Grammenge eines Lebensmittels. Wer weiß schon, was unter einer Portion Fleisch, Obst oder Gemüse zu verstehen ist, geschweige denn wie ein 150 g Schnitzel, 100 g Apfel oder Salat auf dem Teller aussehen? Hier ergeben sich grenzenlose Interpretationsspielräume, deren Wurzeln bis in die früheste Kindheit zurückreichen und entsprechend im Alltag umgesetzt werden. Hier kann das Wiegen von Lebensmitteln Abhilfe

schaffen, um sich einen Eindruck von den gewohnten und empfehlenswerten Portionsgrößen zu verschaffen. Selbstverständlich muß deshalb nicht prinzipiell jedes Lebensmittel extra abgewogen werden. Ein grober Überblick genügt (s. Anhang).

Was während dieser 4–6 Mahlzeiten gegessen wird, muß so aufgeteilt werden, daß der jeweilige tageszeitpunktabhängige Bedarf mit einem Menü gedeckt wird. Aus der Mahlzeiteneinteilung sollten aber keine Gesetze gemacht werden, da sich die Speisenfolge stets nach den Lebensumständen und Möglichkeiten des Einzelnen richten müssen. Es gibt wahrscheinlich Menschen, die sich wohler fühlen und denen es besser bekommt, wenn sie nicht unbedingt sechs Mahlzeiten pro Tag einnehmen, sondern fünf- oder nur viermal am Tag essen, dafür aber zwischen den Speisen größere Pausen einlegen. Andere essen wiederum nur dann, wenn sie auch wirklich ein Hungergefühl verspüren. Aus diesem Grunde ist eine strenge und starre Mahlzeitenverteilung nicht pauschal zu empfehlen. Sie muß eher aus der eigenen Erfahrung erwachsen. Manchmal ist der Anspruch nach einem häufigen Verzehr kleinerer Mahlzeiten in der modernen Arbeitswelt gar nicht zu erfüllen. Hier muß nach persönlichen Lösungsmöglichkeiten gesucht werden. Es gibt bei entsprechendem Willen genug Mittel und Wege, die dem Einzelnen durchaus genügend Spielraum lassen und sich in der Praxis bewährt haben, auch wenn sie zuerst ungewohnt sind. Letztlich heißt das, daß eine sinnvolle Aufteilung der Kalorienmenge und des Nahrungsvolumens in kleinere Portionen viele Vorteile bieten kann, die jedoch nur nutzbar sind, wenn sie auch in den Alltag passen. Mit dieser Kompromißlösung dürfte eine erfolgreiche Ernährungsumstellung am ehesten zu erreichen sein.

## Das Frühstück

▶ Das Frühstück sollte in zwei Mahlzeiten frühmorgens und am frühen Vormittag eingenommen werden und insgesamt ungefähr 30% des Tagesenergiebedarfs decken.

Normalerweise liegen die Energiegehalte des 1. Frühstücks bei 20% des täglichen Energiebedarfs, während das zweite Frühstück nur zu einem Drittel zur morgendlichen Energiezufuhr beiträgt. Wer aber schon frühmorgens nicht ein ausreichendes 1. Frühstück zu sich nehmen kann oder will, kann ruhig etwas weniger essen. Um dieses »Energieloch« aber zu stopfen, darf dann das zweite Frühstück opulenter und energiereicher ausfallen. Hierbei ist zu beachten, daß das zweite Frühstück nicht zu spät am Vormittag eingenommen wird, da sonst der Appetit für die Mittagsmahlzeit verloren geht.

Als Basis eines **1. Frühstücks** sind alle **Vollkorn-** oder **Knäckebrotarten** geeignet. Als Streichfett ist **hochwertiges Pflanzenfett,** das dünn aufgetragen wird, günstig. **Konfitüre, Marmelade** und **Honig** sind in Maßen als Brotaufstrich akzeptabel, **fettarme Käse-** oder **Wurstsorten** können als Brotbelag dienen. Natürlich können Sie auch das mit Fett bestrichene Brot beispielsweise nur mit Petersilie bestreuen, mit Tomaten -, Gurken- oder Bananenscheiben belegen und ein **mageres Milchprodukt** (Quark, Joghurt) verzehren. Wird im Milchprodukt Obst verarbeitet, wertet das die Mahlzeit noch auf. Ohnehin ist ein Stück Obst oder Gemüse als Bestandteil des Frühstücks begrüßenswert. Wenn keine hohen Cholesterinwerte vorliegen, sind auch **zwei weiche Eier pro Woche** zulässig. Wenn ein Ei zum Frühstück gegessen wird, ist der Verzicht auf Fleisch bei der Hauptmahlzeit vernünftig. An Tagen, an denen Fleisch- oder Wurstwaren auf dem Speiseplan stehen, ist der Verzehr eines Frühstückseis für **KHK-Gefährdete** so oder so nicht angemessen. Aber auch nur ein Müsli, Cornflakes oder – soweit es der persönliche Geschmack erlaubt – einen Frischkornbrei kann seinen Zweck zum Frühstück erfüllen. Hier bietet es sich sogar an, Obst oder Gemüse mitzuverarbeiten. Diese Möglichkeit spart erheblich Zeit. Wenn selbst dazu keine Zeit bleibt, tut es auch ein **Fertigmüsli.**

Als **2. Frühstück** bietet sich besonders rohes Obst oder Gemüse an. Obst kann auch mit Milchprodukten entweder als Salat oder als Joghurt-, Quark- oder Kefirspeise verzehrt werden. Aber auch ein Müsli in der Größenordnung einer Zwischenmahlzeit kann am frühen Vormittag gegessen werden. Dazu kann die gleiche Getränkeauswahl getroffen werden wie bei der ersten Mahlzeit des Tages.

## Die Mittagsmahlzeit

- ▶ Ebenso wie beim Frühstück ist eine Aufteilung der Mahlzeiten über den Mittag und Nachmittag sinnvoll, wobei das Mittagessen als Hauptmahlzeit des Tages etwa 30% des täglichen Energiebedarfs liefern sollte und am Nachmittag eine kleine Mahlzeit eingeschoben wird, die nur zu 10% den Tagesenergiebedarf deckt. Beide Mahlzeiten steuern somit 40% der erforderlichen Nahrungszufuhr bei.

Nun ist es aufgrund der persönlichen beruflichen Situation manchmal sehr schwierig, ein warmes Mittagessen zu sich zu nehmen. Deshalb lassen sich in einem bestimmten Rahmen auch hier Kompromisse schließen, auch wenn sie nicht gerade die ideale Lösung sind. Man kann nämlich, solange es nicht zur Regel wird, die Energiemengen über den Mittag und Nachmittag variieren,

d. h. wenn für eine anständige Mahlzeit keine Zeit bleibt, ist es vertretbar, in Ausnahmefällen zwei annähernd energiegleiche Gerichte in den Tagesmenüplan einzubauen.

▶ Das **Mittagessen** als Hauptmahlzeit des Tages sollte grundsätzlich vorwiegend aus **Gemüse** und **Obst** bestehen.

Eine ausgewogene Mittagsmahlzeit könnte als Vorspeise mit einer *Gemüsesuppe,* in vertretbarem Rahmen *Cremesuppen* (Sahne!), einem *Blatt-* oder *Rohkostsalat,* einem Stück *Obst* mit verschiedenen Füllungen (fettarmer Quark, Joghurt) oder mit Canapés (mit geeignetem Belag) beginnen. Bestandteil des Hauptgangs kann *mageres »rotes« Fleisch* sein, günstiger ist es jedoch, wie bereits oben beschrieben, andere tierische Proteinquellen zu nutzen.

**Der Tip:** Als Grundregel sollte die Fleischration im gegarten Zustand aber durchweg nur halb so groß sein wie die zubereiteten Gemüseportionen und Sättigungsbeilagen *(Vollkornreis, Vollkornnudeln, Kartoffeln).*

Wenn diese Faustregel eingehalten wird, wird mancher erstaunt sein, wie das Nahrungsvolumen auf dem Teller wächst. Als Alternativen bieten sich *Eintöpfe, Reis-, Nudel-* oder *Kartoffelgerichte* (Aufläufe, Gratins, Pfannenmischgerichte usw.) an, bei denen Gemüse als Hauptbestandteil dient. Ihrem phantasievollen Einsatz sind keine Grenzen gesetzt.

Um ein Beispiel zu nennen:

**Hackfleischsoßen** lassen sich hervorragend mit Gemüse oder natürlich geschmacksabhängig, auch mit Obst strecken. In dieser Hinsicht geben die asiatische und mediterrane Küche ausgezeichnete Vorbilder ab. Sahne- oder Vollfettkäsesoßen oder legierte Soßen können bei grenzwertigen Blutfettgehalten getrost von der Speisekarte genommen werden oder durch nur kleine Kniffs energieärmer zubereitet werden.

◀◀ **Eiergerichte** (Soufflés, Omeletts, Eierkuchen und Crêpes) sollte bei hohen Cholesterinspiegeln gemieden werden. In anderen Fällen sollte nur ein Eigelb pro Portion verwendet werden und stattdessen mehr Eiklar dazu.

Als **Nachspeise** eignen sich *Obstgelees, -sorbets, fettarme Obstpuddings, Kompott* oder und andere Obstgerichte genauso wie *rohes Obst,* aber nur beschränkt Crémes (Eier!).

▶ Es muß darauf geachtet werden, daß die Nachmittagsmahlzeit nicht nur aus Back- oder Süßwaren besteht!

Sie haben unabhängig davon, ob sie aus Vollkornprodukten hergestellt sind oder nicht, meist eine hohe Energiedichte (viele Kalorien), so daß einmal bei geringerem Volumen ihr Sättigungswert eher geringer einzustufen ist. Weiterhin besteht die Gefahr, daß die empfohlene Energiemenge über Mittag und Nachmittag sehr leicht überschritten werden kann.

▶ Vorzuziehen sind deshalb entweder *rohes Obst* oder *Gemüse, Fruchtcocktails, Gemüsesalate* mit *Vollkornbrot* als Beilage oder ein *belegtes Brot.*

## Das Abendessen

Das Abendessen sollte am **frühen Abend** verzehrt werden, sonst ist der Verdauungstrakt (Verdauungsorgane) bis in die Nacht mit Verdauungsarbeit ausgelastet, was nicht unbedingt die Nachtruhe fördert und zu mangelndem Appetit am Morgen führen kann. Der Energiegehalt darf 30% des Tagesenergiebedarfs nicht überschreiten. Es bleibt jedem selbst überlassen, ob er das Abendbrot wiederum in eine kleineres Abendessen (20% des Tagesenergiebedarfs) und eine Spätmahlzeit (10% der täglichen Energiezufuhr) aufteilt oder den Restenergiebedarf des Tages mit nur einer Mahlzeit deckt. Gleichgültig, ob diese Mahlzeiten warm oder kalt genossen werden, wichtig ist vor allem die Einhaltung der jeweiligen Tagesenergiemenge.

Für die Zusammenstellung des warmen Abendessens gelten die gleichen Regeln wie für das Mittagessen, d. h. Gemüse und Obst sollten die Nahrungsmittel der ersten Wahl sein. Es empfehlen sich schnell zubereitete *»Mini-Mittagessen«* ohne Vor- oder Nachspeise [kleine Brotgerichte (z. B. überbackener Vollkorntoast) oder kleine Kartoffelgerichte (z. B. Quarkkartoffeln)], Eintöpfe, Aufläufe usw., wobei als Gemüsebeilage immer ein Salat oder eine Rohkostplatte paßt. Wird hingegen eher ein kaltes Abendbrot bevorzugt, kann zur Brotmahlzeit (Vollkorn) Gemüse entweder roh oder zubereitet als einfacher Blatt- oder Gemüsesalat, eine Salatplatte, ein Reis- , Nudel- , oder Kartoffelsalat serviert werden. Da Obst wegen seines natürlichen Zuckergehalts relativ energiereich ist, sollte nur eine kleinere Menge Obst anstelle von Gemüse Bestandteil der Abendmahlzeit sein.

Falls eine Spätmahlzeit unbedingt in den täglichen Speiseplan aufgenommen werden muß, darf ihr Energiegehalt keinesfalls den gesetzten Rahmen des Tagesenergiebedarfs sprengen, sonst wird der Grundstein für Übergewicht gelegt. Deshalb darf es nur aus einem energiearmen Gericht bestehen. Ein Rohkostsalat (Gemüse), ein Stück rohes Gemüse, eine Quark- oder Joghurtspeise, ein Milch-Mix-Getränk sind im allgemeinen ausreichend.

◀◀ Nach der Spätmahlzeit sollten keine energiehaltigen Getränke (dies betrifft im besonderen alkoholische Getränke) oder energiereiche Lebensmittel (Chips, Flips, geröstete Erdnüsse, Schokolade usw.) verzehrt werden. Gerade sie können bei entsprechender Menge die Basis einer überenergetischen Ernährung sein, die ungewollt zu beträchtlichen Gewichtszunahmen führen kann.

Die Anweisungen zu den jeweiligen Mahlzeiten zeigen, daß die Leitgedanken zur vitaminreichen und cholesterinarmen Ernährung ohne große Probleme in die Praxis umzusetzen sind. Sie zeigen, daß ihre Anwendung einem nicht gleich die Lust am Essen verderben muß. Es empfiehlt sich daher zumindest für »Anfänger«, seinen Menüplan nach einem guten Kochbuch auszurichten oder an Kochkursen von Krankenkassen teilzunehmen. Selbstverständlich können eigene Vorlieben und Erfahrungswerte – natürlich entsprechend der geschilderten Ernährungsrichtlinien – eingebracht werden. Dies hilft die Kost wohlschmeckend, abwechslungsreich und nach eigenen Vorlieben zu gestalten.

**Aus ernährungswissenschaftlicher Sicht ist es zweckmäßig, die gesamte Nahrungsmenge pro Tag nicht nach der heute im Normalhaushalt gängigen Praxis (3 Hauptmahlzeiten pro Tag) einzunehmen, sondern anstelle dessen 4–6 Mahlzeiten pro Tag einzuplanen. Damit werden die Nahrungsmengen entsprechend dem Bedarf des Organismus angepaßt. Das heißt, vormittags und nachmittags werden zusätzlich kleine Mahlzeiten eingeschoben, die aber nur 5–10% des gesamten Energiebedarfs decken sollen. Dadurch sind »Energielöcher« zu diesen Zeiten leichter zu überbrücken, sog. »Freßanfälle« zumeist ausgeschlossen.**
**Das energiereichste Menü (40% des Tagesenergiebedarfs) ist der Mittagszeit vorbehalten, während die Hauptmahlzeiten morgens und abends nur 30% der benötigten Tagesenergiemenge liefern sollen. Der variable Tages-Menüplan muß so angelegt sein, daß er in die Lebensumstände paßt. Hier ist Ideenreichtum am Kochtopf gefragt. Die beschriebenen Tricks sollen nur als Anhalt dienen, sie berücksichtigen die Forderung nach dem Verzehr wachsender Gemüse- und Obstmengen im täglichen Speiseplan.**

## 7.4 Regeln und Tips für die Zubereitung der »antiatherogenen Kostform«

Wenn darauf Wert gelegt wird, fett- und cholesterinarm sowie vitaminreich zu speisen, ist nicht nur von Bedeutung was sie essen wollen, sondern auch, wie sie die einzelnen Lebensmittel zubereiten. Die **Zubereitung** führt jedoch zu erwünschten (Geschmack, hygienische Beschaffenheit, erhöhte Verdaulichkeit) wie auch zu unerwünschten Veränderungen der Lebensmittel (Mineralstoff- und Vitaminverluste), die sich nun nicht ganz umgehen lassen. Der Einfluß dieser negativen Effekte richtet sich nach folgenden Faktoren:

❶ Herkunft, Art und Sorte der Lebensmittel
❷ Lagerung (Aufbewahrung) der Lebensmittel
❸ Art der Vorbereitungstechniken
❹ Gartechniken (Garzeit, Gartemperatur und Gargrad)

Die meisten von Supermarktketten und großen Kaufhäusern angebotenen Lebensmittel unterscheiden sich oft erheblich in ihrer Qualität. Dies trifft im besonderen auf Obst und Gemüse zu. Der Konsument wird wenig oder gar nicht informiert, woher das Produkt stammt. Bis auf das Herkunftsland ist beim Einkauf nichts über den Erzeuger, die Anbautechnik, den Transport oder die Lagerung zu erfahren. Gerade diese Informationen haben aber erhebliche Bedeutung für den Vitamingehalt von Obst und Gemüse.

▷ Deshalb lohnt sich ganz bestimmt der Einkauf in einem Naturkostladen, der meist Obst und Gemüse aus kontrolliert ökologischem Anbau anbietet.

Bei diesen Produkten wird schon bei ihrer Erzeugung Wert auf Qualität gelegt. Das heißt aber nicht, daß diese Lebensmittel auf jeden Fall höhere Vitamingehalte aufweisen müssen. Beispielsweise richtet sich der Vitamingehalt von Obst und Gemüse, wie bei jedem anderen natürlichen Lebensmittel auch, nach dem Erntezeitpunkt, so daß je nach Jahreszeit bei den gleichen Lebensmitteln erhebliche Unterschiede in ihren Vitaminkonzentrationen (bis zum fünffachen) auftreten können. Die Fruchtsorte hat ebenso Einfluß auf das Vitaminvorkommen. Beispielsweise sind bei verschiedenen Apfelsorten Unterschiede in den Ascorbinsäuregehalten feststellbar, welche an die 300%-Grenze reichen. Der Vitaminreichtum von Lebensmitteln ist also abhängig von einer Reihe von Bedingungen, die der unkundige Verbraucher nur schwer fassen kann.

▶ Deshalb sei jedem angeraten, der sich mit vitaminreichen Lebensmitteln versorgen will, das Obst und Gemüse jahreszeitlich orientiert zu konsumieren, d. h. Obst und Gemüse nach Saison in seinem Speiseplan zu verwenden.

- Im Winter sind dies Wintergemüse (alle Kohlarten und Wurzelgemüse),
- in der wärmsten Jahreszeit Tomaten, Paprika, Gurken und andere Sommergemüsesorten.

Wer sich genau informieren will, zu welchen Monaten für bestimmte

Obst- und Gemüsesorten die Haupternte ist und am günstigsten zu erwerben sind, kann diese Auskünfte aus Broschüren des AID-Verbraucherdienstes (Bonn) erhalten.

Die unsachgemäße Lagerung von frischem Obst und Gemüse führt in relativ kurzer Zeit zu erheblichen Vitaminverlusten, die sie als reiche Vitaminspender unbrauchbar machen. Schon bei kurzfristiger Lagerung dieser pflanzlichen Lebensmittel im Kühl- oder Gefrierschrank, in der Vorratskammer oder im Keller sind erhebliche Vitamin-Verluste zu erwarten.

- Dieser Vitaminschwund ist im allgemeinen größer, je höher die Lagertemperaturen und die Lagerzeiten sind. Besonders drastisch sind die Vitamineinbußen bei Blattgemüsen (Salate, Spinat) aber auch bei Bohnen, Grün- und Blumenkohl, Tomaten, Gurken, Paprika, Erbsen, Lauch usw. Deshalb sollten diese Gemüsesorten möglichst schnell nach dem Einkauf verzehrt werden.

Mit dem Eintritt des Welkprozesses sind die Vitaminverluste erkennbar. Dies gilt besonders für Ascorbinsäure und Carotinoide. In diesem Fall sind die Abbauprozesse am »Vitaminschatz« aber schon längst im fortgeschrittenen Stadium.

Diesen qualitätsmindernden Abläufen in pflanzlichen Lebensmitteln kann ausgewichen werden, wenn auf Tiefkühlkost zurückgegriffen wird.

- Tiefgekühlte Lebensmittel sind nahezu mit erntefrischem Obst- oder Gemüse gleichzusetzen.

Eine **Ausnahme** stellt der **Ascorbinsäuregehalt** der tiefgekühlten Nahrungsmittel dar. Er ist nämlich geringer, wohingegen der Beta-Carotin-Gehalt fast völlig erhalten bleibt. Vor der Tiefkühlung werden die Lebensmittel blanchiert (kurzes Eintauchen in heißes Wasser) bzw. sterilisiert. Da es sich bei diesen Konservierungsverfahren um Vorbereitungsmethoden zur Tiefkühlung handelt, die mit feuchter Hitze arbeiten, verringert sich hierbei der Vitamingehalt. Die weiteren Vitaminabbauprozesse sind nach dem Gefriervorgang dann deutlich langsamer als bei frischem Obst und Gemüse (je tiefer die Temperatur, desto geringer der Vitaminschwund). Vor dem Tiefkühlungsprozeß enthalten die Nahrungsmittel aber auch niedrigere Vitaminkonzentrationen als frische Vegetabilien. Dennoch stellt Tiefkühlobst bzw -gemüse eine Alternative zu frischen pflanzlichen Lebensmitteln dar, da diese teilweise lange Transportwege hinter sich haben, bevor sie in den Regalen der Geschäfte käuflich zu erwerben sind.

Auch die **Art der Vorbereitung** (Waschen, Zerkleinern) beeinflußt den Vitamingehalt pflanzlicher Lebensmittel. Das kurze Waschen von rohem unzerkleinertem Obst und Gemüse wirkt sich kaum nachteilig auf die Vitamingehalte der pflanzlichen Lebensmittel aus. Anders hingegen ist das lange Stehen dieser Nahrungsmittel in Wasser zu bewerten. Hier können je nach Obst- und Gemüseart sowie Zerkleinerungsgrad ganz beachtliche Verluste auftreten. Deshalb sollten generell pflanzliche Lebensmittel erst nach dem

Waschen in die verzehrfertige Form gebracht werden. Durch das Zerkleinern (schneiden, quetschen, reiben oder mixen) wird nämlich beispielsweise der enzymatische Ascorbinsäureabbau beschleunigt. Je kleiner die Nahrungsmittel geschnitten sind, desto massiver laufen diese Vorgänge ab und umso größer sind die Ascorbinsäureverluste. Hier läßt sich durch die Zugabe von Zitronensaft oder Essig aber Abhilfe schaffen. Sie verzögern die Ascorbinsäureabbauprozesse.

**Der Tip:** Das zerkleinerte Gemüse oder Obst, das für die Zubereitung von Salaten bestimmt ist, sollte daher *direkt nach dem Zerkleinerungsvorgang* mit **Zitronensaft** oder **Essig** vermischt und möglichst in großen mundgerechten Stücken angeboten werden.

Um gesundes Essen (fett- und cholesterinarm, vitaminreich) auf den Tisch zu bringen, sollte auch darauf geachtet werden, richtige Zubereitungsarten für die Herstellung der Mahlzeiten zu wählen.

▶ Grundsätzlich sind **»rein fettige«** Zubereitungsmethoden (Braten, Frittieren) aus ärztlicher und ernährungswissenschaftlicher Sicht nur dann zu vertreten, wenn der jeweilige Gesundheitszustand es zuläßt und als Fettquellen hochwertige Pflanzenöle verwendet werden, um das Fettsäuremuster zu optimieren.

**Der Tip:** Als vorbeugende Maßnahme erscheint es zweckmäßig, sich nicht täglich für ein Garverfahren zu entscheiden, welches auf einem zusätzlichen Fettzusatz beruht, sondern das Gargut im eigenen Fett (verstecktes Fett) garen läßt.

Deshalb sind bis auf das Frittieren trockene Garverfahren wie Braten, Grillen oder Schmoren aber keineswegs völlig ungeeignete Garmethoden.

- Die Zubereitung von »rotem Fleisch« gelingt am besten in einer beschichteten Pfanne.
- Bei einer herkömmlichen Pfanne genügt das vorherige Einstreichen von Fett mit einem Backpinsel oder das Einölen mit einem sauberen Tuch. Das hilft Fettmengen zu sparen und wirkt sich überhaupt nicht abträglich auf den Geschmack aus.

**Der Tip:** Noch besser ist es, das Gargut ohne Fettzusatz in nur minimaler fettfreier Flüssigkeit *(Zitronensaft, Gemüsesaft, Gemüsebrühe)* zuzubereiten. Doch dafür ist eine geübte Hand notwendig. Um ein Anhaften bzw. Anbrennen zu verhindern, muß man zunächst bei hoher Hitze arbeiten und später die Hitzezufuhr reduzieren. Das Fleischstück oder Gemüse muß häufiger gewendet werden. Warten sie jedoch mit dem Wenden von Fleisch bis das Fleischeiweiß geronnen ist, dann löst sich das Fleischstück von alleine ab. Anderenfalls reißt die Fleischfaser auf, das Fleisch wird trocken. Eventuell sollte zusätzlich in kleinen Mengen fettfreie Flüssigkeit zugeführt werden.

- Besser läßt sich Fleisch statt in der Pfanne im Backofen bräunen.
- Das Grillen oder Braten (ohne Fettzufuhr) kann ebenso auf einem Rost in

trockener Heißluft gelingen. Versteckte Fette können so aus dem Fleischstück entweichen und nicht wieder ins Fleisch eintreten.

- Auch hier gilt, zunächst den Garvorgang bei hohen Temperaturen beginnen, das Gargut kross anbraten und dann bei niedrigeren Temperaturen »weiterfahren«. Hier zeigt sich, wieviel verstecktes Fett in Fleisch enthalten sein kann.
- Das ausgetretene Fett sollte abgeschöpft und nur teilweise über das Fleisch gegossen werden.
- Vorteilhafter ist es natürlich, das Fett gar nicht über die Fleischportion zu geben. Die meisten Köche werden entgegenhalten, das Fleisch würde austrocknen. Doch dem kann entgegengewirkt werden, wenn man während des Kochprozesses fettfreie Flüssigkeiten über das Brat-/Grillgut gibt.
- Ungebräuntes Fleisch kann ohne Fettzugabe in *Aluminium-* oder *Bratfolie* zubereitet werden. Bei der Verwendung von Bratfolie ist es jedoch ratsam entweder wenig Flüssigkeit zu zugeben oder wasserreiches Gemüse im Bratschlauch (Paprika, Tomate, Kartoffeln usw.) bzw. Suppengemüse mitzugaren.

**Der Tip:** Das Bratgut sollte nicht direkt nach dem Garprozeß angeschnitten werden, sondern erst nach ungefähr 5 Minuten (Braten nicht im Ofen lassen), der restliche Bratensaft läuft dann aus. Dadurch wird das Fleisch nicht trocken, unnötige Fettzufuhren werden gespart.

- Eine besondere Geschmacksnote erhält das Brat-/ Grillgut, wenn es vor oder während des Bratvorgangs mit einer Mischung aus cremig gerührten Quark mit feingehackten Kräutern bestrichen oder gefüllt wird. Diese Möglichkeiten können auch bei anderen Bratstücken (Fisch, Geflügel, Wild usw.) angewandt werden.

Das **Schmoren** ist ein Mischgarverfahren, das sich aus Braten und Dünsten zusammensetzt. Es eignet sich für Fleisch mit grober Faser und für Bratenstücke. Hier ist ebenso wie bei den beiden anderen trockenen Garverfahren auf einen sehr sparsamen Umgang mit Fett zu achten. Es empfiehlt sich wiederum der schon angesprochene Trick:

▶ Nach dem scharfen Anbraten die Hitzezufuhr reduzieren und fettfreie Flüssigkeit nachgießen. Wenn der ausgetretene Bratensaft als Soße serviert wird, sollte mit einem Küchenkrepp der Fettanteil abgesaugt werden.

Unter den Garverfahren mit feuchter Hitze sind zur Erhaltung der Vitamine das **Kochen** und **Pochieren** (Garziehen lassen in siedendem Wasser) wenig geeignete Zubereitungsarten. Bei beiden Garmethoden wird viel Wasser verwendet, das die Lebensmittel bedeckt und allseitig umspült, woraufhin ein Großteil der Vitamine und Mineralstoffe ausgewaschen wird. Dies gilt auch für die nicht hitzempfindlichen Vitamine, die dann trotzdem durch das Wegschütten des Wassers nach dem Garprozeß verlorengehen. Vitaminverluste können also auch auftreten ohne daß Zerstörungsprozesse im Nahrungsmittel selbst stattfinden. Die zur Farberhaltung übliche Abschreckung mit Eiswasser

(z. B. Bohnen) nach dem Kochen hat vielleicht einen ästhetischen Effekt, vergrößert aber nochmals den Vitaminschwund, so daß dieses Verfahren für die Herstellung vitaminreicher Speisen nur Nachteile mit sich bringt. Farbveränderungen beim Kochvorgang sind normal und sollten akzeptiert werden. Was nützt die schönste Farbe, wenn die Gesundheit darunter leiden muß ?

**Dämpfen** und **Dünsten** sind die vitaminschonendsten Garungsarten, da sie die Nahrungsmittel in wenig Wasser gar werden lassen. Beim **Dämpfen im Dampfdrucktopf** wirkt nur Wasserdampf auf das Gargut ein. Wasser selbst kommt mit den zu garenden Lebensmitteln nicht in Berührung. Damit ist der Übertritt von Vitaminen und Mineralstoffen ins Wasser ausgeschlossen, ein Auslaugen von Lebensmitteln unmöglich. Trotzdem kommt es zu Vitaminverlusten, die im Vergleich zum Dünsten eher geringer einzuschätzen sind. Wahrscheinlich basiert dieser Vorteil auf den kürzeren Garzeiten.

Das **Dünsten** von Gemüse und Obst sollte immer in **geschlossenem Topf** erfolgen, da Vitamine nicht nur durch Hitze oder Lichteinwirkung, sondern auch durch den in der Luft enthaltenen Sauerstoff Schaden nehmen können. In pflanzlichen Lebensmitteln sind nämlich Enzyme enthalten, die in Anwesenheit von Sauerstoff aktiv werden und Vitamine abbauen.

**Der Tip:** Um diese Enzyme möglichst rasch und effektiv zu zerstören, sollte das Gargut in das bereits kochende Wasser gegeben werden. Dadurch kann der ernährungsphysiologische Wert gesteigert werden, da bereits in der »Ankochphase« große Vitaminverluste eintreten. Sollte beim Dünsten etwas Garflüssigkeit übrig bleiben, sollte diese bei der Herstellung eines Menüs weiterverwendet werden. Das gilt natürlich auch für das Kochwasser bei Nudeln. Beispielsweise eignet sich diese Flüssigkeit hervorragend für das Herstellen von Soßen.

Die **Garzeit** von Eßwaren richtet sich vorzugsweise nach der Temperatur im Lebensmittel und dem erwünschten Gargrad ab. Die Feststellung des Garzustands ist meist ein persönlicher Eindruck, der sich nach subjektiven Empfindungen und Erwartungen richtet. Dementsprechend können höchst unterschiedliche Gargrade festgelegt werden. Da mit zunehmender Garzeit auch die Vitamingehalte abnehmen, ist es sinnvoll die Zubereitungsphasen kurz zu halten und das Gargut »knackig« zu servieren. Zerkochtes Gemüse ist meist geschmacklich unattraktiv, der Vitamingehalt der Lebensmittel geht verloren. Abschließend sollen noch ein Paar hilfreiche praktische Tips angeführt werden:

| |
|---|
| • Verwenden Sie bei der Zubereitung Ihrer Speisen frische Kräuter. Diese lassen jedes Gericht geschmackvoller werden. Machen Sie jedoch nicht den Fehler sie mitzukochen, sondern geben sie die Kräuter kurz vor dem Servieren zu. |
| • Bevor Sie Fleisch braten, schneiden sie alle sichtbaren Fettanteile weg. Damit fällt es Ihnen von vorne herein leichter, unnötige Fettmengen einzusparen. |
| • Von der Verwendung von Panaden für die Geschmacksaufwertung des Garguts ist abzusehen. Panaden verhindern nämlich den Austritt von versteckten Fetten aus dem Gargut. |
| • Denken Sie bei den Portionsgrößen von Fleisch daran, daß es während des Garprozesses ungefähr ein Drittel seines Rohgewichts verliert. |
| • Entfernen Sie bei Geflügel alles sichtbare Fett und die Haut. |
| • Bei Dosenfisch das Öl vor dem Verzehr abtropfen lassen. |
| • Bei Backrezepten aus normalen Kochbüchern lassen sich die angegebenen Zuckermengen um ein Viertel reduzieren, ohne daß irgendwelche geschmacklichen Nachteile daraus resultieren. |
| • Erhitzen sie kaltgepreßte hochwertige Öle (z. B. Olivenöl) nicht zu stark, am besten gar nicht. Sie enthalten einen hohen Anteil ungesättigter Fettsäuren und Vitamin E. Diese würden durch große Hitze zerstört. |

Die Umsetzung der »antiatherogenen Kostform« in die Praxis endet nicht etwa bei der Nahrungsmittelauswahl, sondern erfordert sowohl Kenntnisse in der Lebensmittelkunde als auch Geschick und Erfahrung am Kochtopf. Die Herkunft, Art und Sorte von Lebensmitteln sowie deren Lagerung sind ebenso ausschlaggebend wie die Vorbereitungs- und Gartechniken. Eine Entscheidungshilfe für den Lebensmitteleinkauf von Obst und Gemüse sollte ihre Angebotsform und die Jahreszeit sein. Meist haben Lebensmittel, die in Kaufhäusern feilgeboten werden, lange Transportwege hinter sich. Beim Transport ist die Gefahr großer Temperaturschwankungen oder Verletzungen der Frucht nicht ausgeschlossen. Desweiteren sind nicht der Jahreszeit entsprechendes Obst und Gemüse in Gewächshäusern mit allerlei ausgefeilten Tricks gezogen, die zwar ihre Reifung ermöglichen, ihren normalen Vitamingehalt aber nicht erreichen lassen. Ihr Vitamingehalt ist aber auch von den Lagerbedingungen und der jeweiligen Obst- und Gemüsesorte abhängig. Hierbei können erhebliche Verluste in den Vitamingehalten auftreten.

Für die Vorbereitung und die Garmethoden gilt grundsätzlich: je kleiner der Zerkleinerungsgrad der verzehrsfertigen Lebensmittel, je kürzer die Kontaktzeit mit Wasser bei der Vorbereitung und Garung, desto geringer ist der Vitaminverlust. Deshalb eignen sich besonders Vorbereitungstechniken (kurzes Waschen) und Garverfahren, die mit wenig Wasser auskommen (dünsten und dämpfen), zur Herstellung vitaminreicher Speisen. Tierische Lebensmittel sind am besten ohne oder mit wenig Fett zuzubereiten (z. B. schmoren, garen in Bratfolie und im Backofen). Außerdem sind vermeidbare Fettquellen zu entfernen (sichtbares Fett).

## 7.5 Lebensmittelauswahl

Nach dem Stand der heutigen Forschung kann sich kein Mensch vor den allgegenwärtigen freien Radikalen vollkommen schützen. Während eines Menschenlebens können sich die anfangs unbedeutenden Einzelschäden über die Zeit summieren, so daß der Gesamtschaden später an Veränderungen von menschlichen Zellen erkennbar und schließlich auch als koronare Herzkrankheit sichtbar wird. Wichtig ist also die Zeitspanne, in der freie Radikale ihr zerstörerisches »Werk« vollenden. Deshalb ist es umso dringlicher, sich so gut wie möglich vor den Attacken freier Radikale zu schützen und die »Produktionszeit« arteriosklerotischer Plaques so lange wie möglich hinauszuziehen. Sind nämlich die Schäden an den Herzkranzgefäßen erst einmal an den Symptomen erkennbar, könnte es bereits zu spät sein.

▶ Das einzig bekannte Mittel gegen freie Radikale sind **antioxidativ wirksame Substanzen**. Dasselbe gilt für **Vitamine der B-Gruppe,** welche den Homocysteinspiegel beeinflussen.

Wenn diese in manchen Nahrungsmitteln reichlich vorhanden sind, was liegt da näher, als sich über diese Nahrungsmittel zu informieren und sie dann nach seinem persönlichem Geschmack in seinen Speiseplan einzubauen? Sicherlich kann eine weniger energiereiche, aber gemüse- und obstbetonte Ernährungsweise nicht einen sicheren Schutz vor der KHK bieten und schon gar keine Garantie für ein langes und gesundes Leben sein. Eine gesunde und bewußte Ernährung dient aber zumindest mit hoher Wahrscheinlichkeit dazu, ein paar Jahre oder Jahrzehnte später an der KHK zu erkranken.

Die angeführte Lebensmittelauswahl ist eine Hilfe für eine Umstellung der Ernährungsform.

▷ Diese Liste zeigt, daß die empfehlenswerten Lebenmittel meist weniger Fett, Energie und Cholesterin liefern und Obst wie Gemüse als Vitaminspender fast uneingeschränkt verzehrt werden können.

Tabelle 27 beweist, daß nur ein relativ geringer Einsatz notwendig ist, eine energieärmere und vitaminreichere Ernährungsweise für sich persönlich zu wählen. Sie soll auf keinen Fall den Anschein erwecken, daß mit der Auswahl dieser Lebensmittel eine Gewichtsabnahme einhergehen muß. Erstens genügt wohl hierzu eine veränderte Lebensmittelauswahl alleine nicht, zweitens ist diese Auflistung für eine beabsichtigte Gewichtsabnahme zu unvollständig und drittens gehört zu einer vernünftigen Reduktionsdiät eine Fachberatung. Die vorgeschlagenen Lebensmittel sind Empfehlungen und dürfen nicht als Ge- bzw. Verbote verstanden werden.

| Tab. 27 | | |
|---|---|---|
| **Lebensmittel** | **Empfehlenswert** | **weniger oder nicht empfehlenswert** |
| **Kalb-, Rind-, Schweine-, Lammfleisch** 3 Tage in der Woche fleischfrei | magere Fleischsorten aller Art ohne sichtbares Fett | sichtbares Fett an Fleisch (einschließlich Kruste) fette Fleischsorten |
| **Fleischwaren** | kalter Braten, Fleischsülze, Kassler, (deutsches) Corned Beef, roher und gekochter Schinken ohne Fettrand, Schabefleisch (Tartar) Lachsschinken | Würstchen, Salami, Speck, Mett- und Bratwurst, Blut- und Leberwurst Frühstücksfleisch, Pastete, durchwachsener Speck, gemischtes Hackfleisch Schweinehackfleisch, Schweinebauch Lammbrust, handelsüblicher Fleischsalat |
| **Geflügel** | Pute, Huhn, Hähnchen ohne Haut (Putenfilet, – schnitzel,- brust Hühnerbrust, -keule,- schenkel) | Geflügelhaut, Mastgans, Mastente |
| **Wild** | Fasan, Kaninchen, Wildschwein Hase, Reh, Hirsch, Rebhuhn etc. (alles ungespickt) | |
| **Innereien** | | Gehirn, Niere, Leber (Cholesteringehalt) |
| **Fisch** mindestens 2mal pro Woche | Aufgrund ungesättigter Fettsäuren in Maßen fetthaltige Fische (z. B. Sardinen, Makrele, Thunfisch, Lachs) magere Sorten, wie Seelachs, Hecht, Seeaal, Dorsch, Karpfen, Forelle, Scholle, Heilbutt, Rotbarsch) | Fischkonserven in Öl, gebratener und frittierter Fisch |

| Tab. 27 (Fortsetzung) | | |
|---|---|---|
| Lebensmittel | **Empfehlenswert** | **weniger oder nicht empfehlenswert** |
| Krustentiere | In Maßen hin und wieder Muscheln, Austern, Krabben, Krebse, Garnelen, Hummer (Cholesteringehalt!) | |
| Eier | höchstens 2 mal pro Woche ein Ei<br>Eiklar<br>Bei Eiergerichten möglichst auf Eigelb verzichten | Eigelb |
| Fette, Öle | Öle mit hohem Vitamin-E- Gehalt und hochungesättigten Fettsäuren (Maiskeimöl, Sonnenblumenöl, Weizenkeimöl, Baumwollsaatöl, Olivenöl, Erdnußöl)<br>Diätmargarine, Halbfettmargarine | Butter, Talg, Schmalz, Bratenfett, Palmkernfett, Butterschmalz, Speck, handelsübliche Margarine |
| Gewürze und Soßen | Kräuter, Gewürze, Knoblauch<br>Senf, Meerrettich, Pfeffer, Essig<br>fettarme Soßen z. B. mit Zitrone, Magerjoghurt oder Magerquark, niedrig-energetische Salatsoßen | Sahne- , Vollfettsoßen, legierte Soßen, Mehlschwitzen oder einfaches Andicken von Gemüsen, Suppen, Soßen |
| Obst | alle rohen (mit Schale) oder schonend zubereiteten Arten (Vitamine) | Obst in Sirup, kandiertes Obst (hoher Energiegehalt) |
| Gemüse | alle rohen oder gedünsteten Arten (Vitamine) | |
| Kartoffeln | in fettarmer Zubereitung:<br>Kartoffelschnee,- puree,- klöße<br>Pellkartoffeln, Salzkartoffeln | fettreiche Zubereitung:<br>Pommes frites, Bratkartoffeln, Kartoffelchips |

| Tab. 27 (Fortsetzung) | | |
|---|---|---|
| **Lebensmittel** | **Empfehlenswert** | **weniger oder nicht empfehlenswert** |
| **Produkte aus Getreide** | alle Vollkornproduktarten: z. B. Vollkornbrot,- müslis,- reis, Vollkornmehl, -müsli,- nudeln, Mais, Knäckebrot | |
| **Milch und Milchprodukte** | Käsesorten bis 30% Fett i. Tr. z. B. Weich- , Weißkäse Fettarme Milch (1,5% Fett), Mager- , Buttermilch Magerquark, -kefir, -joghurt | Vollmilch, Dosenmilch, Schlagsahne, Sahnequark Vollfettkäse, Sahnejoghurt, Crême fraiche |
| **Desserts** | fettarme Süßspeisen z. B. Magermilchpudding, fettarmer Joghurt, Götterspeise, Sorbets | Fertigpuddings und -soßen, Buttersoßen |
| **Nüsse** | in kleinen Mengen Mandeln, Walnüsse, Kastanien, Haselnüsse, Paranüsse | Kokosnuß |
| **Backwaren** | selbsthergestellte Backwaren mit geeignetem Fett oder Öl aus Quark-Öl-Teig bzw. Hefeteig ohne Ei | Feingebäck Schmalzgebäck, Kuchen, Speiseeis, Kekse, Croissants, Sahnetorten, Blätterteig, Käsegebäck |
| **Süßwaren** | | Schokoriegel, Schokolade, Bonbons, Sirup, Marzipan, Pralinen, Konfekt, Nougat |

| Tab. 27 (Fortsetzung) | | |
|---|---|---|
| **Lebensmittel** | **Empfehlenswert** | **weniger oder nicht empfehlenswert** |
| **Getränke** | im Rahmen naturreine und frisch gepreßte Obstsäfte, Multivitaminsäfte<br>energiearme Gemüsesäfte (Vitamine)<br>sämtliche Teesorten und Kaffee in üblichen Mengen<br>Mineralwasser, alkoholfreies Bier | Fruchtsaftgetränke, Fruchtnektare, Limonaden, Colagetränke, Spirituosen (z. B. Gin, Rum, Wodka,Whiskey u. a.), Bier |
| **Arten der Zubereitung** | fettarme Zubereitung<br>Dämpfen, Dünsten, Grillen<br>Garen in Folie und im Römertopf<br>Sautieren | Panieren von Fleisch und Fisch, Ausbacken in Fett, Frittieren, Kochen, Poschieren |

## 7.6 Praxisnahe Portionsgrößen

| Tab. 28 | |
|---|---|
| **Brot und Backwaren** | |
| 1 Brötchen | 40–50 g |
| 1 Scheibe Mischbrot | 50 g |
| 1 Scheibe Vollkornbrot | 50 g |
| 1 Scheibe Toastbrot | 20–30g |
| 1 Scheibe Knäckebrot | 10 g |
| 1 Scheibe Pumpernickel | 40 g |
| 1 Scheibe Zwieback | 5–10 g |
| **Milch und Milchprodukte** | |
| 1 Becher Buttermilch | 200 g |
| 1 Becher Dickmilch | 200 g |
| 1 Becher Kefir | 200 g |
| 1 Packung körniger Frischkäse | 200 g |
| 1 Becher Joghurt | 150 g |
| 1 Packung Speisequark | 250 g |
| 1 EL Parmesan, gerieben | 5–10 g |
| 1 Scheibe Käse | 20–30 g |

| Tab. 28 (Fortsetzung) | |
|---|---|
| Wurstwaren | |
| 1 Scheibe Aufschnitt | 20–30 g |
| 1 Scheibe Schinken | 20–40 g |
| 1 Paar Frankfurter Würstchen | 70 -120 g |
| 1 Paar Wiener Würstchen | 70–100 g |
| **Eier** | |
| 1 Hühnerei, Gew.-Kl. 2 | 65–70 g |
| 1 Hühnerei, Gew.-Kl. 3 | 60–65 g |
| 1 Hühnerei, Gew.-Kl. 4 | 55–60 g |
| 1 Eidotter (mittelgroß) | 20 g |
| 1 Eiklar (mittelgroß) | 40 g |
| 11,194 | |
| **Fette** | |
| 1 TL/EL Margarine, Butter | 5/10 g |
| 1 TL/EL Pflänzenöl | 5/10 g |
| 1 EL Mayonnaise | 10–15 g |
| Getränke | |
| 1 Glas Bier | 250–330 ml |
| 1 Glas Milch | 200 ml |
| 1 Glas Sekt | 100–200 ml |
| 1 Tasse Kaffee, Tee | 125–150 ml |
| 1 Glas Wein | 125–250 ml |
| 1 Glas Cognac, Likör | 20 ml |
| **Gemüse** | |
| 1 Artischocke, mittelgroß | 200–250 g |
| 1 Aubergine, klein | 200–250 g |
| 1 Blumenkohl, klein | 500 g |
| 1 Kolben Chicorée | 125–150 g |
| 1 Kopf Chinakohl | 200–250 g |
| 1 Kopf Endivien | 250–300 g |
| 1 Knolle Fenchel | 150 g |
| 1 Salatgurke, klein | 300–400 g |
| 1 Kartoffel (mittelgroß) | 50–100 g |
| 1 Kohlrabi (mittelgroß) | 100–150 tg |
| 1 Kopfsalat (mittelgroß) | 120–150 g |
| 1 Möhre (klein) | 40–60 g |
| 1 Paprika (mittelgroß) | 100–150 g |
| 1 Stange Lauch (klein) | 100–150 g |
| 1 Rettich (mittelgroß) | 200 g |

| Tab. 28 (Fortsetzung) | |
|---|---|
| 1 Bund Radieschen | 100–150 g |
| 1 Sellerieknolle (klein) | 300–400 g |
| 1 Tomate (klein) | 50–60 g |
| 1 Zwiebel (mitelgroß) | 50 g |
| **Obst** | |
| 1 Apfel (mittelgroß) | 125–150 g |
| 1 Aprikose | 50–60 g |
| 1 Avocado | 150–200 g |
| 1 Banane (mittelgroß) | 125–150 g |
| 1 Birne (mittelgroß) | 125–150 g |
| 1 Melone | ca. 1000 g |
| 1 Honigmelone (mittelgroß) | ca. 800 g |
| 1 Grapefruit (Pampelmuse) | 200–250 g |
| 1 Kiwi | 50–100 g |
| 1 Mandarine | 50–80 |
| 1 Mango, klein | 200–250 g |
| 1 Orange (mittelgroß) | 125–150 g |
| 1 Papaya | 200–250 g |
| 1 Pflaume | 5–10 g |
| 1 Pfirsich (mittelgroß) | 125–150 g |
| 1 Zitrone | 50–70 g |
| **Nähr- und Süßungsmittel** | |
| 1 EL Cornflakes | 5–10 g |
| 1 EL Haferflocken | 5–10 g |
| 1 EL Mehl | 5–10 g |
| 1 EL Speisestärke | 5–10 g |
| 1 EL Reis (roh) | 10–15 g |
| 1 EL Zucker | 10–15 g |
| 1 EL Honig, Konfitüre, Gelee | 15–20 g |
| **Gewürze** | |
| 1 EL Essig | 10–15 ml |
| 1 Knoblauchzehe, groß | 5–10 g |
| 1 EL Meerrettich, gerieben | 15–20 g |
| 1 EL Paprikapulver | < 5 g |
| 1 TL Salz | < 5 g |
| 1 EL Kräuter (gehackt) | < 5 g |
| 1 EL Tomatenmark | < 5 g |
| 1 TL Senf | < 5 g |
| 1 EL Zitronensaft | 10–15 ml |

* Alle Mengenangaben sind als ungefähre Werte zu verstehen, da weder die Größen für Tassen, Becher oder Gläser noch diejenigen von Eß- bzw. Teelöffeln genormt sind

| Tab. 29 | | |
|---|---|---|
| **Menübestandteil** | **Portionsgrößen** | **Bemerkungen** |
| Suppe als Vorspeise<br>als Hauptgericht | 150–200 ml<br>375–500 ml | <br>Eintopf |
| Suppeneinlage Reis<br>Teigwaren<br>Gemüse | 20 g<br>30 g<br>50 g | Trockengewicht |
| Soßen als Beilage<br>für Soßengericht | 60–125 ml<br>150–250 ml | |
| Fleisch ohne Knochen<br>mit Knochen | 100–150 g<br>150–250 g | Rohgewicht |
| Hackfleisch | 100 g | |
| Geflügel ohne Knochen<br>mit Knochen | 125–150 g<br>200–250 g | Rohgewicht |
| Fischfilet | 125–150 g | Rohgewicht |
| Fisch mit Gräten | 200–250 g | Rohgewicht |
| Salat als Vorspeise<br>als Beilage | 50– 75 g<br>100–150 g | Blattsalat<br>feste Gemüsesorten |
| Salatteller (groß) | 400–500 g | Blattsalat und festere Gemüsesorten |
| Gemüse als Beilage<br>als Hauptgericht | 150–200 g<br>200–300 g | küchentechnisch bearbeitet |
| Tiefkühl- oder Dosengemüse | 150–200 g | |
| Kartoffeln als Beilage<br>als Hauptgericht | 200–250 g<br>250–300 g | |
| Weizen, Hirse, Graupen usw. | 60– 75 g | Trockengewicht |
| Teigwaren, Reis als Beilage<br>als Hauptgericht | 60– 75 g<br>75–100 g | Trockengewicht |
| Hülsenfrüchte als Hauptgericht<br>als Suppe | 60– 75 g<br>30– 60 g | Trockengewicht |

| Tab. 29 (Fortsetzung) | | |
|---|---|---|
| **Menübestandteil** | **Portionsgrößen** | **Bemerkungen** |
| Mehl für Pizzateig<br>für Mürbeteig | 75–100 g<br>50– 60 g | |
| Frisches Obst als Dessert | 150–200 g | |
| Kompott | 150 g | |
| Süßspeisen | 125 g | |

# Literatur


*Alam et al.:* Effect of dietary lipids on hepatic and plama ß-Carotene and Vitamin A Levels in rats fed β-Carotene. Nutr Cancer (12),57–60 (1989)

*Anders H. et al.:* Repräsentative Verzehrsstudie in der Bundesrepublik Deutschland incl. West-Berlin. Schriftenreihe der AGEV, Band 8 Umschau-Verlag Frankfurt 1990

*Anderson J. W et al.:* Meta-analysis of the effects of soy protein intake on serum lipids. N Engl J Med (333), 276–82, 1995

*Anonymus:* Zusammenfassende Darstellung ausgewählter Beiträge aus der Literatur zum Thema Hypercholesterinämie im Kindesalter. Annales Nestlé (52) 35–48 (1994)

*Anonymus:* Antibodies to oxidized LDL in atherosclerosis. Lancet, 1992, Apr 11, Vol 339, 899–900

*Anonymus:* Coenzym $Q_{10}$ Prophylaxe und Therapie degenerativer Erkrankungen. AJ (14) [Heft 9] 26–9 (1992)

*Appel L. J., Moore T. J.:* A clinical trial of the effects of dietary pattern on blood pressure. N Engl J Med (336) 1117–24 (1997)

*Arbeitskreis Ernährungs- und Vitamininformation e. V. (evi)* Workshop in Wien im Juni 1996

*Assmann G., Schulte H.:* Relation of high-density lipoprotein cholesterol and triglycerides to incidence of atherosclerotic coronary artery disease (the PROCAM experience). Am J Cardiol 70 (7): 733–7 (1992)

*Assmann G.:* Fettstoffwechselstörungen und koronare Herzkrankheit – Primärprävention, Diagnostik und Therapie-Leitlinien für die Praxis. MMV Medizin Verlag 1988

*Assmann G.:* Nationale Cholesterin-Initiative. Dt Ärztebl (87), Heft 17, 1358–1382 (1990)

*Assmann G., Schriewer H.:* Biochemie der High Density Lipoproteine. Klin Wochenschr (58) 749–56 (1980)

*Assmann G., Schriewer H., Oberwittler W.:* Klinik und Pathobiochemie der High Density Lipoproteine. Klin Wochenschr (58) 757–65 (1980)

*Atar D. et al.:* Coenzyme $Q_{10}$ protects ischemic myocardium in an open-chest swine model Clin Invest (71) S103–S111 (1993)

*ATBC-Study Group:* The effect of vitamin E and ß-carotene on the incidence of lung cancer and other cancers in male smokers. N Eng (129), No 2,249–258 (1989)

*Austin, M.:* Plasma triglyceride as a risk factor for coronary heart disease. Am J Epidemiol (129), No 2, 249–258 (1989)

*Azzi E.:* Vitamin-E-Fachtagung vom 27. 6. 1997 in München.

*Bauer S.:* Ernährung bei Hypercholesterinämie. Dissertation am FB 19 der JLU Giessen Wissenschaftlicher Fachverlag, Niederkleen 1993

*Bast A. et al.:* Oxidants and antioxidants: state of the art. Am J Med, 1991; 91: 3C–2S

*Bässler K. H.:* Vitaminmangelzustände – nicht immer ist der Schlankheitswahn schuld. Therapiewoche (42) [Heft 38] 2182–2190 (1992)

*Bässler K. H., Grühn E., Loew D., Pietrzik K.:* Vitaminlexikon. Gustav Fischer Verlag, Stuttgart 1992

*Becker B. et al.:* Mögliche Bedeutung von Sauerstoffradikalen für den Reperfusionsschaden. Z. Kardiol 1993; (82) Suppl. 5: 49–58

*Behrens:* Distribution of α-Tocopherol in human plasma lipoproteins. Am J Nutr (35), 691–96 (1982)

*Bendich und Olson:* Biological actions of carotinoids. Faseb J (3), 1927–1932 (1989)

*Berliner J. A. et al.:* Atherosclerosis: Basic Mechanisms. Oxidation, Inflammation, and Genetics. Circulation, 1995, (91), 2488–96

*Beyer R. E.:* Inhibition by coenzyme Q of ethanol- and carbon tetrachlorid-stimulated lipid peroxidation in vivo and catalyzed by microsomal and mitochondrial systems. Free Radical Biol Med (5) 297–303 (1988)

*Beyer R. E.:* The participation of coenzym Q in free radical production and antioxidation. Free Radical Biol Med (8) 545–65 (1990)

*Beyer J.:* The role of ascorbae in antioxidant protection of biomembranes. Interaction with vitamin E and coenzyme Q. J. Bioenerg biomembr (26) 349–56 (1994)

*Biedermann B.:* Knoblauch – ein »geheimstes Wunder Gottes«? Schweiz Rundsch Med Praxis 84 (1), 7–10, 1995

*Bielenberg J.:* Der atherogene Risikofaktor Homocystein. AJ (18) Nr. 10, 42–46, 1996

*Bieri, J.:* Vitamin E. In: M Brown (eds):Present Knowledge in Nutrition 6. Auflage, ILSI-Nutrition Foundation Washinhton D. C. (1990)

*Bihari-Varga M.:* Modified lipoproteins and the arterial wall. In: G. Schettler, Greten H., Habenicht A. R. J. (eds): Cellular metabolism of the arterial wall and central nervous system – selected aspects. Springer Verlag (1993)

*Biesalski, H. K.:* Retinoide und Carotinoide Kongreßbeitrag, 3. Symposium, 26./27. 9. 1991, Stadtroda bei Jena (Thüringen) Wissenschaftlicher Fachverlag Niederkleen (Hessen)

*Biesalski, H. K.:* Antioxidative Vitamine in der Atherosklerose-Prävention. Vitamin E-Zufuhr statt lipidsenkender Therapie. Therapiewoche, 1992, [Heft 42], 38, 2168–2180

*Biesalski, H. K.:* Antioxidative Vitamine in der Prävention. Dt Ärztebl 92 (18), A-1316–1321, 1995

*Biesalski, H. K., Schrezenmeir J., Weber P., Weiß H.:* Vitamine – Physiologie, Pathophysiologie, Therapie. Thieme Verlag, Stuttgart 1998

*Biesalski H. K. et al.:* Ernährungsmedizin. Thieme Verlag, Stuttgart 1995

*Biesalski H. K.:* Wirksamkeit von β-Carotin in der Prävention von Krebs. Wunsch oder Wirklichkeit? VitaMinSpur 1990; 5 Suppl I: 3–32

*Biesalski H. K.:* Vitamin E als natürliches Antioxidans. Med Mo Pharm 1993 (16): 197–203

*Biesalski H. K., Frank J.:* Antioxidantien in der Ernährung und ihre Bedeutung für die anti-/prooxidative Balance im Immunsystem. Immun. Infekt. 1995; (18) Heft 5: 166–73

*Bjorkhem et al.:* The antioxidant butylated hydroxytoluene protects against atherosclerosis. Atherosclerosis Thromb., 1991, (11), 15–22

*Bodenmann A. et al.:* Fleischkonsum und Serumcholesterinkonzentration. Dt Med Wochenschr (116), 1089–94 (1991)

*Bognár A.:* Nährstoffverluste bei der haushaltsmäßigen Zubereitung von Lebensmitteln. AID-Heft 2. Auflage Sonderdruck 1988

*Bognár A.:* Vitaminverluste bei Lagerung und Zubereitung von Lebensmitteln. Ernährung/Nutrition (19), 411–16 (1995)

*Boushey C. J. et al.:* A quantitative assement of plasma homocysteine as a risk factor for vascular disease. Probable benefits of increasing folic acid intakes. JAMA (274) [No 13] 1049–57 (1995)

*Brown M. S., Goldstein J. L.:* Regulation of low density lipoprotein receptors: implications for pathogenesis and therapy of hypercholesterinemia and atherosclerosis. Circulation (76) 504–7, 1987

*Brown M. S., Goldstein J. L.:* Scavenging for receptors. Nature (343) 508–9, 1990

*Brown M. S., Goldstein J. L., How L. D. L.:* receptors influence cholesterol and atherosclerosis. Scientific American 251 (5), 58–66, 1984

*Brown M. S., Goldstein J. L.:* A receptor-mediated pathway for cholesterol homeostasis. Science 232, 34–47, 1986

*Brönstrup A., Pietrzik K.:* Bedeutung von Homocystein bei der Entstehung von Atherosklerose – Ist eine Supplementierung von Vitaminen sinnvoll? Ernähr-Umsch 43 (3), 80–87, 1996

*Bruchelt G.:* Klinische Bedeutung reaktiver Sauerstoffverbindungen. Immun. Infekt. 1995; (18) Heft 5: 154–8

*Brückner J.:* Trans-Fettsäuren: gesundheitliche Aspekte des Verzehrs. Ernähr-Umsch 42 (4), 122–125, 1995

*Burr M. L., Butland B. K.:* Heart disease in British vergetarians. Am J Clin Nutr (48) 830–2 (1988)

*Burton G.:* Antioxidant Action of Carotinoids. J Nutr (119), 109–111 (1989)

*Burton G. und Traber:* Vitamin E: Antioxidant Activity, Biokinetics, and Bioavailability. Annu Rev Nutr Res (10),357–382 (1990)

*Castelli, W. et al.:* Summary Estimates of Cholesterol used to predict Coronary Heart Disease. Circulation (67), No 4, 730–734 (1983)

*Chapman M. J.:* Klassifikation der Dyslipoproteinämien: eine Übersicht. Annales Nestlé 52, 1–14, 1994

*Cremer:* Diagnostische Strategien zur Beurteilung von Stoffwechselstörungen und zur therapeutischen Zielsetzung. Internist (33), 32–37 (1992)

*Criqui M. H., Ringel B. L.:* Does diet or alcohol explain the »french paradox«? Lancet (344) 1719–23 (1994)

*Dargel R.:* Lipoproteine und Ätiopathogenese der Atherosklerose. Zentralbl. allg. Pathol pathol. Anat., 1989, (135), 501–4

*D'Aquino et al.:* Vitamin A and glutathion-mediated free Radical damage: Competing Reactions with polyunsaturated fatty acids and vitamin C. Biochem Biophys Res Com (161), 1199–1203 (1989)

*Demant T.:* Wechselwirkungen zwischen Cholesterin im Plasma und Cholesterin in der Gefäßwand. Arzneim.-Forsch/Drug Res, 1990, 40 (1), Nr 3a, 350–3

*DGE-Ernährungsbericht 1996* Deutsche Gesellschaft für Ernährung e. V., Frankfurt/M.

*DGE-Ernährungsbericht 1992* Deutsche Gesellschaft für Ernährung e. V., Frankfurt/M.

*Deutsche Gesellschaft für Ernährung (DGE)* Empfehlungen für die Nährstoffzufuhr 5. Überarbeitung 1991, 1. korrigierter Nachdruck 1992. Deutsche Gesellschaft für Ernährung DGE und Umschau Verlag Frankfurt/M

Die Arteriosklerose von Angang an verhüten! Fortschr Med [Suppl 145] (1993)

*Dimitrov N. et al.:* Bioavailability of ß-Carotene in humans. Am J Nutr (48), 298–304 (1988)

*Diplock A. T.* und *Lucy:* The biochemical modes of action of vitamin E and selenium: A hypothesis. FEBS Lett.29:205–210 (1973)

*Diplock A. T. et al.:* Optimale Aufnahme von antioxidativen Vitaminen und Carotinoiden. VitaminSpur (8), 11–17 (1993)

*Diplock A. T.:* Antioxidant nutrients and disease prevention: an overview. Am J Clin Nutr (53) 189S-93S (1991)

*Dodson P. M., Horton R. C.:* The nature of atheroma. Proc of Nutr Soc (46) 331–36 (1987)

*Doll R., Peto R.:* Mortality in relation to smoking: 20 year's observation on male british doctors'. Br Med J (2) 1525–36 (1976)

*Dresel H. A., Schettler G.:* Lipoproteine und Lipoproteinrezeptoren und ihre Bedeutung für die Pathogenese der Arteriosklerose. Klin Wochenschr (61) 1171–79 (1983)

*Drevon C. A.:* Absorption, transport and metabolism of vitamin E. Free Rad Res Com (14) 229–46 (1991)

*Duell P. B.:* Prevention of atherosclerosis with dietary antioxidants. Fact or fiction? J Nutr (126) 1067S-71S (1996)

*Duthie, G.:* Oxidants, antioxidants and cardiovascular disease. Nutr Res Rev (2), 51–62 (1989)

*Dwyer J. T.:* Health aspects of vegeterian diet. Am J Clin Nutr (48) 712–38 (1988)

*Eckert M.:* Nahrungsergänzungen – Lebensmittel in Pillenform? ZFL (46) No 3, S. 50–54 (1995)

*Elmadfa I., Fritzsche D., Cremer H. D.:* Die große GU Vitamin- und Mineralstofftabelle. Gräfe und Unzer, München 1992
*Elmadfa I., Fritzsche D., Cremer H. D., Aign W., Muskat E.:* Die große GU-Nährwertabelle. Gräfe und Unzer, München 1994
*Elmadfa I., Leitzmann C.:* Ernährung des Menschen. Verlag Eugen Ulmer 1990
*Elmadfa und Bosse:* Vitamin E. Eigenschaften, Wirkungsweise und therapeutische Bedeutung. Wiss. Verlagsgesellschaft mbh, Stuttgart (1985)
*Erdman J. W. Jr.:* Beta-Carotene and the carotinoids: Beyond the intervention trials. Nutr Rev (54) No 6 185–188 (1996)
*Ernster L., Dallner G.:* Biochemical, physiological and medical aspects of ubiquinone function. Biochem Biophys Acta (1271) 195–204 (1995)
*Esterbauer H. et al.:* Endogenous antioxidants and lipoprotein oxidation. Cardiovasc Dys (18) 1059–61 (1990)
*Esterbauer, H.:* Role of vitamin E in preventing the oxidation of low density lipoprotein. Am J Clin Nutr (53), 314-321 (1991)
*Esterbauer, H. et al.:* Possible mutagens derived from lipids and lipid precursors Mutation. Research (238), 223–233 (1990)
*Esterbauer H., Quehenberger O., Jürgens G.:* Effect of peroxidative conditions on human plasma low density proteins. In: *Nigam et al.* (Hrsg): Eicosanoids, lipidperoxidation and cancer. Springer Verlag, Berlin, Heidelberg 1988
*Esterbauer H. et al.:* Biochemical, structural and functional properties of oxidized low density protein. Chem Res Toxicol, 1990, (3), 77–92
*Esterbauer H., Waeg G., Puhl H.:* Role of lipoprotein oxidation in atherogenesis In: *Jaross W., Bergmann S., Hanefeld M., Dude H.* (eds): Advances in Lipoprotein and atherosclerosis research, diagnostics and treatment. Gustav Fischer, Stuttgart (1995)
*Ferrara N. et al.:* Protective role of chronic Ubiquinone Administration on acute cardiac oxidative stress. J Pharmacol Exp Ther (274 [No 2] 858–65 1995
*Fong L. G. et al.:* Nonenzymatic oxidative cleavage of peptide bonds in apoprotein $B_{100}$ J. Lipid Res, 1987, (28), 1466–77
*Forstmann M. D.:* Arzneimittel, Lebensmittel, diätetische Lebensmittel und Nahrungsergänzungsmittel – Abgrenzung und Werbung. GRUR [Heft 2] S. 102 – 108 (1997)
*Franzen D., Geisel J., Höpp H. W., Oette K., Hilger H. H.:* Langzeiteffekte von niedrig dosiertem Fischöl auf Serumlipide und Lipoproteine. Med Klin (88) [No 3] 134–8 (1993)
*Fredrikson J.:* Cardiopulmonary Rehabil (12), 513–17 (1988)
*Frei B.:* Cardivascular disease and nutrient antioxidants: Role of low-density lipoprotein oxidation. Crit Rev Food Sci Nutr, 1995, (35), No. 1&2, 83–98
*Frei B.:* Ascorbic acid protects lipids in human plasma and low-density lipoprotein against oxidative damage. Am J Clin Nutr (54), 1113–1118 (1991)
*Friedrich W.:* Handbuch der Vitamine. Urban & Schwarzenberg Verlag 1987
*Fürst P.:* Nahrung als Arznei – der Übergang vom Nährstoff zum Pharmakon. EU (40) [Heft 9] S. 364–69 1993
*Furtmayr-Schuh A.:* Postmoderne Ernährung. Trias, Stuttgart 1993
*Fruchart J. C., Sauzières J., Plancke M. O., Luc G., Clavey V.:* Lipoprotéines modifiées et athérogenèse. Presse Médical (18) [No 14] 701–2 (1989)
*Galle und Bassenge:* Einfluß der »low-density«-Lipoproteine (LDL) auf die Vasomotorik. Z. Kardiol. (80), Suppl.9,15–20 (1991)
*Gary P. J. et al.:* Am J Clin Nutr (36) S.332 (1982)
*Gaßmann B., Schultz M., Leist, Brigelius-Flohè R.:* Vitamin-E-Stoffwechsel und -Bedarf. EU (42) [Heft 3] S.80–6 (1995)
*Gaßmann B.:* Vitamin E. EU (44) [Heft 2] S.63–66 (1997)

*Gaßmann B.:* Knoblauch – Lebensmittel und Modedroge? Teil I Ernähr-Umsch 39 (10), 415–418, 1992
*Gaßmann B.:* Knoblauch – Lebensmittel und Modedroge? Teil II Ernähr-Umsch 39 (11), 444–449, 1992
*Gaziano J. M.:* Antioxidants in Cardivascular disease: Randomized trials. Nutr Rev (54) No 6 175–7 (1996)
*Gazis A., Page S., Cockcroft J.:* Vitamin E and cardivascular protection in diabetes. BMJ (314) 1845–6 (1997)
*Gey, K.:* The antioxidant hypotheses of cardiovascular disease: epidemiology and mechanisms. Biochem Soc Trans (18), 1041–1045 (1990)
*Gey, K. et al.:* Plasma levels of antioxidant vitamins in relation to ischemic heart disease and cancer. Am J Clin Nutr (45), 1368–1377 (1987)
*Gey, K. F.:* On the Antioxidant Hypothesis with Regard to Arteriosclerosis. Biblthca Nutr Dieta (37), 53–91 (1986)
*Gey, K. F.:* Inverse correlation between plasma Vitamin E and mortality from ischemic heart disease in cross-cultural epidemiology. Am J Clin Nutr (53), 326 -334 (1991)
*Gimbrone M. A.:* Vascular endothelium: An integrator of pathophysiologic stimuli in atherosclerosis. Am J Cardiol, 1995, (75), 67B-70B
*Goldberg D. M.:* Does wine work? Clin Chem Vo1 41, No 1, 14 – 16 (1995)
*Golke H.:* Auswirkungen von Lebensgewohnheiten auf die Manifestation und Progression von kardiovaskulären Erkrankungen. Herz/Kreislauf (28) No 2, 89–94 (1996)
*Gomez-Fernandez et al.:* The interaction of coenzyme Q and vitamin E with multibilayer liposomes. Adv Exp Med Biol (238) 127–39 (1989)
*Gordon et al.:* High-density lipoprotein cholesterol and cardiovascular disease. Circulation (79), 8–15 (1989)
*Gramezi A., Gentile A., Fasoli M., Negri E., Parazzini F., La Vecchia C.:* Association between certain foods and risk of acute myocardial infartion in women. BMJ (300) 771–3 1990
*Greenberg Er. et al.:* Antioxidant vitamins, cancer and cardivascular disease. N Engl J Med (334) 1189–90 (1996)
*Grundy S., Winston M.:* Anti-Cholesterindiät. BLV Verlagsgesellschaft mbH 1990
*Gueta V., Cannon R. O.:* Cardivascular effects of estrogen and lipid-lowering agents in postmenopausal women. Circulation (93) 1928 -1937 (1996)
*Gundert-Remy U.:* Wechselseitige Beeinflussung von Ernährung und Medikamenten. EU (42) S19-S22, 1995
GVF-Tagung »Gesundheitsrisiken und Vitaminstatus« 18–19. Oktober 1993
*Habenicht A. J. R, Salbach P. B., Janßen-Timmen U., Ziegler R, Schettler G.:* Pathophysiologische Mechanismen der Atherogenese unter besonderer Berücksichtigung des Lipidstoffwechsels. Internist, 1992, (33), 2–8
*Hahn A.:* Medikamenteneinnahme und Nährstoffversorgung – I. Prinzipien und Mechanismen. EU, 1995, (42), No. 6, 198–207
*Hahn A.:* Medikamenteneinnahme und Nährstoffversorgung – II. Einflußfaktoren und Konsequenzen. EU, 1995, (42), No. 7, 238–242
*Hahn A.:* personnel communication
*Hahn A.:* Wirkungen von Pharmaka auf den Stoffwechsel der Nährstoffe. DAZ, 134. Jahrg. [Nr. 50] S. 17/4957–28/4986, 1994
*Haust M. D.:* Zur Morphologie der Arteriosklerose. Internist 19, 621–626, 1978
*Halliwell B., Murcia M. A., Chirico S., Aruoma O. I.:* Free radicals and antioxidants in food and in vivo: What they do and how they work. Crit Rev Food Sci Nutr, 1995, (35), No. 1&2, 7–20
*Halliwell B.:* Reactive oxygen species in living systems: Source, biochemistry, and role in human disease. Am J Med 1991M; 91: 3C13S

*Halliwell B.:* Free radicals, antioxidants, and human disease: curiosity, cause, or consequence? Lancet 1994; 344: 717–4
*Halliwell, B.:* Current status review: Free Radicals, reactive oxygen species and human disease: a critical evaluation with special reference to atherosclerosis. Br J Exp Path (70), 737–757 (1989)
*Hansson G. K.:* Immunological control mechanisms in plaque formation. Basic Res Cardiol, 1994, (89), Suppl I, 41–6
*Harker L. A.:* Homocystein-induced Arteriosclerosis. J Clin Invest (58) 731–41 1976
*Harris E. D.:* Lipoprotein[a]: A predictor of atherosclerotic disease. Nutr Rev (55) No 3, 61–64, 1997
*Heckers H., Gobel U., Kleppel U.:* End of coffee-mystery: diterpene alcohols raise serum low-density lipoproteine, cholesterol and triglyceride levels. Journal of Internal Medicine 235 (2), 192–3, 1994
*Heinecke, J.:* Free radical modification of low-density lipoprotein: Mechanisms and biological consequences Free Radical. Biol Med (3),65–73 (1987)
*Heinle H.:* Arteriosklerose: Zellbiologische Aspekte. Med Mo Pharm, 1990, 13. Jahrgang, Heft 10, 313–7
*Heizer T. et al.:* Cigarette smoking potentiates endothelial dysfunction of forearm resistence vessels in patients with hypercholesterinemia. Circulation (93) 1346–53, 1996
*Henzen Ch.:* Fischöl – heilsame Quintessenz der Eskimodiät? Schweiz Rundsch Med Praxis 84 (1), 11–15, 1995
*Hennekens C. H. et al.:* Lack of long-term supplementation with beta-carotene on the incidence of malignant neoplasms and cardivascular disease. N Engl J Med (334) 1145–9 (1996)
*Hennekens C. H., Gaziano J. M., Manson J. E., Buring J. E.:* Antioxidant vitamin-cardivascular disease hypothesis is still promising, but still unproven: the need for randomized trials. Am J Clin Nutr (62) [Suppl] 1377S-80S 1995
*Hertog M. G. L., Feskens E. J. M., Hollman P. C. H., Katan M. B., Kromhout D.:* Dietary antioxidant flavonoids and risk of coronary heart disease: the Zutphen Elderly Study. Lancet 342, 1007–1011, 1993
*Heseker H.:* Vitamin $B_{12}$. EU (43) [Heft 10] 379–381, 1996
*Heseker H.:* Vitamine – Wann sind Unterversorgung und Mangelzustände zu befürchten? AJ (17) [Heft 10] 12–18, 1995
*Heseker H.:* Folsäure. EU (43) [Heft 6] 222–381, 1996
*Heyden, S.:* Infarkt-Prävention heute, Boehringer Mannheim Gmbh, Galenius Mannheim Gmbh: 9–49 (1984)
*Heyden, S.:* Herkunft von Transfettsäuren – ihre biochemischen Nebenwirkungen – quantitative Aspekte. Akt Ernähr.-Med (19) 237–9 (1994)
*Hirzel H. O.:* Schw Med Wochenschr (126) No 1/2, S. 29 (1984)
*Hodenberg E. v., Pestel E., Hautmann M., Kreutzer J., Bode Ch., Kübler W.:* Cellular interactions in atherogenesis. In: G. Schettler, Greten H, Habenicht ARJ (eds): Cellular metabolism of the arterial wall and central nervous system – selected aspects. Springer Verlag (1993)
*Hodis H. N.:* Serial coronary angiographic evidence that antioxidant vitamin intake reduces progression of coronary artery atherosclerosis. JAMA (273) 1849–54 1995
*Hoff H. F., O'Neil J. A.:* Oxidation of LDL: role in atherogenesis. Klin Wochenschr, 1991, (69), 1032–38
*Holthausen F.:* Salzstreuer vom Tisch. Therapiewoche 44 (10), 570–1, 1994
*Holvoet P., Collen D.:* Oxidized lipoproteins in atherosclerosis and thrombosis. FASEB J (8) 1279–1284, 1994
*Homocystein-Workshop,* 24. 4. 1996, Frankfurt Akt. Ernähr.-Med. (21) 246–8 1996

*Hopkins P. N.:* Effects of dietary cholesterol on serum cholesterol: a meta-analysis and review. Am J Clin Nutr 55, 1060–1070, 1992

*Hötzel D.:* Zur Bedeutung von Ubichinon (Coenzym Q) in der Ernährung. DAZ 135. Jahrg. [Nr. 27] S. 27/2501–36/2510, 1995

*Hötzel D.:* β-Carotin: Fakten, Vermutungen, Trugschlüsse. PZ (141) Nr. 15, 48–50 (1996)

*Hötzel D., Kling-Steines B., Zimmermann A.:* Vitamine – eine Übersicht. DAZ (134) 2027–41 (1994)

*Jackson G.:* Koronare Herzkrankheit. Deutscher Ärzte-Verlag Köln 199o

*James R. W., Borghini I.:* Eine günstige Hyperliproteinämie: Lipoproteine hoher Dichte und Atherosklerose. Therapeut Umschau (47) [Heft 6] 448–455 1989

*Jellinek H., Kerényi T., Takács E., Schneider F.:* Intima und subintimaler Raum als Ort der initialen Läsionen bei der Entstehung der Arteriosklerose. Zentralbl allg Pathol pathol Anat 135, 511–516, 1989

*Jialal I., Fuller C. J.:* Oxidized LDL and antioxidants. Clin Cardiol Vol 16 [Suppl I] I-6–I-9 (1993)

*Jialal,I. et al.:* β-Carotin inhibits the oxidative modification of low density lipoproteins. Biochim Biophys Acta (1086),134–138 (1991)

*Jialal I. et al.:* Oxidatively modified LDL and atherosclerosis. Crit Rev Food Sci Nutr (36) [No. 4] 341–53 1996

*Jialal I., Devaraj S.:* The role of oxidized low density lipoprotein in atherogenesis. J Nutr (126) 1053S-57S (1993)

*Judy W. W. et al.:* Myocardial preservation by therapy with coenzyme $Q_{10}$ during heart surgery. Clin Invest (71) S155–S161 (1993)

*Jürgens, G. et al.:* Modification of human serum Low Density Lipoprotein by Oxidation-Characterization and pathophysiological implications. Chemistry and Physics of Lipids (45), 315–336 (1987)

*Kagan, V.:* Recycling of vitamin E in human low density lipoproteins. J Lipid Res (33), 385–97 (1992)

*Kagan, V.:* Mode of action of vitamin E, an antioxidant in the membranes as studied in Spin labeling. Ann NY Acad Sci (Erscheinungsjahr unbekannt)

*Kagan, V et al.:* Mechanisms of stabilazation of Biomembranes by Alpha-Tocopherol;The role of the hydrocarbon chain in the inhibition of lipid peroxidation. Biochem Pharmacol (40), No 11, 2403–2413 (1990)

*Kaiser, S. et al.:* Physical and Chemical Scavenging of Singlet Oxygen by Tocopherols. Arch Biochem Biophys (277), 101–108 (1990)

*Kaltenbach M.:* Ist erhöhtes Cholesterin die Ursache der Arteriosklerose? Versicherungsmedizin 47 (4),112–116, 1995

*Kannel W. B. et al.:* Effect of weight on cardivascular disease. Am J Clin Nutr (63) [Suppl] 419S-22S (1996)

*Kamikawa T. et al.:* Effect of coenzyme Q10 on exercise tolerance in chronic stable angina pectoris. Am J Cardiol (56) 247–51 (1985)

*Kaplan,L. et al.:* Carotinoid composition, concentrations, and relationships in various human organs. Clin Physiol Biochem (8), 1–10 (1990)

*Kaplan, L.:* Reference ranges of retinol,tocopherols, lycopene and alpha- and β-Carotene in plasma by simultaneous high-performance liquid chromatographic analysis. Clin Physiol Biochem (5),297–304 (1987)

*Karg T., Berthold A., Laube H.:* Metabolisches Syndrom: Wer ist gefährdet? Allgemeinarzt (17) [Heft 8] 927–30 1996

*Kasper H.:* Ernährungmedizin und Diätetik. Urban & Schwarzenberg, München 1996

*Katan M. B., Zock P. L., Mensink R. P.:* Effects of fats and fatty acids on blood lipids in humans: an overview. Am J Clin Nutr 60 (suppl), 1017–1022, 1994

*Kato T. et al.:* Reduction in blood viscosity by treatment with coenzyme Q10 in patients with ischemic heart disease. Int J Clin Pharmacol Ther Toxicol (28) 123–26 (1990)

*Keller Ch., Zöllner N.:* Primäre Hyperlipoproteinämien – Pathophysiologie, Klinik und Genetik. Internist (33) 9–15 (1992)

*Kersting M., Hansen C., Schöch G.:* Übersicht der derzeitigen Nährstoffanreicherung von Lebensmitteln in Deutschland. Z Ernährungswiss 34, 253–260 1995

*Key T. J. A., Thorogood M., Appleby P. N., Burr M. L.:* Dietary habits and mortality in 11000 vegetarians and health concious people: results of a 17 years follow up. BMJ (313) 775–9 1996

*Ketz, H.:* Grundriß der Ernährungslehre. Gustav Fischer, Jena 1990

*Kita T. et al.:* Role of oxidized lipoproteins in the pathogenesis of atherosclerosis. Clin. Exp. Pharmacol. Physiol. Suppl., 1992, (20), 37–42

*Klatsky A., Folts J.:* Roter Traubensaft, Rotwein, Bier oder Hochprozentiges? 46th American college of cardiology's Annual Scientific Session, Anaheim/USA 16.–19. 3. 1997 Med Mo Pharm (20) [Heft 8] S.226 (1997)

*Klör H. U., Hauenschild A., Holbach I., Schnell-Kretschmer H., Stroh S.:* Nutrition and cardivascular disease. Eur J Med Res Nutr (2), 243–57 (1997)

*Knaack A.-D.:* Ernährungsempfehlungen zur Prävention und Therapie kardiovaskulärer Risikofaktoren im Kindesalter. Sozialpädiatrie 17 (7), 398–401, 1995

*Koletzko, B.:* Childhood diet and prevention of heart disease. Eur J Clin Nutr (45), 73–75 (1991)

*Kromhout D. et al.:* The inverse correlation between fish consumption and 20year mortality from coronary heart disease. N Engl J Med (312) 1206–9 1985

*Krzanowski J. J.:* Oxidants, antioxidants and cardivascular disease. J Fla Med Assoc 1991; (78) No 7: 435–8

*Kühn/Schirmmeister:* Innere Medizin. 5. Auflage, Springer Verlag NY/B/HD (1989)

*Kume N., Cybulsky M. I., Gimbrone M. A. Jr.:* Lysophosphatidylcholine , a component of atherogenic lipoproteins, induces mononuclear leucocyte adhesion molecules in cultured arterial endothelial cells. J Clin Invest, 1992, (90), 1138–44

*Kushi L. H., Lenart E. B., Willet W. C.:* Health implications of mediterranean diets in light of comtemporary knowledge. 1. plant foods and diary products. Am J Clin Nutr (61) [suppl] 1407S-15S 1995

*Kushi L. H., Lenart E. B., Willet W. C.:* Health implications of mediterranean diets in light of contemporary knowledge. 2. meat, wine fats. Am J Clin Nutr (61) [suppl] 1416S-27S 1995

*Kübler W., Anders H-J., Heeschen W., Kohlmeier M. (Hrsg):* Vitaminversorgung Erwachsener in der Bundesrepublik Deutschland. VERA-Schriftenreihe Bd. IV, Wiss Fachverlag Dr. Fleck, Niederkleen (1995)

*Künnert B.:* Cholesterinmetabolismus in der arteriosklerotischen Intima. Zentralbl. allg. Pathol pathol. Anat., 1989, (135), 505–9

*Kuzuya, M.:* Probucol prevents oxidative injury to endothelial cells. J Lipid Res (32), 197–204 (1991)

*LaRosa J. et al.:* Cholesterol lowering as a treatment for established coronary heart disease. Ciculation (85), 1229–1235 (1992)

*Lapinleimu H. et al.:* Prospective randomized trial in 1062 infants of diet low in saturated fat and cholesterol. Lancet (345) 471–6 (1995)

*Laurman W.:* Modified low density lipoproteins in the pathogenesis of atherosclerosis. Int. J. Occup. Med. Environ. Health, 1994, Vol. 7, No. 1, 65–76

*Lavy A. et al.:* Enhanced in vitro oxidation of plasma lipoproteins derived from hypercholesterolemic patients. Metabolism, 1991, (40), 794–99

*Leitzmann C., Hahn A.:* Vegetarische Ernährung. Ulmer Verlag 1996

*Levine M. et al.:* Vitamin C pharmacokinetics in healthy volenteers: Evidence for a recommended dietary allowance. Proc Natl Acad Sci (93) 3704–9 1996

*Li H. et al.:* An atherogenic diet rapidly induces VCAM-1, a cytokine-regulated mononuclear leucocyte adhesion molecule in rabbit aortic endothelium. Atheroscler Thromb., 1993, (13), 197–204

*Liao F., Andalibi A. et al.:* Genetic control of the inflammatory response induced by oxidized lipids. Am J Cardiol, 1995, (75), 65B-66B

*Liebermeister H.:* Prognose der Adipositas, was hat sich geändert? Versicherungsmedizin (47) [Heft 1] S. 17 ff. (1995)

*Llombart-Bosch A.:* Gefäßsystem. In: Grundmann, E (Hrsg): Spezielle Pathologie. Urban & Schwarzenberg, München, 7. Auflage 1986

*Logue A. W.:* Die Psychologie des Essens und Trinkens. Spektrum Akademischer Verlag 1996

*Lopes-Virella M. F.:* Interactions between bacterial lipopolysaccharides and serum lipoproteins and their possible role in coronary heart disease. Eur Heart J, 1993, Dec; 14 Suppl K, 118–24

*Löffler, G.* und *Petrides, P.:* Physiologische Chemie. 5. Auflage, Springer Verlag Berlin 1995

*Luc und Fruchart:* Oxidation of Lipoproteins and Atherosclerosis. Am J Nutr (53), 206–209 (1991)

*Luciano D. L., Vander A. J., Sherman J. A.:* Human Anatomy and physiology: Structure and function. 2nd ed. New York: McGraw-Hill, S. 469, 1983

*Lussier-Cacan S. et al.:* Plasma total homocysteine in healthy subjects: sex-specific relation with biological traits. Am J Clin Nutr (64) 587–93 (1996)

*Lüscher T. F., Oemar B. S., Yang Z., Noll G.:* Molekulare Medizin und Gentherapie am Beispiel von Arteriosklerose und Restenose. Schweiz Med Wochenschr (125) 2107–2121, 1995

*Lüscher T. F., Wenzel R. R.:* Mechanismen akuter koronarer Syndrome. PRAXIS (84) 155–163, 1995

*Machlin L. J.:* Handbook of Vitamins. Marcel Dekker 1991

*Manninen et al.:* Joint effects of serum triglyceride and LDL cholesterol concentrations on Coronary Heart disease risk in Helsinki Heart Study; Implications for treatment Circulation (85), 37–45 (1991)

*Marsch B. et al.:* Alkohol und Herz. Herz 21, 207–212, 1996

*Materialien zur Gesundheitsforschung:* Hrsg: Forschung im Dienste der Gesundheit – Gesundheitsökonomische Aspekte der Früherkennung von Herz-Kreislauf-Erkrankungen. Band 20 Wirtschaftsverlag NW, Verlag für neue Wissenschaft 1991

*Markant A. et al.:* Reaktive Sauerstoffradikale: Entstehung, Wirkung, Eliminierung. PZ (140) Heft 26, 9–25 (1995)

*Martin S.:* Lösliche Formen von Adhäsionsmolekülen – Wege für Diagnostik und Therapie. Dt Artztebl, 1995, (92), Heft 44, A2984–90

*Mathes P.:* Herzinfarkt. Deutscher Taschenbuch Verlag 1994

*Maxwell S. R. J.:* Prospects for use of antioxidants therapies. Drugs (49) 345–61 (1995)

*McCay, P.:* Vitamin E: Interactions with Free Radicals and Ascorbat. Ann Rev Nutr (5), 323–340 (1985)

*McGill H. C.:* Childhood nutrition and adult cardivascular disease. Nutr Rev (55) [No 1] S2–S11 (1997)

*Menden E.:* Ernährungslehre und -praxis: Arzneimittel und Ernährung. EU-Beilage (35) No 8 (1988)

*Messer W.:* Antioxidative Systeme – Die Bedeutung von Vitaminen, Spurenelementen und Mineralien für die Abwehr von freien Radikalen und oxidativem Streß. AJ (19) No 3, 34–38 (1997)

*Metz G.:* Vitamin E: Pharmakon der Zukunft? Fakten, Perspektiven, Meinungen. PZ (139) No 19, 9–14 (1994)

*McNamara, D.:* Coronary Heart Disease. In: M Brown (eds):Present Knowledge in Nutrition. 6. Auflage, ILSI-Nutrition Foundation Washington D.C. (1990)

*Mock B. et al.:* Stellenwert des Homocysteins im Präventionskonzept der koronaren Herzkrankheit. Herz/Kreisl (29) 213–18 (1997)

*Mondersohn D., Schimke I.:* Die Bedeutung der freien Radikale in der Kardiologie. Z ärtzl Fortbild (84) 187 - 189 1994

*Morel D.W. et al.:* Low density cytotoxicity induced by free radical peroxidation of lipids. J Lipid Res (24) 1070–76 1983

*Mori T. et al.:* Endocytic pathway of scavenger receptors via trans-Golgi system in bovine alveolar macrophages. Lab Invest, 1994, Sep; 71 (3), 409–16

*Moslen M. T.:* Reactive oxygen species in normal physiology, cell injury and phagocytosis. In: Free Radicals in Diagnostic Medicine, eds D. Armstrong, Plenum Press, New York, 1994, S15–27

*Mun K. Hong et al.:* Usefullness of the Total Cholesterol to High-Density Lipoprotein Cholesterol Ratio in predicting Angiographic Coronary Artery Disease in Women. Am J Cardiol (68), 1646–1650 (1991)

*Müller H.:* Die tägliche Aufnahme von Carotinoiden (Carotine und Xanthophylle) aus Gesamtnahrungsproben und die Carotinoidgehalte ausgewählter Gemüse- und Obstarten. Z Ernährswiss (35) [Heft 1] 45–50 (1996)

*Muscat et al.:* Cigarette smoking and plasma cholesterol. Am Heart J (121), 141–147 (1991)

NHI Consencus development panel on physical activity and cardivascular health Physical activity and cardivascular health J Am Med Assoc (276) 241–246 (1996)

*Niki, E.:* Action of ascorbic acid as a Scavenger of active and stable oxygen radicals. Am J Clin Nutr (54), 1119–1124 (1991)

*Niki, E.:* Efficiency of interaction between Vitamin C and Vitamin-E-Radical. Ann NY Acad Sci (498), 186–199 (1987)

*Niki, E et al.:* Effect of phytyl side chain of vitamin E on its Antioxidant Activity. J Biol Chem (260), 2191–2196 (1985)

*Niki E., Noguchi N., Tsuchihashi H., Gotoh N.:* Interaction among vitamin C, vitamin E and carotene. Am J Clin Nutr 62 (Suppl), 1322–1326, 1995

*Nikoleit, D. und Schmitt, K.:* Natürliches und synthetisches Vitamin E: Wo liegt der Unterschied? VitaMinSpur 6, 98–111 (1991)

*Nikoleit, D.:* Carotinoide natürlichen Ursprungs: wichtige physiologische Modulatoren, mehr als nur Vitamin. A VitMinSpur 12, 5–19 (1997)

*Nilsson J., Regnström R., Frostegård J., Stiko A.:* Lipid oxidation and atherosclerosis. Herz 1992 (17), No. 5, 263–9

*Nygård O. et al.:* Total plasma homocysteine and cardivascular risk profile. JAMA (274), 1526–33, 1995

*Nyyssönen K. et al.:* Vitamin C deficiency and the risk of myocardial infarction. BMJ (314) 634–38 1997

*Oberritter H.:* Vitamin- und Mineralstoffpräparate – ist ihr Einsatz sinnvoll? EU (40) S102–S105 1993

*Ohlenschläger G.:* Die Ernährung als Prävention von Krankheiten im Alter. Fortschr Med (114) No 22/23, 267/21–269/23, 1996

*Omenn G. S. et al.:* Effects of a combination of beta carotene and vitamin A on lung cancer and cardivascular disease. N Engl J Med (334) 1150–5 (1996)

*Pacht, E.:* Deficiency of vitamin E in alveolar fluid of cigarette smokers: influence on alveolar macrophage cytotoxicity. J Clin Invest (77), 789–796 (1986)

*Palinski W., Rosenfeld M. E., Ylä-Hertualla S.:* Low density lipoprotein undergoes oxidative modification in vivo. Proc Natl Acad Sci, 1989, 86, 1372–6

*Palozza und Krinsky:* The Inhibition of Radical-Initiated Peroxidation of Microsomal Lipids by Both Â-Tocopherol and β-Carotene Free Rad. Biol Med (11), 407–414 (1991)

*Parker R. S.:* Carotinoids in human blood and tissues. J Nutr (119), 101–104 (1989)

*Parker R. S.:* Absorption, metabolism and transport of carotinoids. FASEB J Vol. 10 [No 5] 542–51 (1996)

*Parthasarathy, S et al.:* The role of oxidized low-density lipoproteins in the pathogenesis of atherosclerosis. Ann Rev Med (43), 219–225 (1992)

*Permanetter B.:* Das aktuelle Interview: Coenzym $Q_{10}$. EU B47–B48 (Erscheinungsjahr unbekannt)

*Pfaffendorf M.:* Das Endothel als sekretorisches Organ. Möglichkeiten der therapeutischen Beeinflussung. Med Mo Pharm (19) 2: 42–53 (1996)

*Pietrzik K., Prinz-Langenhohl R., Dierkes J.:* Die Beeinflussung des Homocysteinspiegels durch nutritive Gaben der Vitamine $B_{12}$, $B_6$ und Folsäure. VitaminSpur (10) 150–54 (1995)

*Pirich Ch., O'Grady J., Sinzinger H.:* Coffee, lipoproteins and cardiovascular disease. Wien Klin Wochenschr (105) [Heft 1] S. 3–6 (1993)

*Preibisch G. et al.:* Biochemical model reactions on the prooxidative activity of homocysteine. Z Naturforsch 1993, im Druck

*Pryor W. A.:* The antioxidant nutrients and disease prevention – what do we know and what do we find find out? Am J Clin Nutr (53) 391S-93S (1991)

*Reilly P. M. et al.:* Pharmalogic approach to tissue injury mediated by free radicals and other reactive oxygen metabolites. Am J Surgery (161) 488–503 (1991)

*Resch K. L., Ernst E.:* Knoblauch (Allium sativum) – ein potentes pflanzliches Arzneimittel Fortschr Med 113 (20–21), 311–315, 1995

*Richter W. O.:* Ernährung und Atherosklerose. Fortschr Med 113 (16), 243–246, 1995

*Richter W. O.:* Trams-Fettsäuren und koronare Herzkrankheit. Akt. Ernähr.-Med (21) 156 (1996)

*Reimann J., Apel A.:* Vitamine – Wechselwirkungen zwischen Arzneistoffen und Vitaminen. DAZ (128) No 14 737–43

*Richter W. O.*: Blutfettwerte: Was sagen sie aus? AJ 19, Nr. 1, 42–44, 1997

*Richter V., Rassoul F., Purschwitz K., Hentschel B., Rotzsch W.:* Lipidscreening auf Bevölkerungsebene und bei Vegetariern. Akt Ernähr.-Med (18) 286–90, 1993

*Ridker P. M. et al.:* Association of moderate alcohol consumption and plasma concentration of endogenous tissue-type plasminogen activator. JAMA 272, 929–933, 1994

*Rimm E. B., Ascherio A., Giovannucci E., Spiegelman D., Stampfer M. J., Willett W. C.:* Vegetable, fruit, and cereal fiber intake and risk of coronary heart disease among men. JAMA 275 (6), 447–451, 1996

*Rimm E. B. et al.:* Vitamin E consumption and the risk of coronary heart disease in men. N Engl J Med (328), 1450–5 (1993)

*Riemersma, R. et al.:* Risk of angina pectoris and plasma concentrations of vitamins A, C, and E and carotene. Lancet (337), 1–5 (1991)

*Rock C. L. et al.:* Update on the biological characteristics on the antioxidant micronutritions: vitamin C, vitamin E and the carotinoids. J Am Diet Assoc (96) No 7, 693–702 (1996)

*Rösgen P., Schmidt K. H.:* Pressegespräch »Das diabetische Herz: Stellenwert von Vitamin E in der Prävention« Hamburg, 5. Oktober 1995,

*Ruf M.:* Keine Angst vor freien Radikalen – Die Bedeutung der Vitamine C, E, und Beta-Carotin. Econ-Taschenbuchverlag 1992

*Rutishauser W., Krayenbühl H. P.:* In: Siegenthaler W. (Hrsg.) Klinische Pathophysiologie. Thieme Verlag, Stuttgart 7. Auflage (1994)

*Salbach P., Habenicht A. J. R., Schenkel J., Schettler G.:* Neue Aspekte der Pathogenese kardiovaskulärer Erkrankungen. Z gesamte Inn. Med., 1989, Jahrg. 44, Heft 6, 165–169
*Sato K.* und *Niki, E.:* Free Radical-mediated chain oxidation of low density lipoproteins and its synergistic inhibition by vitamin E and vitamin C. Arch Biochem Biophys (279), 402–405 (1990)
*Sauberlich H.:* Ascorbic acid In: M Brown (eds): Present Knowledge in Nutrition. 6. Auflage, ILSI-Nutrition Foundation Washinhton D.C. (1990)
*Scanu A.:* Lipoprotein (a) – A potential bridge between the fields of atherosclerosis and thrombosis. Arch Pathol Lab Med (112), 1045 (1988)
*Schäfer H.:* Schwache Wirkungen als Cofaktoren bei der Entstehung von Krankheiten. Springer Verlag 1996
*Schettler G.:* Die Ätiologie der Arteriosklerose. Internist 19, 611–620, 1978
*Schettler G., Mörl H.:* Ätiologie und Pathogenese der Arteriosklerose. Naturwissenschaften 65, 130–136, 1978
Schettler G., Habenicht A. J. R.: Molekulare Mechanismen der Atherogenese. Z gesamte Inn Med, 1991, (46), 553–57
*Schimke I., Haberland A.:* Sauerstoffradikale und Herz-Kreislauf-Krankheiten: Pathogenetische Mechanismen, therapeutische Möglichkeiten. Z. Kardiol 1993; (82): 601–9
*Schmidt K.:* Vitamin E. Z. Allg Med 1996; (72): 13–16
*Schmidt U. J.:* Was ist besser – natürliches oder synthetisches Vitamin E? AJ (19) No 9 S18 1997
*Schmidt J.:* Prävention und Therapie von Herz-Kreislauf-Erkrankungen – Möglichkeiten zur Selbstmedikation. AJ (19) No 7 S. 34–40 1997
*Schmitz G.:* Zelluläre Cholesterin-Entsorgung. Münch. med. Wschr. 132, 1990, Beilage 103, S. 4
*v. d. Schouw Y. T., v. d. Graaf Y., Steyerberg E. W., Eijkemans M. J. C., Banga J. D.:* Age at menopause as a risk for cardivascular mortality. Lancet (347) 714–18 (1996)
*Schubert G. E., Bethke B. A.:* Lehrbuch der Pathologie und Antwortkatalog zu GK 2. de Gruyter, Berlin, 2. neubearb. Auflage 1987
*Schwartz C., Valente A. J., Sprague E. A.:* A modern view of atherogenesis. Am J Cardiol, 1993, (71), 9B-14B
*Schwartz C. J. et al.:* The pathogenesis of atherosclerosis: An overview. Clin Cardiol (14), I-1–16 (1991)
*Seelert:* β-Carotin hochwirksam bei koronaren Herzerkrankungen – Überraschendes Ergebnis bei US-Ärztestudie - Quelle unbekannt, Erscheinungsjahr 1991
*Seidel D.:* Risikofaktoren der Atherogenese – Mechanismen ihrer Wirkung und klinische Bewertung. Dtsch Ärztebl 90 (36), 1714–1723, 1993
*Seidel D.:* Risikofaktoren der Arteriosklerose. Unterschiedliche Profile – unterschiedliche Mechanismen? Z Kardiol, 1993, (82), Suppl. 5: 33–7
*Selhub J. et al.:* Vitamin status and intake as primary determinants of homocysteinemia in an elderly population. JAMA (270) 2693–8 (1993)
*Sellmayer A., Hrboticky N.:* Ernährung in der Prävention der koronaren Herzkrankheit. Z ärztl Fortbild 90, 11–18, 1996
*Sellmayer A., Hrboticky N., Weber P. C.:* n-3–Fettsäuren in der Prävention kardiovaskulärer Erkrankungen. Ernähr-Umsch 43 (4), 122–127, 1996
Seminar der Stiftung zur Prävention der Arteriosklerose 22. Mai 1996, München: Frauen und Herzinfarkt – das unterschätzte Risiko.
*Siedow J. N., Stidham M. A.:* The transmembrane distribution of coenzyme Q in mitochondria. In: Folkers K, Yamamura Y (eds): Biochemical and clinical aspects of coenzyme Q Vol 5, S. 63–72, Elsevier Amserdam 1986
*Sies, H.:* Relationship between free radicals and vitamins: an overview. (Quelle unbekannt)

*Sies H., Stahl W.:* Vitamin E and C, ß-carotene and other carotinoids as antioxidants. Am J Clin Nutr 1995; (62) Suppl: 1314–17
*Sies H.:* Reaktive Sauerstoffspezies: Prooxidantien und Antioxidantien in Biologie und Medizin. In: Hötzel, D., Walter P.: Sauerstoff: Nutzen und Gefahren. Ganymedes Verlags- und Werbe-GmbH, Bingen 1995; S. 52 - 62
*Sies, H.:* Carotinoide. Dt Ärztebl (87), Heft14, B-812–815 (1990)
*Slater, T.:* Free-Radical mechanisms in tissue injury. Biochem J (222), 1–15 (1984)
*Stampfer J. M.:* Vitamin E consumption and the risk of corronary heart disease in women. N Engl J Med (328), 1444–9 (1993)
*Stampfer J. M. et al.:* A prospective Study of plasma homocyst(e)ine and risk of myocardial infarction in US physicians. JAMA (268) [No 7] 877–81 (1992)
*Stanton L. W.:* A macrophage Fc receptor for IgG is also a receptor for oxidized low density lipoprotein. J Biol Chem, 1992; Nov 5; 267 (31), 2446–51
*Stary H. C. et al.:* A definition if the intima of human arteries and of its atherosclerosis-prone regions Circulation, 1992, Vol. 85, No 1, 391–404
*Stary H. C. et al.:* A definition of initial, fatty streak, and intermediate lesions of atherosclerosis Circulation, 1994, Vol. 89, No 5, 2462–78
*Stauer B. E. et al.:* Koronare Herzkrankheit. In: Riecker G.:Klinische Kardiologie 3. Aufl., S. 366 Springer Verlag, Berlin, Heidelberg, New York (1991)
*Steinberg D. et al.:* Lipoproteins and the pathogenesis of atherosclerosis – Workshop I Circulation (80) [No 3] 719–23
*Steinberg D.:* Arterial metabolism of lipoproteins in relation to atherogenesis. Ann N Y Aca Sci., 1990, (598), 125–35
*Steinberg D., Witztum J. L.:* Lipoproteins and atherogenesis. current concepts. JAMA, 1990, Vol. 264, No 23, 3047–52
*Steinberg, D. et al.:* Beyond Cholesterol: Modifications of Low-Density Lipoprotein That Increase Its Atherogenicyty. N Engl J Med (318), 915–924 (1989)
*Steinberg D.:* Metabolism of lipoproteins and their role in the pathogenesis of atherosclerosis. Atherosclerosis Reviews, 1988, (18), 1–23
*Steinbrecher, U.:* Oxidation of human plasma results in derivatisation of lysine residues of apolipoprotein B by lipid peroxide decomposition products. J Biol Chem (262), 3603–3608 (1987)
*Steinbrecher, U. et al.:* Role of oxidatively modified LDL in atherosclerosis Free Radical. Biol Med (9), 155–168 (1990)
*Steinmetz A., Utermann G.:* Lipoprotein (a) als Risikofaktor für Arteriosklerose. Internist 33, 24–31, 1992
*Stocker R., Bowry V. W., Frei B.:* Ubiquinol-10 protects human low density lipoprotein more efficiently against lipid peroxidation than does a-tocopherol. proc Natl Acad Sci USA (88) [No 5] 1646–50 (1991)
*Stocker R.:* Inhibition of radical-initiated LDL oxidation by ubiquinol-10. A protective role for coenzyme Q in atherogenesis? 9$^{th}$ International Symposium on biomedical and clinical aspects of coenzyme Q 16.–19. Mai 1996 in Ancona (Italien)
*Störk S., Angerer P.:* Hyperhomocysteinämie: ein neuer Risikofaktor für die Atherosklerose. Dt Med Wochenschr (122) 1–2 (1997)
*Sundaresam, P.:* New Aspects of liver uptake, storage and metabolism of retinol. J Scient Ind Res (46), 105–111 (1987)
*Sutter P. M., Vetter W.:* Kaffee und Koffein. PRAXIS (82) No 41, 1122–1128 (1993)
*Tall, A.:* Plasma high density lipoproteins proteins; metabolism and relationship to atherogenesis. J Clin Invest (86), 379–384 (1990)
Test Multivitamin-Mehrfruchtsäfte. test 4/92 S. 86–91

The Pooling Project Research Group Relationship of blood pressure, serum cholesterol, smoking habit, relativ weight and ECG abnormalities to the incidence of major corronary events. J Chron Dis (31) 201–306 1978
*Thiery J., Teupser D.:* Ist eine Vitamin-E-Supplementierung zur Prävention der koronaren Herzkranklheit sinnvoll? Internist, (38) No. 2, 168–176 1997
*Thomas M. J.:* The role of free radicals and antioxidants: How do we know that they are working? Crit Rev Food Sci Nutr, 1995, (35), No. 1&2: 17–39
*Toborek M. et al.:* Increased lipid peroxidation as a mechanism of methion-induced atherosclerosis in rabbits. Atherosclerosis (115) 217–24 (1996)
*Townsend J. L., Meade T. W.:* Ischemic heart disease risks for smokers and non-smokers. J Epidemiol Commun Health (33) 243–7 (1979)
*Trushwell A.:* Cholesterol-lowering in infancy? Lancet (345) 468–9 (1995)
*Tschopp Th. B., Muggli R.:* Fischöl bei Thrombose und Arteriosklerose. Schweiz med Wschr 120 (11), 372–378, 1990
*Ubbink J. B. et al.:* Vitamin requirements for the treatment of hyperhomocysteinemia in humans. J Nutr (124) 1927–33 (1994)
*Ubbink J. B. et al.:* Vitamin B12, vitamin B6, and folat nutritional status in men with hyopercholesterinemia. Am J Clin Nutr (57) 47–53 (1993)
*Urano:* Membrane-Stabilizing Effect of Vitamin E. (Source unknown) (1989)
*Valente A. J., Rozek M. M., Sprague E. A., Schwartz C. J.:* Mechanisms in intimal monocyte-macrophage recruitment Circulation., 1992, (86), [Suppl III] III 20–III 25
*Velangieri A. J., Kapeghian J. C., El-Dean S., Bush M.:* Fruit and vegetable consumption and Cardivascular mortality. Med Hypotheses (16) 7–15 (1985)
*Velangieri A. J., Bush M. J.:* Effects of d-a-Tocopherol supplementation on experimentally induced primate atherosclerosis. J Am Coll Nutr (11) [No 2] 131–8 (1992)
*Verschuren W. M. M. et al.:* Serum total cholesterol and long-term coronary heart disease mortality in different cultures. Twenty-five-year follow-up of the seven countries study. JAMA (274) [No 2] 131–36 (1995)
*Voet D., Voet J. G.:* Biochemie. VCH-Verlag (1992)
*Weber Ch., Erl W., Weber K., Weber P. C.:* Increased adhesiveness of isolated monocytes to endothelium is prevented by vitamin C intake in smokers Circulation (93), 1488–92 (1996)
*Welsch A.:* Krankenernährung. Thieme Verlag 6. Auflage 1991
*Wefers und Sies:* The protection by ascorbat and glutathione against microsomal lipid peroxidation is dependent on Vitamin E. Eur J Biochem (174), 353–357 (1988)
*Wieczorek A. J.:* Klinische Bedeutung des Lipoprotein (a). Münch med Wschr 134 (5), 60, 1992
*Windler E.:* Die Pathogenese der Arteriosklerose. Verh. Dtsch. Ges. Inn. Med., 1991, (97), 223–6
*Willet W. C., Diet and Health:* what should we eat? Science (264) 532–7 (1994)
*Willet W. C., Sacks F. et al.:* Mediterranean diet pyramid: a cultural model for healthy eating Am J Clin Nutr (61) [Suppl] 1402S-6s (1995)
*Windler E.:* Aktuelle Entwicklungen in der Prävention der koronaren Herzkrankheit. Z ärztl Fortbild 90, 7–10, 1996
Wissenschaftliche Tagung der Deutschen Akademie für Ernährungsmedizin »Fleisch in der Ernährung«, Freiburg-Munzingen, 26. Februar 1994
*Witztum J. L., Steinberg D.:* Role of oxidized low density lipoprotein in atherogenesis. J Clin Invest, 1991, (88), 1785–92
*Wojciki J et al.:* Effect of selenium and vitamin E on the development of experimental atherosclerosis in rabbits. Atherosclerosis (87) 9–16 1991
*Wolfbauer G., Glick J. M., Minor L. K., Rothbalt G. H.:* Development of the smooth muscle foam cell: uptake of macrophage lipid inclusions. Proc Natl Acad Sci, 1986, (83), 7760–4

*Wolfram G.:* Ernährungstherapie bei Fettstoffwechselstörungen. Internist 33, 38–43, 1992

*Wolfram G.:* Das aktuelle Interview: Homocystein – ein Risikofaktor für Arteriosklerose? Ernäh.-Umsch 43 (4), B13–B14, 1996

*Worm N.:* Ernährung und koronare Herzkrankheit: Wie sinnvoll ist Diät? Versicherungsmedizin 47 (4), 116–122, 1995

*Wörner B.:* Problematik der Nahrungsergänzungsmittel – Abgrenzung zu Arzneimitteln. Bundesgesundheitsbl 8/96, 305–308, 1996

*Wuttke M., Maurer G.:* Herz und Ischämie: stunned-hibernating myocardium. Wien Klin Wochenschr [Suppl I] 25–33 1996

*Ylä-Hertualla S., Palinski W. et al.:* Evidence for the presence of oxidatively modified low density lipoproteins in atherosclerotic lesions of rabbit and man. J Clin Invest., 1989, (84), 1086–95

*Ylä-Herttualla S.:* Gene expression in atherosclerotic lesions Herz, 1992, (17), No 5, 270–76

*Zeman F. J.:* Clinical nutrition and Dietetics. Macmillan Publishing Company 1991

*Zidek W.:* Hypertonie und Ernährung. Z ärztl Fortbild 90, 3–6, 1996

*Zs.-Nagy.:* Das Janusgesicht der freien Radikale. Fortschr Med, 1994, 112. Jg [Heft 13]: 177/33–179/37

Zufuhrempfehlungen und Nährstoffbedarf – Teil II: Vergleich der Vorschläge des SCF/EC mit den Empfehlungen der DGE 2. Vitamine EU (42) [Heft 2] S. 44–50 1995

Zusätze von Vitaminen und Mineralien in Lebensmitteln und Nahrungsergänzungen – Diskussionspapier Anlage 1 zum AG-Info 4/97

*Zylka-Menhorn V.:* 100 Jahre Acetylsalicylsäure – Arzneistoff mit (un-)endlichem Potential. Dt Ärztebl (94) [Heft 31–32] B1666–B1668 (1997)